放射科护理临床实践指南与质控规范

主　编　郭大静　程　琳　王小琳

科学出版社

北　京

内 容 简 介

本书分三部分，共十四章。第一部分为放射科护理临床实践指南，涵盖了行政管理、安全管理、药品耗材管理、环境管理、感染预防及控制管理、教学科研管理等相关制度，以及护理操作流程及技术规范和专科应急预案。第二部分为放射科护理质控管理规范及案例分享，阐述了质控管理规范和评价标准，同时还收集了典型的放射科护理质量管理热点问题，并以案例形式展示。第三部分则主要呈现了放射科常用护理质量管理记录模板、放射科教学质量管理记录模板及常用知情同意书参考模板，可为日常护理工作的沟通和记录提供参考。

本书具有实操性，可借鉴性强，可作为放射科护理管理者、临床实践者的工具书，也可作为各级医疗机构放射护理岗位培训用书，为放射护理质量管理实践提供参考和借鉴。

图书在版编目（CIP）数据

放射科护理临床实践指南与质控规范 / 郭大静，程琳，王小琳主编. – – 北京：科学出版社，2024.11. – – ISBN 978-7-03-078989-1

Ⅰ. R81；R4

中国国家版本馆 CIP 数据核字第 2024A5R889 号

责任编辑：康丽涛 / 责任校对：张小霞
责任印制：肖 兴 / 封面设计：龙 岩

科 学 出 版 社 出版
北京东黄城根北街 16 号
邮政编码：100717
http://www.sciencep.com

三河市骏杰印刷有限公司印刷
科学出版社发行 各地新华书店经销

*

2024 年 11 月第 一 版 开本：787×1092 1/16
2024 年 11 月第一次印刷 印张：15 1/4
字数：347 000
定价：**78.00 元**
（如有印装质量问题，我社负责调换）

《放射科护理临床实践指南与质控规范》
编 写 人 员

主　编　郭大静　程　琳　王小琳

副主编　冯　望　程伊莲　黄超琼　刘　平（重庆）　陈光英

编　者（按姓氏汉语拼音排序）

陈　维（重庆医科大学附属北碚医院）

陈光英（重庆大学附属涪陵医院）

陈贵华（重庆医科大学附属第二医院）

陈维娟（重庆医科大学附属第二医院）

程　琳（陆军军医大学第一附属医院）

程伊莲（陆军军医大学第一附属医院）

邓　虹（中山大学孙逸仙纪念医院）

冯　望（重庆医科大学附属第二医院）

郭大静（重庆医科大学附属第二医院）

郭雯曦（重庆医科大学附属第二医院）

何晓静（重庆医科大学附属第二医院）

贺姝瑶（陆军军医大学第一附属医院）

胡　静（陆军军医大学第一附属医院）

胡绍毅（陆军军医大学第一附属医院）

胡又丹（陆军军医大学第一附属医院）

黄超琼（重庆医科大学附属第一医院）

李　雪（陆军军医大学特色医学中心）

李素兰（郑州大学第一附属医院）

李玉梅（北京协和医院）

刘　畅（陆军军医大学第一附属医院）

刘　平（陆军军医大学第二附属医院）

刘　平（山东济宁医学院附属医院）

刘　曦（重庆医科大学附属第二医院）

刘文燕（重庆医科大学附属第二医院）

刘晓玲（陆军军医大学第一附属医院）

彭　倩（重庆医科大学附属第二医院）

沈　虹（重庆市第五人民医院）

田小红（陆军军医大学第一附属医院）

汪祝莎（武汉大学中南医院）

王小琳（重庆医科大学附属第二医院）

文　芳（重庆大学附属三峡医院）

吴家会（重庆医科大学附属第一医院）

向世兰（重庆大学附属黔江医院）

杨　清（陆军军医大学第一附属医院）

杨荟平（重庆市中医院）

张　柯（重庆医科大学附属儿童医院）

张　瑜（重庆医科大学附属第二医院）

赵俐红（四川大学华西医院）

钟小宁（重庆医科大学附属第二医院）

周　容（重庆医科大学附属永川医院）

曾　杰（陆军军医大学第一附属医院）

曾小红（南昌大学第一附属医院）

前　　言

　　护理工作是医疗卫生工作的重要组成部分，在推进健康中国建设、深化医药卫生体制改革、改善人民群众就医体验及促进社会和谐方面发挥着重要作用。随着现代医学影像学的飞速发展，诊断技术数字化、多元化的发展及患者检查需求量的增加，促使各医疗机构的放射护理队伍不断发展壮大，护理人员在优化诊疗流程及各种技术实施过程中，以及完成评估准备、健康宣教、病情观察及急救合作中承担着重要工作。护理质量管理是对构成护理质量的各个要素进行计划、组织、协调和控制，以保证护理服务达到规定的标准和满足服务对象需要的活动过程。目前国内各医疗机构的放射护理质量仍存在较大差距和缺陷，缺乏针对性的放射影像专科护理工作指南及行业标准，也并未出台相关的质量控制管理规范，这导致部分医疗机构放射影像护理工作随意性强、流程不规范、质量监管不到位等。

　　为解决上述问题，结合国家卫生健康委员会颁布的《进一步改善护理服务行动计划（2023—2025年）》及《三级医院评审标准（2022年版）》，进一步推进放射护理质量管理内涵建设，提高护理管理的科学性，我们组织富有放射护理管理经验及护理科研、教学经验的全国知名专家共同编写了本书。

　　本书共分为三部分，第一部分为放射科护理临床实践指南，以最新医学影像教材及科学文献为依据，详细阐述了放射科护理管理制度、操作流程规范及专科应急预案等，聚焦人民群众日益增长的多样化护理服务需求，建立专业化、标准化、同质化的专科护理工作理论框架及实践标准。第二部分介绍了针对放射护理专业特点的质量管理规范及评价标准，引入现代护理管理理论，并形成了简明、实用的评价表格，同时还呈现了适用于放射科护理质量管理的工具及其使用方法，可作为放射科护理质量管理的对照自查工具或等级医院评审时的参考标准，也可作为上级单位对基层单位的检查指导依据。第三部分汇集了放射科常用护理质量管理记录模板、放射科教学质量管理记录模板及常用知情同意书参考模板，可为日常护理工作中的沟通与质控记录提供参考。

　　本书与临床密切结合，通过回顾各医疗机构放射科护理质量管理中出现的问题和临床诉求，经多次讨论修订编写而成。本书具有理论指导有针对性、实践指导有可行性、质控管理有持续性的特点，希望能为放射护理质量管理持续改进提供依据，为各级放射护理质量管理工作提供帮助，促进放射护理专科的高质量发展。

在撰写过程中，我们充分体会到放射护理的管理模式与临床护理的根本区别，放射护理的各项工作标准及质控规范都需要在实践应用中持续改善。由于编者及团队知识、经验所限，对于本书中出现的疏漏及不足之处，敬请广大读者提出宝贵意见和建议，我们会在今后不断地进行修正、补充和完善。

在此，谨代表编写组全体成员，向所参考和借鉴文献资料的作者致以诚挚的谢意！向参与编写的编委及编委所在单位的大力支持表示衷心的感谢！

程　琳　王小琳

2024 年 3 月

目　　录

第一部分　放射科护理临床实践指南

第一章　放射科护理行政管理…………………………………………………………3
　第一节　放射科护理组织管理制度………………………………………………3
　第二节　放射科护理人力资源管理制度…………………………………………4
　第三节　放射科护理人员紧急调配制度…………………………………………5
　第四节　放射科护理人员排班制度………………………………………………7
第二章　放射科护理安全管理…………………………………………………………9
　第一节　X 线检查辐射防护管理制度……………………………………………9
　第二节　个人剂量监测仪佩戴和管理制度……………………………………10
　第三节　磁场安全管理制度………………………………………………………11
　第四节　MRI 检查安全管理制度…………………………………………………13
　第五节　急危重症患者影像学检查制度………………………………………17
　第六节　急救绿色通道管理制度………………………………………………20
　第七节　急危重症患者分级管理制度…………………………………………21
　第八节　网络信息安全管理制度………………………………………………23
　第九节　放射科患者主动参与医疗安全文化活动制度………………………25
第三章　放射科对比剂安全管理……………………………………………………26
　第一节　对比剂领用及存放管理制度…………………………………………26
　第二节　对比剂安全注射管理规范……………………………………………27
　第三节　对比剂外渗随访制度…………………………………………………30
　第四节　对比剂外渗预防及处理流程…………………………………………30
　第五节　对比剂不良反应预防及处理流程……………………………………34
　第六节　对比剂不良反应随访制度……………………………………………40
第四章　放射科药品耗材管理………………………………………………………42
　第一节　放射科常规备用药品管理制度………………………………………42
　第二节　放射科高警示药品管理制度…………………………………………43
　第三节　急救药品及器材管理制度……………………………………………44
　第四节　低值耗材管理制度……………………………………………………46
第五章　放射科环境管理……………………………………………………………47

第一节 检查室环境规范化管理制度···47
第二节 检查室环境卫生学监测管理制度·······································48

第六章 放射科感染预防及控制管理···52
第一节 放射科感控小组组建与职责···52
第二节 放射科消毒隔离制度···53
第三节 特殊感染患者管理制度···54

第七章 放射科护理教学科研管理···56
第一节 放射科护理人员分层培训与考核制度··································56
第二节 护理师资准入管理制度···60
第三节 护理各类学员管理制度···60
第四节 护理科研管理制度··64

第八章 放射科护理操作流程及技术规范···65
第一节 X线特殊检查护理技术操作流程···65
第二节 CT检查护理技术及操作流程···70
第三节 MRI检查护理技术及操作流程···83
第四节 留置针穿刺技术操作规范···97
第五节 高压注射器（泵）技术操作规范·······································99

第九章 放射科专科应急预案···102
第一节 对比剂过敏性休克的应急预案··102
第二节 低血糖的应急预案··104
第三节 晕厥的应急预案···106
第四节 呕吐/误吸的应急预案···107
第五节 心搏骤停的应急预案···108
第六节 大咯血窒息的应急预案···110
第七节 癫痫的应急预案···112
第八节 非计划性拔管的应急预案··113
第九节 跌倒/坠床的应急预案···116
第十节 医疗设备故障后患者分流的应急预案································121
第十一节 铁磁性异物吸入磁体应急预案·······································122
第十二节 检查患者/检查部位错误应急预案···································124

第二部分 放射科护理质控管理规范及案例分享

第十章 放射科护理质控管理规范···129
第一节 放射科护理质量管理方案··129
第二节 放射科护理质量管理综合评价标准···································131
第三节 放射科各区域护理质量考核评价标准································135
第四节 放射科护理文书质量考核评价标准···································139

第五节　放射科感染控制质量管理评价标准…………………………………………141

第六节　放射科护理职业礼仪与执业行为质量评价标准…………………………143

第七节　放射科检查宣教质量管理评价标准…………………………………………144

第八节　放射科病区环境管理质量评价标准…………………………………………147

第九节　放射科护理技术操作评价标准………………………………………………150

第十节　放射科护理教学质量管理评价标准…………………………………………156

第十一章　放射科护理质量持续改进管理及案例分享…………………………158

第一节　护理质量持续改进管理………………………………………………………158

第二节　基于 PDCA 提高 MRI 检查前金属异物排查合格率………………………163

第三节　基于 QCC 降低碘对比剂静脉外渗发生率…………………………………174

第四节　基于 RCA 提高胸部 CT 检查一次成功率…………………………………188

第三部分　放射科常用护理质量管理记录模板

第十二章　放射科常用护理质量管理记录模板…………………………………201

第一节　对比剂外渗质量管理记录模板………………………………………………201

第二节　对比剂不良反应质量管理记录模板…………………………………………202

第十三章　放射科教学质量管理记录模板………………………………………204

第一节　放射科护理教学查房情况记录模板…………………………………………204

第二节　放射科护理疑难病例讨论记录模板…………………………………………211

第三节　放射科应急演练培训记录模板………………………………………………212

第十四章　放射科常用知情同意书参考模板……………………………………214

参考文献………………………………………………………………………………226

相关政策及法律法规…………………………………………………………………233

第一部分

放射科护理临床实践指南

第一章　放射科护理行政管理

第一节　放射科护理组织管理制度

根据《全国护理事业发展规划（2021—2025 年）》（国卫医发〔2022〕15 号）文件精神，为落实《三级医院评审标准（2022 年版）》及其实施细则，积极响应大型公立医院绩效考核与管理要求，进一步深化放射影像护理专科内涵建设，全面推动放射影像护理事业高质量发展，各医疗机构放射科应设置护理单元，由护士长或护理组长在医院护理部及科室主任的领导下，全面负责科室的日常护理管理工作。

（1）严格遵守各项规章制度，加强对护理人员的廉政思想建设及职业道德建设，提高护理人员政治思想素质及服务水平。

（2）按时参加院内护士长例会和护理质量分析会。护士长随时保持信息畅通，及时传达医院相关信息和会议精神。

（3）保障护理质量安全

1）按专科护理质量控制标准落实各项管理，做好物资分类建账、分类放置、标签醒目。

2）做好日常护理使用设备的保养及维修记录。

3）督促护理人员严格执行医院感染管理制度和药品管理制度。

4）以开展护理质量持续改进工作为基础，解决临床工作中的具体问题，不断提升放射影像护理质量，减少护理不良事件发生率，保证患者检查全程的安全。

5）制订本科室护理缺陷或事故的预防及处理措施，组织差错事故分析、讨论、整改。

6）坚持护士长五查房，督查核心制度的执行力。

7）定期召开科室质控会并提出改进措施，追踪整改效果，强化持续改进。

（4）深耕护理学科发展

1）积极参加相关学术会议、继续教育学习及分层培训；熟练掌握放射影像护理基础理论、专业知识和实践技能，掌握本专业国内外的发展趋势，提出本专业工作内容和科研方向，带领护理团队积极开展护理学科研究，拓展护理新业务、新项目。

2）定期指导和组织开展本专业护理新技术，解决临床护理疑难问题，重视放射影像护理专科人才的培养并根据本专业具体条件制订人才培养目标与培养计划。

（5）创新护理服务模式：根据国家公立医院绩效考核要求，以提升患者满意度、改善患者就医体验为导向，不断优化影像检查流程，缩短患者候检时间，拓展优质护理服务外延。

（6）夯实影像护理专业服务能力

1）制订本科室各层级护理人员分层培养计划（含进修学习）。

2）组织完成科内护理人员分层培训，提高护士的放射影像护理专科理论知识及技能水平。

3）督促科室护理人员完成继续教育学习目标。

（7）积极完成上级下达的各类临时指令性任务。

（陈贵华　王小琳）

第二节　放射科护理人力资源管理制度

一、放射科护理人员从业资质管理

（1）具有完全民事行为能力，符合国务院卫生主管部门规定的健康标准，有护理院校大专及以上护理专业学历证书。

（2）取得《中华人民共和国护士执业证书》并按要求定期进行注册，执业时间在有效期内。

（3）根据《中华人民共和国职业病防治法》《放射工作人员健康管理规定》进行健康体检和有关辐射、安全、防护与管理知识的培训考核，考试合格并取得培训合格证才可上岗。

（4）上岗前须进行专科培训，达到岗位技术能力要求后才可上岗。

二、放射科护理人员配置及岗位管理

（一）人员配置

可结合各医院实际情况，如 CT/MRI 设备数量、每日检查量、增强检查数量等，按实际班次需求根据护士群体结构比例进行合理配置。

放射科护士人数=设备台数×每台设备每班次所需人员数目/出勤率

（二）人员配置原则

1. 按需设岗原则　放射科护理人员配置时应结合各级医院放射科的性质、规模、功能、任务和发展趋势综合考虑，以保证各项检查的顺利完成和护理质量的持续提高，同时保证护理人员的基本权益和身心健康。

2. 结构科学原则　岗位人员配备时，不仅要根据各检查室岗位职责、操作要求、风险程度合理调整护理队伍能级结构，还应根据工作性质、专业特点、教学及科研任务的轻重考虑结构比例。在编制结构中还应考虑护士的不同资历（老、中、青）、不同专业技术职务（高、中、初）优化人员组合，以达到提高工作效率的目的。

3. 专业人文原则　放射科护理是临床优质护理开展的延伸，因此，配备护理人员数量、结构等应以满足患者检查的需求为原则，体现"以患者为中心""以质量、安全为核心"的优质护理服务宗旨合理配置人力资源。

（三）不同级别护士岗位职责及任职资格

1. 护士长 在医院护理部及科室主任领导下，负责科室日常护理的全面管理，总体人员的调整，制订护理发展规划与目标、护理质量考评标准、护理质量相关制度、绩效考核方案、护理安全管理要求，以及进行工作流程的制订与调整，督促护理质量文件的落实、培训、考核、检查、评价与改进，审核绩效考核结果，开展新业务、新技术，指导护理教学与科研工作。

任职资格：创新型护士，要求 N3 级及以上，且在本专业工作 5 年（主管护师）以上，精通业务，管理理念超前，教学、科研能力突出。

2. 责任组长 完成检查区域内的病区管理和日常临床护理工作，24 小时负责制。重点负责该区域的安全管理，合理安排检查，并保持检查秩序井然，督促工作人员执行医疗技术操作规范，指导下级护士做好评估宣教、检查前中后查对、检查前准备、静脉通路准备、体位设置、对比剂确认和使用，以及特殊情况的应急准备和参与抢救。承担护理二线值班任务。

任职资格：熟练型护士，原则上要求 N3 级及以上、具有主管护师职称的护士，也可择优选择本专业工作 5 年以上的护士，承担教学工作、新业务与新技术应用、科研资料的收集等职责。

3. 教学组长 在护士长的带领下，负责制订本科室内实习、规培、进修、新聘护士的护理教学工作计划，组织实施并督促检查。定期组织教学查房及专科业务学习、组织理论与技术操作考核。掌握老师与学员的思想动态及教学工作情况，做好协调反馈。

任职资格：熟练型护士，原则上要求 N3 级及以上、主管护师职称的护士，也可择优选择本专业工作 5 年以上的护士，承担教学工作、新业务与新技术应用、科研资料的收集等职责。

4. 责任护士 协助区域责任组长参与本组的病区管理和日常临床护理工作。负责患者评估宣教、检查前中后查对、检查前准备、静脉通路准备、体位设置及对比剂确认和使用。承担一线值班任务。

任职资格：成长期护士，工作 1 年以上的护士。

5. 导诊护士 协助责任护士完成区域内知情同意书签署、健康宣教和秩序维护等工作，负责咨询和指引。

任职资格：取得《中华人民共和国护士执业证书》并按要求定期进行注册的护士。

（程 琳 王小琳）

第三节 放射科护理人员紧急调配制度

为做好突发公共卫生事件应急处置和医疗卫生保障工作，认真完成应急处理和卫生救援的各项技术、人员、物资准备，及时有效地完成各项抢救和检查治疗任务，放射科应成立"突发公共卫生事件护理应急领导小组"，下设组长、副组长和组员。小组应以患者为中心，科学实施人力资源管理，使人力资源得到充分利用。

一、目的

合理动态调配护理人员,最大限度地发挥护理人员的潜能,以确保在发生放射科护理人员紧缺、突发公共卫生事件等紧急情况下,护理工作能够有序、正常地进行,切实保障紧急突发状况下的护理质量和护理安全。

二、下列情况由护士长统一调配

(1)科室突发公共卫生事件。

(2)紧急情况。

(3)接受上级安排的特殊保健/医疗任务。

(4)科室人员紧缺。

(5)新的影像检查设备投入运行。

三、实施原则

(1)优先考虑可以胜任调配后护理岗位的护士。

(2)被调配的护理人员须有相关岗位的专业知识和工作经验。

(3)与科室的护理组长联系,在小组范围内协调安排。

(4)本组范围内无法协调安排时,由护士长从其他护理小组或其他院区(指有多个院区同质化运行的医疗机构)放射科进行协调安排。

(5)当科室不能协调解决时,由护士长向大科(片区)护士长或护理部逐级提出申请,由护理人员应急调配领导小组调配机动护士库人员对放射科进行援助。

四、调配方案

(1)根据患者病情的动态性变化、放射影像检查工作量的动态性变化、护士特有生理特征的动态性变化、突发影像检查设备故障、突发公共卫生事件、突发重大伤亡事故及其他严重威胁人群健康的紧急医疗抢救、科室紧急缺编等突发情况,实时调整放射科各检查单元的护理岗位人员。

(2)护士长应根据工作日、周末、节假日及夜间的检查人次变化,改进排班模式,实施弹性排班,如增设早晚班、延时班、备班、急诊班、公务班等,以保障专科护理工作的落实,提高护理质量,协调解决问题,保障护理工作的正常运行。

(3)护士长不能协调安排时,上报大科(片区)护士长或护理部,启动紧急调配护理人力资源方案,调配医院应急小组成员实施支援并上报分管院领导。科室紧急状态缓解后,护士长及时报请大科(片区)护士长或护理部撤离调配人员。

(4)科室应急小组成员应时刻处于待命状态,保持通讯工具24小时通畅,因故离开本地必须提前报告护士长。遇医院各种突发公共卫生事件、需要紧急完成大批量患者影像学检查、护士病假/事假/产假等人员紧缺及接受其他紧急任务，需要临时调配护士时，护士长接到通知后，立即启动科室紧急突发事件护理应急小组储备成员，以确保紧急情况下护理人员迅速调配到位。各成员积极配合，不得推诿、拒绝，收到通知后应立刻赶到指定地点。不能及时到岗者，将追究相关人员责任并纳入护理质量考核及科室年度考核，情节严重者根据相关规章制度予以处置。

（5）在紧急状态下，放射科护理人员均应本着以大局为重的原则，服从科室、医务处、护理部、院总值班室等部门的人力应急调配。必要时暂停正常休息时间，24小时待命。

（6）科室对应急小组成员进行有计划、有组织、有系统的业务培训，强化小组成员的专科理论知识和实践操作技能，提高应急反应能力并有效运用于抢救工作中。

（7）每次紧急调配护理人力后，及时总结，分析效果，表彰突出人员。每年科室依据应急小组成员的年龄、身体和心理状况、业务能力考核情况等对人员进行相应的动态调整，做到科学合理地运用人力资源。

（王小琳　陈贵华）

第四节　放射科护理人员排班制度

根据放射科各影像检查室的工作量及患者的病情轻重程度，由护士长结合护士的不同层级及工作能力科学合理地安排护士岗位。

一、排班原则

（1）坚持以患者为中心的服务宗旨，按照"忙时人不少，闲时人不多"原则合理安排各班次的人力衔接，实行弹性排班。

（2）排班时注意将护士的层级与实际临床工作能力相结合，避免因工作落实不到位而影响护理质量。

（3）护士长利用交接班及班内现场监督、检查、指导，对排班与实际工作不符造成的偏差采取纠正措施。各岗位之间护理人员应分工协作，防止人浮于事，确保各项工作任务能安全、高效地完成。

（4）遇突发事件，如抢救、护士因突发情况请假等，需要临时增加人力资源时，按照放射科护理人员紧急调配制度调整班次，必要时护士长可参加值班。

（5）建议至少提前1周排班，排班前护士长应在顺利完成各项工作任务的基础上尽量满足科室护士休假要求，使护士能劳逸结合，迅速恢复体力，上班后能更高效地完成各项工作。

（6）排班表一旦发布后原则上不再更改，如护理人员因个人原因需要调休时，应遵循同级更换的原则并经护士长同意。

二、实施方案

（1）N3 级及以上层级护士，经验较为丰富，工作能力强、责任心强，可安排协助护理管理岗位。

（2）周末、节假日及夜间岗位，可由高年资与低层级护士搭配，执行双人值班制。

（3）遇紧急突发事件，人力不足时应向分管片区或护理部申请人员调配，以保障临床护理安全。

（4）根据各时间段的工作量变化，改进排班模式，实施弹性排班，保证护理工作的正常运行。

（王小琳）

第二章 放射科护理安全管理

第一节 X线检查辐射防护管理制度

一、目的

为贯彻落实《放射诊疗管理规定》《放射性同位素与射线装置安全和防护条例》《放射工作人员职业健康管理办法》等法律法规要求，加强医院放射性同位素与射线装置的安全管理，保证医疗质量和医疗安全，保障放射诊疗工作人员、患者和公众的健康权益，防止放射事故的发生，制定X线检查辐射防护管理制度。

二、适用范围

本制度适用于使用放射性X线装置的场所、人员。

三、主要内容

（一）X线检查室建设管理

（1）按照相关法律法规要求进行卫生学评价：职业病危害预评价、控制效果评价和环境评价。环境影响评价或环境影响登记备案、竣工环境保护验收取得放射诊疗许可证和辐射安全许可证，才可从事许可登记范围内的放射诊疗工作。

（2）在建设时，遵守"三同时"的原则，做到防护设施与主体工程同时设计和评价、同时施工、同时校验和使用。

（二）X线检查区域辐射管理

（1）在X线检查室入口处设置安全联锁装置、电离辐射警示标识、工作状态信号灯、安全报警装置，张贴受检者及陪检者放射防护注意事项。

（2）定期对X线检查设备进行维护保养，做好使用、维护的记录并存档。

（3）每年定期配合有资质的机构对X线检查设备进行防护性能与质量控制检测和辐射工作场所防护检测，发现问题及时整改并将整改结果上报医院管理部门，再逐级上报相关职能部门。公共卫生科放射防护管理专职人员负责对资料进行存档。

（三）放射防护用品的管理

（1）X 线检查室要配齐放射工作人员、患者及陪检者防护用品，保证所配备的防护用品符合国家标准，放射工作人员及陪检者放射防护用品铅当量≥0.25mmPb；从事介入工作的放射工作人员防护用品铅当量≥0.5mmPb；甲状腺、性腺防护用品铅当量≥0.5mmPb；应为儿童的 X 线检查配备防护相应组织和器官的防护用品，防护用品铅当量≥0.5mmPb（防护用品的详细描述参见 GBZ 130—2020）。

（2）放射防护和辅助防护设施的用品实行统一编号、登记，并固定放置在相应机房内。

（3）放射防护用品建议每年检测一次；对检测不合格的防护用品予以报废、更换。

（4）放射防护用品的清洁与消毒

1）定期使用清水清洁后再用铅防护用品专用消毒剂或铅衣消毒柜消毒。

2）被血液、体液污染的放射防护用品应用含有双链季铵盐的湿巾等进行清洁消毒或用铅衣消毒柜消毒。

（四）放射工作人员防护

（1）X 线检查工作人员达到《放射诊疗管理规定》《放射工作人员职业健康管理办法》要求的职业健康标准。在岗期间每两年进行 1 次放射工作人员职业健康体检且合格。

（2）X 线检查工作人员应持有放射工作人员证、辐射安全与防护考核成绩合格单、大型设备上岗证。

（3）X 线检查工作人员进入放射工作场所必须佩戴个人剂量计。

（4）X 线检查工作人员工作时，按规定正确穿戴放射防护用品。

（5）妊娠及哺乳期的放射工作人员不参与有可能造成职业性内照射的工作，哺乳期妇女在其哺乳期间应避免接受职业性内照射。

（五）患者及陪检者放射防护

（1）在患者检查入口处张贴患者及陪检者放射防护注意事项。

（2）在放射诊疗前，放射工作人员应告知受检者和陪检者辐射对其健康的潜在影响；告知妊娠期、备孕期、哺乳期妇女不能进行放射性陪检；提醒陪检者穿戴防护用品。

（3）放射工作人员在放射检查中应当遵循医疗照射正当化和放射防护最优化的原则，对患者邻近照射野的敏感器官和组织进行屏蔽防护，确保影像质量，避免重复照射。

（张　柯　王小琳）

第二节　个人剂量监测仪佩戴和管理制度

一、目的

为了保障放射工作人员的职业健康与安全，根据《中华人民共和国职业病防治法》

《放射性同位素与射线装置安全和防护条例》和《放射工作人员职业健康管理办法》制定个人剂量监测仪佩戴和管理制度。

二、适用范围

本制度适用于放射工作单位及其放射工作人员。

三、主要内容

1. 个人剂量计佩戴及保管要求

（1）放射工作人员进入放射工作场所，须佩戴个人剂量计，严禁不佩戴个人剂量计进入放射工作场所进行照射检查。

（2）进入放射工作场所时，将个人剂量计正确佩戴在胸前并夹好固定。介入手术时，将内剂量计佩戴在铅衣里面，外剂量计佩戴在铅衣外面。

（3）放射工作人员应佩戴标注本人信息的个人剂量计。

（4）保持个人剂量计表面清洁，标识清晰无磨损。

（5）未上班期间由本人妥善保存个人剂量计，放置在无人工射线源照射、无日晒的环境，防止靠近热源，严禁私自打开，若有遗失或损坏，及时上报补发并按要求赔偿。

（6）禁止外借个人剂量计，禁止冒用他人个人剂量计。

（7）按要求严格佩戴剂量计，严禁人为将剂量计放在检查室，以免造成误照射。

2. 个人剂量监测管理

（1）公共卫生（保健）科放射专职管理人员负责医院个人剂量计的发放、回收和档案管理，建立并终生保存个人剂量监测档案，并且纳入个人职业健康监护档案。

（2）外照射个人剂量监测周期最长不得超过 3 个月，科室指定专人配合公卫（保健）科更换个人剂量计。

（3）放射工作人员一年受照剂量达到并超过 5mSv，科室应配合公卫（保健）科对其进行真实剂量调查并根据调查结果采取相应放射防护措施。

（4）若放射工作人员遭受较大剂量或意外照射时，应及时与公卫（保健）科放射防护专职管理人员联系并将其个人剂量计及时送检，以便确定受照剂量，采取相应防治措施。

（5）放射工作人员应严格按规定佩戴个人剂量计。科室质控小组、公卫（保健）科、医务处应定期对佩戴情况进行监管。

（张　柯　王小琳）

第三节　磁场安全管理制度

MRI 检查因无电离辐射，是临床上应用广泛的一种较为安全的影像学检查方法。但是，MRI 检查环境中也存在一些潜在的风险，可能对工作人员、受检者、陪同家属，及 MRI

检查场所的其他人员造成伤害。为了保障磁场安全，制定磁场安全管理制度。

一、MRI 工作人员安全管理制度

（1）所有 MRI 工作人员应每年接受 1 次 MRI 安全培训。

（2）熟悉 MRI 设备的成像原理及成像过程。

（3）熟悉设备结构、规格和性能，正确掌握 MRI 设备的操作规程。

（4）正确认识 MRI 环境的潜在风险

1）主磁场的生物效应及投射风险。

2）梯度场的生物效应。

3）射频场的生物效应。

4）MRI 对比剂相关的风险。

5）操作人员及受检者的风险。

6）制冷剂安全风险。

（5）检查前应详细询问患者有无扫描禁忌证，避免有绝对禁忌的患者受检。

（6）核对患者姓名、检查部位等资料，根据诊疗医师要求，正确选择扫描方法、参数，尽量减少影响图像质量的因素，以保证患者病变部位得以最佳显像。

（7）扫描过程中，操作者应坚守岗位，观察患者情况及设备运行状况，一旦发现异常，应及时按相关操作规程处理。

二、MRI 受检者安全管理制度

（1）检查前利用询问、筛查问卷、铁磁物体探测系统等对受检者进行筛查，确认受检者无 MRI 检查绝对禁忌证，并且体表铁磁性物品全部去除。

（2）对每位受检者进行安全告知。

（3）受检者应佩戴耳塞，避免听力受损。

（4）对于昏迷、幽闭恐惧症、高热患者及婴幼儿等特殊受检者应先评估其风险，做好相应的准备，在相关人员的陪同下再进行 MRI 检查。

（5）对于需要注射对比剂的受检者，应仔细询问其病史、过敏史等，并签署 MRI 增强检查知情同意书后再行 MRI 增强扫描。

（6）告知受检者在检查过程中勿随意乱动，避免坠床或线圈烫伤。

（7）受检者在 MRI 扫描期间发生呼吸心搏骤停或其他医疗紧急情况需要急救时，应尽快将其移出检查室外或移至抢救区域，进行抢救。

三、MRI 环境安全管理制度

（一）温湿度控制

MRI 检查室要保持合适的温度和湿度，以确保设备的正常运行和患者的舒适。一般情况下，室内温度保持在 18～24℃，相对湿度为 40%～60%（特殊情况根据设备说明书确定）。

（二）环境分区

MRI 检查的场地从使用功能和安全等级上可以划分为 4 个不同区域。

（1）缓冲区：是指进行人员安全筛查和受检者检查前准备的区域。

（2）限制区：是指包括磁场区和操作室在内的区域。

（3）磁场区：是指以磁体为中心，包含周围 0.5mT 磁场等值线（5 高斯线）在内的三维立体空间分布区域。

（4）弹射区：是指以磁体为中心，包含周围 3mT 磁场等值线在内的三维立体空间分布区域。

（三）警示标识

MRI 检查区域应当设置相应的警示标识，如地标、警示灯、警示图片等，以提醒所有人员注意安全，不能随意进入。例如，在磁体区的入口处应当设置"禁止携带金属物品进入""禁止携带电子设备进入"等标识，在主控区的入口处应当设置"禁止携带磁性物品进入"等标识。

（周　容　王小琳）

第四节　MRI 检查安全管理制度

MRI 检查是目前临床上普遍应用的一种影像学检查手段。与 X 线检查及 CT 检查相比，MRI 检查无电离辐射，被认为是一种较为安全的影像学检查方法。事实上，MRI 检查环境中存在着许多潜在风险，可能对受检者、陪同家属、医护人员及其他出现在 MRI 检查场地中的工作人员（如保安、保洁员等）造成伤害。因此，MRI 安全管理问题值得关注。结合《MRI 临床应用安全专家共识》，我们制定了 MRI 检查患者安全管理方案。

一、总则

所有临床型 MRI 设备，包括诊断、科研和介入手术中的设备，不论其磁体形式、磁场强度如何，都应该遵循 MRI 安全管理相关规定。

二、场地

MRI 检查的场地从使用功能和安全等级上可以分为 4 个不同区域：缓冲区、限制区、磁场区、弹射区。在区域入口处应当设有醒目的警示标识，以提示强磁场存在，工作人员应实时监控入口情况。同时，还应安装铁磁探测系统或相关检测设备，以避免铁磁性物体吸入，造成安全事故。

三、人员

所有 MRI 工作人员，应该每年至少接受 1 次 MRI 安全培训并记录在案。未经培训人员严禁进入 MRI 工作区域。

四、MRI 安全筛查

（一）筛查方法

进入限制区人员必须进行 MRI 安全检查，可使用铁磁探测系统或相关铁磁检测设备。建议让受检者在进入限制区前签署 MRI 检查知情同意书。所有进入 MRI 限制区的人员都必须去除所有金属附属物，如磁卡、手表、钥匙、硬币、发夹、眼镜、手机及类似电子设备、可移除的体表穿孔后佩戴的首饰、金属药物传导片、含金属颗粒的化妆品及有金属饰物的衣服等。对于行动不便的受检者，建议提供 MRI 安全助步器、MRI 安全轮椅或平车。输液架、血压计及心电监护仪等都应使用"MRI 安全"的装置。

（二）特殊人群筛查

1. 昏迷患者的 MRI 安全筛查　对于临床认为需要行 MRI 检查却无意识或反应迟钝的受检者，MRI 高级授权人员应初步判断受检者的意识情况，并询问受检者的亲属及临床医生相关病史，以确保受检者体内没有非 MRI 安全性植入物。建议 MRI 高级授权人员对受检者进行查体，通过皮肤瘢痕或身体畸形判断手术植入物情况（可拍摄 X 线片进一步确认植入物），确认金属及电子设备等物品是否去除。对于此类受检者，建议选择场强 ≤1.5 T 的 MRI 设备进行检查，检查过程中密切观察受检者状态。

2. 孕妇的 MRI 安全筛查　建议处于妊娠期的受检者采用常规模式进行检查，并选用能够最小化射频和噪声暴露的成像序列；在可能的情况下，将梯度设置为低噪声模式，或通过调节扫描参数减少噪声的产生。应在此类受检者的病历系统中记录 MRI 检查的详细信息，不建议处于 3 个月内妊娠期的受检者进行 MRI 检查。

3. 儿童的 MRI 安全筛查　儿童（尤其大龄儿童或青少年）受检者可能会在筛查时有所隐瞒，要在其家属在场和不在场的情况下分别进行询问，最大限度地暴露所有潜在风险。建议在进入区域Ⅳ前为受检者更换专用的检查服，以确保受检者不会将铁磁性金属玩具等物品带入。陪伴儿童进入限制区的人员也应根据相应的流程接受安全筛查。

五、植入物安全

（一）颅内动脉瘤夹

动脉瘤夹由不同磁敏感性的多种物质构成，形状各异，对于其中的铁磁物质含量达到多少会导致 MRI 检查时发生危险，目前尚无定论。强铁磁性材料的动脉瘤夹禁止用于 MRI 检查；非铁磁性或弱铁磁性材料的动脉瘤夹可用于场强 1.5 T（含）以下的 MRI 检查。如果不清楚受检者颅内是否有动脉瘤夹，应先进行 X 线平片检查，或查看近期（术后）的颅脑 X 线平片、CT 图像来判断是否存在动脉瘤夹。对于有动脉瘤夹但属性不明的患者，应对其风险获益比进行谨慎评估，告知受检者所有潜在风险并由患者和（或）监护人签署知情同意书。

（二）心脏植入式电子设备

心脏植入式电子设备包括心脏起搏器、植入型心律转复除颤器（ICD）、植入式心血管监测仪（CM）和植入式循环记录仪（ILR）等。安全筛查中明确受检者体内安装有 MRI 兼容医疗植入器械，需要受检者提供植入器械产品说明书，进一步明确植入器械材料是否兼容、是否配有电子元器件、植入后允许 MRI 检查的期限及推荐的磁场强度下是否可行 MRI 检查，并持有 MRI 安全标签。检查完成后请专科医师调整模式，测试受检者植入设备各项参数正常后才可离开。

（三）人工耳蜗

人工耳蜗是一种电子装置。MRI 扫描可能会使受检者人工耳蜗磁极发生翻转，需要通过有创手术方法进行复位，建议充分评估 MRI 检查的风险获益比后再行扫描。

（四）骨科植入物

骨科植入物（如钢板、钢针、螺钉及各种人工关节等）大多呈非铁磁性或少量弱磁性，由于其在术中已被牢固地固定在骨骼、韧带或肌腱上，通常不会移动。但植入物可能会引入图像伪影，影响对周围组织的观察。另外，也有发生热灼伤的风险。

（五）外科和介入器材

各种穿刺活检手术，包括各种 MRI 引导下的治疗（如引流、射频消融、微波治疗和无水乙醇注射等），所用穿刺定位针、导丝、导管、射频消融和微波治疗等设备均应是非铁磁性的。铁磁性的穿刺针在强磁场下可发生移位和误刺，带有铁磁性的设备可能发生抛射，具有很大的危险性。目前已有专门用于 MRI 引导下介入手术的各类穿刺针、活检针、导管、导丝及相应的监护设备。另外，在 MRI 引导下植入放射性粒子也需要相应的非铁磁性器材，放射粒子的壳为钛合金材料，植入后行 MRI 检查是安全的。

（六）输液泵和留置导管

现阶段，因静脉输液、药物灌注和化疗等临床治疗需要而植入的输液泵和留置导管日趋增多。输液泵通常植入胸部皮下，由穿刺座和静脉导管系统组成，材料主要有合金、硅橡胶和塑料等，呈非铁磁性和弱磁性，因此进行 MRI 检查是安全的。带有胰岛素泵的患者在进入 MRI 检查室时应移除胰岛素泵，因为强磁场可能会破坏胰岛素泵功能。

（七）牙科植入物

许多牙科植入物（如种植牙、固定的义齿和烤瓷牙等）含有金属和合金，有些甚至呈现铁磁性。由于种植牙已牢固地固定在牙槽骨上或黏合在相应的连接物上，具有很高的强度，通常在 3.0 T（含）以下场强的 MRI 设备中不会发生移动和变形，但在牙科植入物所在的部位可能会出现一些伪影。

（八）宫内节育器及乳腺植入物

金属宫内节育器一般由铜制成。目前尚未发现宫内节育器在 3.0 T（含）以下场强的MRI 检查中引起明显不良反应的案例，但可能产生伪影。乳腺整形手术和隆胸手术所用的植入物大多为非铁磁性物质，这些受检者行 MRI 检查是安全的，但少数整形手术用的配件可能带有金属材质，应予以注意。

（九）冠脉与外周血管支架

几乎所有市面上的冠状动脉支架产品在进行 MRI 检查时都是安全的，可在 3.0 T（含）以下场强的 MRI 设备上进行检查。2007 年之前的外周动脉支架可能存在弱磁性，但通常认为在手术 6 周后也可以行 MRI 检查。

（十）人工心脏瓣膜和瓣膜成形环

市面上几乎所有的人工心脏瓣膜和瓣膜成形环都是 MRI 安全的，手术后任意时间都可在 3.0T（含）以下场强的 MRI 扫描仪中进行检查。但由于不同厂家产品的差异性，应在MRI 检查前对材料进行确认。

（十一）眼内植入物

磁性眼内植入物有可能在强磁场中发生移位，这类患者不宜进行 MRI 检查。

六、时变场效应

（一）梯度磁场

梯度磁场是一种时变场，根据法拉第电磁感应定律，变化的磁场在导体中将产生感应电动势，从而产生电流。人体组织作为导体，当穿过它的磁通量发生变化时同样会产生电流。梯度场的感应电流是其生物效应的主要基础。

1. 感应电动势引起外周神经刺激　MRI 时变梯度场引发外周神经刺激已经被证实，一般的神经肌肉刺激症状没有明显伤害，只有不适及痛性周围神经肌肉刺激症状才是必须避免的。通常认为，在解剖或功能敏感区（如大脑、心肌层或心外膜）植入或残留有金属导线的患者行 MRI 检查时风险很高，尤其是使用快速序列，如平面回波序列（可能用于扩散加权成像、功能成像、灌注加权成像、血管成像等）扫描时。在对高风险受检者成像时，应设置尽可能低的梯度磁场切换率和梯度场强等参数，并对扫描过程进行密切监控。

2. 噪声　声压平均值超过 99dB 或峰值超过 140dB 时，需要对 MRI 受检者及陪同者进行听力保护，听力保护设备要有明显的降噪功能，使受检者听到的声音声压降到85dB以下。

（二）射频场热效应安全

（1）高热患者不宜行MRI检查，在MRI检查前，要将受检者体外所有不必要的导电材料移除；如果受检者衣服内含有不可拆卸的导电材料，建议为其更换特定的检查服。

（2）只要皮肤表面的金属钉或缝线不是铁磁性的，并且也不在射频辐射区域内或附近，受检者就可以进行MRI检查。

（3）如果成像区域覆盖了大面积或深色的文身（包括文眼线），为了减少热量累积，建议在MRI扫描过程中敷冰袋予以降温；同时告知受检者，MRI扫描可能会使48小时之内的文身图案变得模糊。

（4）一些药物贴片中含有金属，为避免MRI扫描时贴片过热发生危险，可将冰袋置于金属贴片上进行冷敷，然而，这样做有时会影响药物传送速率及吸收效果。

七、对比剂使用安全

MRI受检者使用对比剂前应严格进行风险评估，特别是对高危人群的排查，曾经发生过MRI对比剂不良反应的受检者，再次接受钆对比剂静脉注射时出现不良反应的风险会增高。曾对某种MRI对比剂产生不良反应的受检者，建议再次检查时换用其他种类的钆对比剂。有严重肾功能不全的患者使用含钆对比剂有发生肾源性系统性纤维化（NSF）的风险。另外，对于要进行肝移植、近期完成肝移植术或有慢性肝病的患者，如存在任何程度的肾功能不全，发生肾源性系统性纤维化的风险也会有很大程度的提高。此外，近年来钆对比剂体内沉积的问题逐渐受到重视。钆对比剂的使用可造成脑内、骨骼、皮肤中钆沉积，并且沉积程度与总剂量有关。应合理、谨慎地使用钆对比剂并重视追踪观察。

（杨荟平　王小琳）

第五节　急危重症患者影像学检查制度

随着医学影像检查设备的快速发展和CT、MRI增强技术的应用，急危重症患者和增强检查患者比例明显提高，检查的潜在风险因素也有所增高。为保障急危重症患者在放射影像检查全程的安全，制定急危重症患者影像检查制度。

一、登记准备

（1）建立急危重症患者检查的"绿色通道"，与临床医生提前沟通，评估患者是否能配合完成放射影像检查，确认患者有无检查绝对禁忌证及到达放射科时间并提前登记。

（2）放射科相关工作人员应提前做好检查准备，确保急危重症患者得到及时、准确、有效的检查。

（3）由急诊科或病房有资质的医师陪同检查并做好转运全程的风险评估。转运前应再次评估患者生命体征是否平稳、转运方式（平车、轮椅或病床）及转运路径的选择是否最优化，尽量减少途中颠簸并做好急救相关准备（包括急救设备、急救药品和物品）。

二、知情同意

（1）告知患者及家属行此项检查的风险及注意事项，取得其理解与配合。

（2）行增强检查者，再次确认患者或家属是否已签署对比剂使用知情同意书。

三、病情评估

（一）信息核对

由责任护士和扫描技师共同核对患者的姓名、性别、年龄、ID 号、检查项目、检查部位及检查设备等信息是否与检查申请单的信息一致，检查单上应注明患者的诊断与简要病史，为影像学检查和诊断提供参考。

（二）病情观察

严密观察患者神志、意识、瞳孔、皮肤、黏膜、口腔、肢体活动度等情况，视情况给予持续吸氧、床旁心电监护，密切监测患者生命体征。患者一旦发生病情变化，随时启动急救应急方案。

（三）气道管理

（1）昏迷的患者应保持气道通畅，头偏向一侧，防止窒息。

（2）对于开放人工气道者行检查前护士应及时有效地清除其气道分泌物，保持气道畅通并给予充分吸氧，监测血氧饱和度（SpO_2）波动情况。

（3）使用机械辅助通气的患者，护士应密切监测患者意识、血压、呼吸、SpO_2、面色、皮肤色泽及末梢循环等情况，并妥善固定通气管路。

四、管路护理

（1）评估患者所携带的微量泵是否能正常使用、有无需要持续输注的特殊药物、静脉补液通路是否通畅及是否已妥善固定。在病情允许的情况下，检查中可以暂时夹闭液体通路或减慢滴注速度。

（2）妥善固定患者身上所有管路，避免管道打折、受压、移位和滑脱。置入引流管或尿管的患者，应视管路情况在上检查床前先将管道夹闭，检查结束后及时打开引流管或尿管的开关。

（3）急危重症患者行增强检查时，护士应快速评估临床建立的静脉通路是否通畅且耐高压，如不符合要求，则需要根据患者检查部位和血管条件选择合适型号留置针，重新建立高压注射静脉通路并妥善予以固定，做好高压注射管路的维护。

五、安全管理

（1）指导和协助搬运患者，根据患者的检查部位设计相应体位，对于平车推入的患者，应调整检查床高度与平车平行，由护士、技师及陪同医师一起将患者转移至检查床，注意动作应轻柔，叮嘱患者勿移动身体或随意变换体位，避免发生意外伤害事件。

（2）对于意识不清、烦躁不能配合或抽搐的患者，应在取得家属同意后适当运用约束带，保障患者安全，必要时遵医嘱给予镇静剂后再行检查。

（3）对于带有监护仪与氧气瓶的患者，应将仪器妥善放置在检查床适宜位置并把监护仪显示屏放置于正对观察窗处，便于随时观察患者病情变化。

六、辐射防护

（1）人体对 X 线敏感的部位，如性腺、甲状腺、晶状体等（除必要检查部位外），应做好辐射防护，以防医源性射线伤害。

（2）对于部分需要家属进入检查室陪同的患者，要指导患者家属穿戴好铅防护用品，做好自身防护。

七、病情监测

检查中通过观察窗和监控录像严密观察患者病情变化，通过监护仪查看患者的心率、血压、SpO_2 等指标，一旦病情发生变化或发生突发状况，应立即暂停扫描，进入检查室查看和评估患者病情，视情况及时报告医师并予以处理。

八、撤离检查

（1）检查结束后，询问患者有无不适，"绿色通道"患者应在 30 分钟内快速完成检查，切勿在放射科过久停留，由医务人员陪同并快速安全地转运患者回病房或急诊科观察，行增强检查的患者尤其应注意有无对比剂不良反应发生。

（2）转运途中密切观察患者神志、意识及生命体征，视情况予以持续吸氧及床旁心电监护，一旦发生病情变化，立即予以抢救。

九、报告发布

（1）急诊 CT、MRI 检查应根据各医院时限要求，尽早出具诊断报告或急诊报告单。

（2）若诊断报告提示危急值，放射科医师、技师应立即告知患者的陪同医师并进行积极对症处理。

十、急救准备与抢救

（1）常规准备抢救环境，每日核对抢救物品，班班交接，做到账物相符。各种急救药品、器材及物品应做到"五定"：定数量品种、定点放置、定专人管理、定期消毒灭菌、定期检查维修。抢救物品不得任意挪用或外借，必须处于应急备用状态。

（2）对于急危重症患者的抢救工作，应坚持"谁发现，谁积极抢救并请求在场人员支援"的原则，值班医师及时向上一级医师请求支援，参加抢救的护士及时向护理组长、护士长请求支援；副主任医师、主任医师或科主任不在时，由职称最高的医师主持抢救工作，但必须及时通知科主任，同时通知医务处和急诊科等相关科室。

（3）对危重患者不得以任何借口推迟抢救，必须全力以赴，分秒必争，做到严肃、认真、细致、准确。参加危重患者抢救的医、技、护人员必须明确分工，紧密合作，听从指挥，坚守岗位。

（4）严密观察患者病情变化，随时将医嘱执行情况和病情变化报告给主持抢救者。执行口头医嘱时应严格按照口头医嘱标准执行，复诵一遍、执行前再复诵一遍并与医师核对药品无误后执行，防止发生医疗事故。

（5）及时全面做好各种抢救记录，抢救记录时间应当具体到分钟。特殊情况于抢救结束后6小时内据实补记并加以说明。涉及法律纠纷的，要报告有关部门。

（6）所用药品的空安瓿须经二人核对后才可弃去。各种抢救物品、器械用后应及时清理、消毒、补充、物归原处，以备再用。抢救结束后对房间进行终末消毒。

（7）认真执行急危重症患者检查的各项护理常规，预防和减少并发症的发生。

（8）患者经抢救后，如果病情稳定，应由相关医护人员护送至病房或有条件的抢救室，或者转院。如病情不允许搬运，应留在抢救室继续观察与治疗，且需要专人看护或经常巡视。

（9）参加抢救的放射科医技护人员必须熟练掌握各种抢救技术和抢救常规，确保患者抢救工作顺利进行。

（10）定期对放射科医技护人员进行全员急救技能与抢救知识培训，组织开展急危重症患者突发病情变化或对比剂急性不良反应的急救演练，增强抢救意识和提高抢救水平。

（王小琳　郭大静）

第六节　急救绿色通道管理制度

为保证急危重症患者的检查工作及时、准确、有效进行，以挽救患者的生命为目的，放射科开设绿色生命安全通道，即"急救绿色通道"，制定急救绿色通道管理制度。

（1）对急危重症患者一律实行优先登记、优先检查、优先出具报告原则，申请单及缴费等手续可后续完善。

（2）放射科"急救绿色通道"开通范围：生命体征不稳定、已出现或预见可能出现危及生命的各类急危重症患者。

（3）放射科接到医师、护士急诊预约电话或申请单（均有"急救绿色通道"印章标识）后，应立即登记，分诊至检查室并告知相应检查室技师、护士做好接诊准备。

（4）患者到达检查室后应立即优先安排检查（如遇多个急救绿色通道患者，则按照患者病情的轻重缓急顺序安排检查）。

（5）患者在检查过程中必须有医师、护士或患者家属陪同，如出现呼吸心搏骤停等情况，当（值）班人员应立即进行或协助医师进行心肺复苏，同时协助转运患者至相关科室继续抢救。

（6）检查结束，诊断医师应在医院规定时限内快速对绿色通道患者书写及审核报告，如达到危急值，按危急值报告流程处理。

（7）为保证抢救及时，遵循"生命权高于知情同意权"原则，对绿色通道的急诊患者，放射科当（值）班人员必须尊重家属的知情权，及时告知患者病情及变化，并通知患者主管医师。

（8）抢救过程应由相关人员根据实际情况及时完善相关记录并妥善保管。

（9）放射科当（值）班人员必须对急危重症患者全力抢救，不得以任何理由推诿、延误患者的诊疗。

（10）必须确保急救绿色通道的医疗药物、仪器、设备及其他用品的充足、完好。

（陈　维　王小琳）

第七节　急危重症患者分级管理制度

为提高医院放射科护理工作质量，规范放射科检查患者分级护理服务，保障患者检查安全，根据《综合医院分级护理指导原则》、国家卫生计生委《需要紧急救治的急危重伤病标准及诊疗规范》（国卫办医发〔2013〕32号）及放射科检查患者的现状和放射科发展需求，将放射科急危重症检查患者分为三个护理等级，即急危护理、危重护理、急症护理。结合专科特点和护理重点，制定急危重症患者分级管理制度。

一、急危患者

（一）病情依据

符合以下情况的，可确定为急危患者。

（1）患者病情危急，随时可能危及生命。

（2）生命体征暂时处于稳定状态。

（3）因疾病诊断必须通过 CT 检查快速获得影像学检查信息，有救治的黄金时间窗者。

（二）护理要点

对急危患者的护理包括以下要点。

（1）由专人迅速评估意识、生命体征。

（2）由临床医生陪同，与临床医生共同确认检查方式。

（3）按照不同疾病实施相应护理。

（4）3 分钟内完成 CT 增强评估、签署知情同意书、建立静脉通路。对于合并碘对比剂高风险因素的患者，需要向临床医生、患者家属陈述检查中可能出现的风险，必要时实施干预。

（5）6 分钟内安排检查，检查中严格控制碘对比剂的剂量、流速，严密观察患者病情，实施心电监护、给予持续吸氧。

（6）检查时动态观察图像，如有阳性结果，应立即与临床医生沟通并由技师通知诊断医师上报危急值。

（7）检查后迅速转移患者并强调增强检查后的观察重点。

二、危重患者

（一）病情依据

符合以下情况的，可确定为危重患者。

（1）病情危重，存在潜在器官功能障碍的患者。

（2）生命体征暂时平稳。

（3）短暂等待不会危及生命。

（4）因疾病需要通过 CT 检查判断病情的动态变化或诊断疾病。

（二）护理要点

对危重患者的护理包括以下要点。

（1）由专人迅速评估意识、生命体征。

（2）由临床医生陪同，与临床医生共同确认检查方式。

（3）按照不同疾病实施护理。

（4）5 分钟内完成 CT 增强评估、签署知情同意书、建立静脉通路。对于合并碘对比剂高风险因素的患者，需要向临床医生、患者家属陈述检查中可能出现的风险，必要时实施干预。

（5）10 分钟内安排检查，检查中严格控制碘对比剂的剂量、流速，严密观察患者病情，实施心电监护、给予持续吸氧。

（6）检查时动态观察图像，如有阳性结果，应立即与临床医生沟通并由技师通知诊断医师上报危急值。

（7）检查后迅速转移患者并强调增强检查后的观察重点。

三、急症患者

（一）病情依据

符合以下情况的，可确定为急症患者。

（1）患者急性面容。

（2）生命体征平稳。

（3）等候 30 分钟不会出现病情恶化。

（4）因疾病需要通过 CT 检查进行诊断。

（二）护理要点

对急症患者的护理包括以下要点。

（1）由专人评估生命体征。

（2）按照不同疾病对症护理。

（3）15 分钟内安排检查，检查前再评估 1 次。

（4）按照常规流程进行增强检查前准备。

（5）按照常规流程进行检查中观察。

（6）增强检查后如有危急征象立即转移患者，并强调增强检查后的观察要点；如没有危急征象，观察 30 分钟后可离开。

（陈　维　王小琳）

第八节　网络信息安全管理制度

为进一步保障患者诊疗信息安全，提高医务人员对信息安全的重视程度，应按要求对医疗机构内部的信息系统采取信息安全等级保护措施，做好信息系统容灾备份。同时，还应建立信息系统应急处置预案，包括医院信息系统局部或全部瘫痪状况下临床运行处置预案。放射科常用信息系统主要包括：影像存储与传输系统（picture archiving and communication system，PACS）和放射信息系统（radiology information system，RIS）。另外，在信息安全管理方面建议遵循以下原则。

一、放射科信息运行安全保障措施

（1）PACS 和 RIS 信息运行应设置公认的防火墙并与专业网络安全公司合作，做好安全策略，防止外来恶意攻击，保障信息平台正常运行。

（2）定期开展文档核验、漏洞扫描、渗透测试等多种形式的安全自查，防止数据泄露、毁损、丢失。安装防病毒软件，对计算机病毒、有害电子邮件有整套的防范措施，防止干扰和破坏。

（3）做好生产日志的留存，系统运行日志和用户使用日志开启记录功能。

（4）系统建立双机热备份机制，一旦主系统发生故障或受到攻击导致不能正常运行，保证备用系统能及时替换主系统提供服务。

（5）加强账号信息和权限管理。工作站设置工作人员自由锁定状态并保管好登录密码；后台管理界面设置超级用户名及密码并绑定 IP，以防他人登录。

（6）提供集中式权限管理，针对不同的应用系统、终端、操作人员，设置共享数据库信息和不同的访问权限并设置相应的密码及口令。不同的操作人员设定不同的用户名，本人可定期更换，严禁操作人员泄漏自己的口令。严格按照岗位职责设定操作人员的权限，由系统管理员定期检查操作人员权限。

（7）机房按照电信机房标准建设，内有必备的独立 UPS 不间断电源、高灵敏度的烟雾探测系统和消防系统，并且应当定期进行电力、防火、防潮、防磁和防鼠检查。

二、放射科信息安全保密管理制度

（1）严格按照"谁主管、谁负责""谁主办、谁负责"的原则，落实责任制，明确责任人和工作职责，细化工作措施和流程，建立和完善管理制度及实施办法，确保使用网络和提供的信息服务安全。

（2）PACS/RIS 信息发布之前需要经相关责任人员审核。工作人员采集信息将严格遵守国家有关法律法规和相关规定。严禁通过医院 PACS/RIS 平台存储或发布相关法律法规明令禁止的信息，一经发现立即删除。

（3）遵守对 PACS/RIS 信息监视、保存、清除和备份制度。开展对网络有害信息的清理整治工作，对违法犯罪案件，报告并协助公安机关查处。

（4）对于所有信息都及时做好备份并按照国家有关法律、法规和相关规定，保存 PACS/RIS 系统的信息记录。

（5）制定并遵守安全教育和培训制度。加大宣传教育力度，增强用户网络安全意识，自觉遵守信息安全管理有关法律法规，不泄密、不制作和传播有害信息。

三、患者信息安全管理制度

（1）尊重并保护患者的个人隐私，医疗机构及医务人员应当对患者的隐私和个人信息保密，严禁任何人私自向他人或其他机构提供患者诊疗信息，泄露患者隐私或个人信息将承担侵权责任。

（2）所有检查信息将得到 PACS/RIS 的安全保存并保证在和国家相关规定要求的时间内不会丢失。

（3）严格遵守用户账号使用登记和操作权限管理制度，对用户信息专人管理，严格保密，未经允许不得向他人泄露。

（4）医院信息部门定期对相关人员进行网络信息安全培训并进行考核，使员工能够充分认识到网络安全的重要性，严格遵守相应规章制度。

（5）严格执行本规章制度并形成规范化管理，建立健全信息网络安全小组。安全小组由单位领导负责，网络技术、客户服务等部门参加并确定两名安全负责人作为突发事件处理的联系人。

（陈维娟　王小琳）

第九节　放射科患者主动参与医疗安全文化活动制度

《患者安全专项行动方案（2023—2025 年）》中提到，要进一步优化患者安全管理机制，充分发挥文化建设在患者安全管理工作中的导向作用，引导患者及家属参与患者安全管理，全面构建患者安全文化。放射科在鼓励患者主动参与医疗安全文化活动方面还应注意以下原则：

（1）护理人员应针对患者的疾病诊疗信息，利用影像学检查风险评估、检查须知、患者座谈会等多种方式向患者或其家属提供影像学检查相关健康知识宣传，协助患者完成对本次检查方案的理解与选择。

（2）实施任何影像学检查诊疗活动前，放射科医务人员应亲自与患者或其家属沟通，取得患者或其家属的确认；其中特殊检查（治疗）、创伤性诊治活动前须患者或其家属知情同意签字确认，作为最后确认的手段，以确保实施操作等医疗行为的顺利进行。

（3）患者接受放射影像学检查及有创诊疗操作前，护理人员应主动邀请患者说出身份信息并参与疾病诊断和检查部位、检查方式、检查项目的核对。

（4）患者进行 CT/MRI 增强检查时，请患者自报姓名、诊断和相关药物过敏史或严重不良反应信息等，护患双方主动查对。

（5）患者检查需要使用设备或耗材时，工作人员应主动为患者提供设备和材料的相关信息。让患者对检查操作有所了解，以确认设备及一次性耗材和患者身份具有对应性，以及相应费用的对应性。

（6）护理人员应告知患者在就诊时必须提供其真实病情，真实诊疗信息及检查资料，并且告知其上述信息对诊疗服务质量与安全的重要性。

（7）放射科医务人员须认真对待患者或其亲属对病情和各种诊疗活动的反应及意见。

（8）护理人员应采取多种形式和渠道向患者宣传对比剂使用的安全知识，让患者了解对比剂的使用目的和可能发生的不良反应，从而主动及时提供既往用药情况，以及与对比剂用药相关的病史如过敏史、糖尿病史等，同时告知患者应主动留意申请单上的姓名、检查项目等，避免出错。

（9）在适当的检查区域张贴与对比剂安全使用相关的宣传资料。

（10）放射科利用宣教视频、宣传栏、专题讲座、患者座谈会等多种方式，为患者及家属提供参与放射影像检查安全活动的知识，鼓励患者主动参与医疗安全文化活动。

（王小琳　彭倩）

第三章　放射科对比剂安全管理

第一节　对比剂领用及存放管理制度

对比剂是以医学成像为目的，将某种特定的物质引入体内，以改变机体局部组织的影像对比度的物质，这种被引入的物质被称为"对比剂"。

一、对比剂分类

1. X 线对比剂　根据原子量和比重分为阳性对比剂（碘剂、钡剂）和阴性对比剂（气体、水）。

（1）钡类对比剂：硫酸钡干粉、硫酸钡混悬剂。

（2）碘类对比剂

1）根据渗透压分为高渗对比剂、次高渗对比剂、等渗对比剂。

2）根据化学结构分为离子型对比剂和非离子型对比剂。

3）按照分子结构分为单体对比剂和二聚体对比剂。单体分子结构中含有 1 个三碘苯环结构，二聚体分子结构中含有 2 个三碘苯环结构。

4）按照碘浓度分为：低浓度对比剂，含碘量 80～240mg/ml；中等浓度对比剂，含碘量 270～320mg/ml；高浓度对比剂，含碘量 350～400mg/ml；特高浓度对比剂，含碘量 400mg/ml 以上。

2. MRI 对比剂

（1）根据磁化强度分为顺磁性对比剂（如钆剂、锰剂、铁剂）、超顺磁性对比剂（如超顺磁性氧化铁）和铁磁性对比剂（如枸橼酸铁铵）。

（2）根据组织特异性分为肝特异性对比剂、血池对比剂、淋巴结对比剂，以及其他组织特异性对比剂。

（3）根据构成分为线性螯合物对比剂、环状螯合物对比剂。

（4）根据配体结构与剂型分为离子型钆对比剂（如钆喷酸葡胺、钆特酸葡甲胺等）和非离子型含钆对比剂。

二、对比剂领用

1. 基数管理　科室根据实际情况申领一定的基数，由护士长填报申领计划，将药品领回科室备用。

2. 定时领取　每日汇总对比剂使用数量，并定时领取以补充科室存放基数。

3. 台账管理　科室建立对比剂出入库登记本，包括对比剂的品名、数量、规格、出入库时间、当班人员等，做到账物相符。

4. 定期清点　安排专人或专班，每周定期检查一次，有效期3个月内的对比剂应有醒目标识并做好记录，防止过期、变质等。

5. 使用原则　遵循"先进先出""近效期先用"的原则，效期最近的优先使用。

6. 监管督查　护士长每月进行全面检查一次并做好记录，如发现问题，立即停止使用并联系药房处理。

三、对比剂存放

（1）对比剂应专柜或专区存放，离地面≥10cm，离墙和天花板≥30cm。

（2）标识醒目，避光保存，防X线。

（3）室温保持在10～30℃，相对湿度35%～75%。

（4）遵循"先进先出""近效期先用"的原则，将对比剂按照效期由近及远的顺序存放。

（5）需要放入恒温箱加温的对比剂，不可反复加温或长时间加温，在37℃条件下最多可储存1个月[国家目前并无对比剂加温的标准，此为碘克沙醇注射液（威视派克）药品说明书对药品储藏的描述]。

（陈光英　程　琳）

第二节　对比剂安全注射管理规范

一、概述

影像增强检查通常需要经静脉高压快速团注大剂量高浓度、高渗透压、高黏滞度的对比剂来增加病灶与正常组织的对比度，提高对病灶的检出和定性能力。注射过程中对比剂流速常为2.0～6.0ml/s，甚至更高。注射时压力大、瞬间流速快，若患者血管条件差，留置针材质、型号与注射流速不匹配，反复穿刺，固定不当，易导致对比剂外渗甚至留置针断裂等安全事故。为最大限度降低此类风险，减少医患纠纷，提高工作效率，制定本管理规范。

二、影像增强检查静脉输注工具推荐

（1）首选直型耐高压安全型外周静脉留置针。根据检查项目、注射压力及患者血管情况选择匹配的留置针型号，影像增强检查常用留置针型号有18～24G。注射流速

<2.0ml/s，建议选择 24G 留置针；注射流速 2.0～3.0ml/s，建议选择 22G 留置针；注射流速＞3.0ml/s，建议选择 18～20G 留置针。

（2）当外周血管穿刺比较困难时，可选择耐高压中心静脉导管（central venous catheter，CVC）、耐高压经外周静脉穿刺的中心静脉导管（peripherally inserted central venous catheter，PICC）、耐高压完全植入式静脉输液港（totally implantable venous access port，TIVAP），耐高压 TIVAP 的穿刺隔膜上有呈等边三角形的三颗圆形触摸点，在 X 线显影下，基座可见英文字母"CT"，推荐最大注射速率为 5.0ml/s。在选择 PICC 时，有学者提出末端瓣膜式耐高压 PICC 安全性更高。

三、穿刺血管推荐与选择

1. 外周静脉留置针穿刺血管选择

（1）首选右侧上肢粗、直、弹性好、活动度较小、易于固定的静脉，如头静脉、肘正中静脉、贵要静脉等，尽量避免在手背、关节处穿刺，穿刺时避开瘢痕、炎症、硬结及静脉瓣。

（2）除进行下肢静脉血管 CT 检查外，成年人不宜选择下肢静脉穿刺。

（3）接受乳房根治术、腋下淋巴结清扫术、有血栓史和血管手术史的患者应选健侧上肢进行穿刺。

（4）尽量避免在中心静脉置管同侧上肢行静脉穿刺。

（5）行 CT 血管成像（CT angiography，CTA）检查，尤其是头颈动脉、冠状动脉、肺动脉 CTA 检查时，应尽量选择右侧上肢穿刺。

（6）对于长期放化疗、水肿、肥胖患者及婴幼儿等血管穿刺困难者，可选择辅助工具，如红外线血管成像仪或超声引导下穿刺。

2. CVC 血管选择　颈内静脉、锁骨下静脉、颈外静脉、股静脉。

3. PICC 血管选择　贵要静脉、肘正中静脉、头静脉、颈外静脉（新生儿可选择下肢大隐静脉、头部颞静脉、耳后静脉等）。

4. TIVAP 血管选择

（1）胸壁港：颈内静脉、锁骨下静脉、腋静脉。

（2）上臂港：贵要静脉、肱静脉。

四、输注前的护理

（1）核对患者基本信息、询问病史、用药史、过敏史等，评估患者病情、心肺肾等功能、意识状态、自理能力、心理、认知及合作程度等，指导患者及家属签署知情同意书。

（2）严格执行手卫生制度及无菌操作流程。

（3）评估静脉管路：首先确认静脉管路是否为耐高压型，TIVAP 外接无损伤针也应为耐高压型。PICC、CVC、TIVAP 须评估导管尖端位置是否合适，导管在血管内留置时长是否适宜（CVC 留置时间建议 2～4 周，PICC 留置时间不宜超过 1 年，TIVAP 可长期使用）。

（4）评估穿刺部位情况：使用前观察穿刺点及周围皮肤有无红肿热痛、渗血渗液，以及敷料是否干燥、有无污染与松脱。PICC 须观察穿刺手臂有无肿胀、疼痛；TIVAP 须触摸港体位置、轮廓，查看无损伤针完整性，评估同侧胸部、颈部静脉及四肢有无肿胀、压痛或感染，确定皮下脂肪大致厚度。

（5）检查静脉管路是否通畅：外周静脉留置针管路用 5～10ml 的 0.9%氯化钠注射液或一次性预充液抽回血后预冲，PICC、CVC、TIVAP 用 10ml 及以上 0.9%氯化钠注射液或一次性预充液抽回血（瓣膜式 PICC 导管除外），见回血后脉冲式冲洗导管，确认导管通畅后使用，防止对比剂外渗。

（6）连接高压注射器管路：排气、确认高压注射器管路内无气泡，连接患者端静脉管路，试注水，做到"一看、二摸、三感觉、四询问"，予以妥善固定。

（7）调整高压注射器位置：整理患者所带的各种管路、监护及治疗设备线路等，避免检查过程中发生非计划性拔管或监护、治疗的中断。

（8）加强沟通交流：做好健康宣教，减轻患者焦虑紧张情绪，同时向患者宣教注射药物过程中可能出现的不适症状及应对措施。

五、输注中的护理

（1）再次核对患者信息、检查部位及检查方式等。

（2）根据设备性能，对比剂浓度，检查的部位、方式、目的，患者的身高、体重、血管情况等选择合适的注射速度及注射剂量。

（3）注射过程中严密观察压力曲线、注射局部情况及患者反应，发现异常立即停止注射，前往查看并询问患者情况，发生不良反应时结合具体情况及时合理处理。

（4）检查过程中与患者保持良好的沟通，减轻患者焦虑紧张情绪。

六、检查结束后护理

（1）核对患者信息。

（2）分离高压注射器管路与患者端管路：使用外周静脉留置针者先夹闭封管夹，末端接无菌肝素帽。PICC、CVC 用 0.9%氯化钠注射液 20ml 脉冲式冲洗导管，再用 5～10ml 预充液（或用无菌注射器抽吸肝素盐水 5～8ml）进行正压封管，TIVAP 用 5～10ml 预充液（或用 10ml 无菌注射器抽吸肝素盐水 5～8ml）进行正压封管。严格无菌操作，妥善固定。

（3）协助患者下床，防止坠床、跌倒。

（4）嘱患者留观 30 分钟，检查后 24 小时内多饮水。在留观过程中如患者出现不良反应，应根据具体情况积极处理并安抚患者及其家属，消除其紧张情绪。若无不良反应即可拔除外周静脉留置针，指导患者正确按压穿刺部位 3～5 分钟直至局部不出血，TIVAP 外接管根据情况拔除或保留，检查确认 PICC、CVC、TIVAP 固定稳妥。

（5）交代注意事项及领取报告时间、地点，提供咨询电话。

（吴家会　程　琳）

第三节　对比剂外渗随访制度

对比剂外渗护理干预不当会导致机体组织严重损伤，重则造成组织坏死和肢体功能障碍，增加医疗纠纷发生率，降低患者满意度。因此，有必要开展对比剂外渗护理延伸随访，相关制度规定如下。

（1）对比剂外渗后的分级与处理原则可参考《碘对比剂使用指南第 2 版》《含碘对比剂静脉外渗护理管理实践指南》。

（2）随访指导应标准化、个体化。

（3）随访要点

1）住院患者：放射科护士与病房主管医师及责任护士要做好交接班工作，针对对比剂外渗情况设计病房联系卡，内容注明外渗部位、外渗量、疼痛程度、局部皮肤护理方法、观察要点等，方便病房医师、护士根据以上内容做好对患者后续的观察、护理及治疗，减少并发症的发生；同时在后续随访中针对患者症状进行全面细致的随访并做好记录，情况允许时还可对患者的责任护士进行随访，从侧面动态了解患者对外渗事件的理解程度，避免医疗纠纷。

2）门诊患者：放射科护士可教会患者及其家属局部皮肤护理方法、观察要点，留下患者联系方式并做好电话随访指导工作，告知及时就诊的指征，以确保随访的有效性。

（4）随访方式：包括电话、微信、病房探视、家庭随访等。

（5）随访时间：对比剂外渗前 3 日为症状高发期，建议每天至少随访一次，恢复期可根据情况选择随访时间直至患者恢复。

（6）随访护理人员应认真执行随访工作，仔细听取患者及家属意见，采纳合理化建议，做好随访记录。

（7）文书记录：科室应建立对比剂外渗随访记录本，记录内容包括受检者一般资料、住院号、姓名、检查号、电话号码、注射部位、静脉留置针管径、注射速度、对比剂总量、外渗部位、外渗面积、局部症状、疼痛评估、护理干预情况等。

（8）随访中遇到特殊问题应及时上报。

（冯　望　程　琳）

第四节　对比剂外渗预防及处理流程

一、对比剂外渗

对比剂外渗是指高压注射碘对比剂或钆对比剂过程中，因各种原因导致对比剂外渗于血管外周组织，组织间隙因渗透压梯度改变，使细胞内水分转移至组织间隙而引起一系列生理、病理改变。

二、对比剂外渗的风险因素

1. 患者因素　婴幼儿、老年人、不能进行有效沟通配合者；皮下组织萎缩、动脉供血不足、静脉受损、淋巴回流障碍的患者。

2. 药物因素　对比剂渗透压高、黏稠度高、使用时未加温。

3. 设备因素　使用高压注射器快速静脉注射对比剂。

4. 输注工具因素　使用钢针或留置时间＞24小时的静脉留置针注射对比剂。

5. 注射速度　注射速度快、注射速度与留置针型号不匹配。

6. 护士因素　评估患者血管不充分，穿刺部位选择不当。

7. 宣教因素　对患者宣教不到位，未交代对比剂注射引起穿刺部位异常疼痛时如何示意。

8. 体位因素　体位摆放时穿刺部位放置不当，关节弯曲，形成阻力或牵拉导致针头部分滑脱。

9. 试注射因素　注射对比剂前应用0.9%氯化钠注射液试注射不充分或未试注射，试注射时观察不仔细，未及时发现外渗先兆。

10. 技师因素　对有外渗高风险标志的患者重视不够，注射对比剂过程中未密切观察，未能及时发现外渗。

三、对比剂外渗的临床表现

对比剂外渗的临床表现与外渗量相关，轻度外渗＜20ml、中度外渗20～50ml、重度外渗＞50ml。绝大多数情况下对比剂外渗会引起皮肤局部肿胀、疼痛、水疱、红斑或烧灼痛，但不会引起长期后遗症，在极少数病例中可出现严重皮肤坏死、溃疡或骨-筋膜室综合征。

四、对比剂外渗预防

（一）血管评估与选择

（1）静脉穿刺前应根据对比剂浓度及注射速度对患者的病情、穿刺侧肢体、穿刺部位及血管进行全面评估。

（2）对比剂外渗高危人群应有外渗风险的醒目标识。

（3）注射部位推荐前臂、肘部，选择粗、直且弹性好的静脉，如肘正中静脉、头静脉和贵要静脉，尽量避免在手、足、腕及足踝处穿刺。

（二）血管通路的选择和工具的使用

（1）对于穿刺困难的患者，推荐使用血管可视化工具提高穿刺成功率。

（2）使用留置针注射碘对比剂时，尽可能选择大管径留置针。

（3）谨慎使用留置时间＞24小时的静脉留置针，推荐在注射对比剂前重新穿刺置管。

（4）不能使用普通PICC、CVC、输液港注射对比剂，应使用与流速相匹配的耐高压型静脉留置针、PICC、CVC、输液港进行注射（表3-4-1）。

（5）固定时以穿刺点为中心使用无菌透明敷贴无张力固定，并妥善固定延长管。

表 3-4-1　成人注射速率与留置针选择

检查部位	注射速率（ml/s）	留置针型号（G）
常规胸腹	3.0～4.0	20～22
肾动脉、四肢 CTA	4.0～4.5	20
头颈 CTA	4.5～5.5	18
冠脉 CTA	5.0～6.0	18

（三）对比剂注射前注意事项

（1）注射前抽回血并用 0.9%氯化钠注射液以高压注射同速度进行预注射，以确认静脉血管通路的安全性。

（2）护士加强与技师沟通，根据患者年龄、体重、检查部位、导管管径及对比剂种类设定最佳推注时间和速度。

（四）外渗监测

（1）使用对讲机、视频系统等观察患者情况，监测是否发生对比剂外渗。

（2）可使用血管外渗报警装置辅助监测外渗发生情况。

（五）拔针要点

（1）患者检查结束后应在增强留观区观察 30 分钟，确定无不良反应后拔针。

（2）拔针后指导患者正确按压穿刺部位，确认无肿胀后可离开。

（3）如发生对比剂外渗，立即停止注射，及时拔针，迅速处理。

五、对比剂外渗处理流程

（一）对比剂外渗评估

根据对比剂外渗量、患肢肿胀和疼痛程度、患肢皮肤及组织灌注情况进行严重程度评估。

（二）对比剂外渗处理

（1）轻度外渗：患肢抬高、局部冰敷或冷湿敷，并监测患者情况。

（2）中重度外渗

1）患肢抬高。

2）局部用 50%硫酸镁、0.05%地塞米松冷湿敷，或中成药制剂如意金黄散外敷，或涂擦黏多糖软膏。

3）密切监测外渗部位的变化并给予对症处理。

（3）对比剂外渗后若患者出现患肢感觉异常、皮肤溃疡或肢体循环障碍等症状时，需要联系专科医师处理。

（三）记录与随访

（1）建立门诊患者对比剂外渗医疗文书记录，内容包括一般资料、基础疾病、静脉留置针型号、穿刺部位、注射速度、外渗部位、患肢肿胀程度、干预措施及预后转归等。

（2）住院患者建立对比剂外渗医疗文书记录，并随病案资料保存。

（3）按照要求上报不良事件。

（4）建立对比剂外渗随访热线，或留下患者联系方式（电话或微信），根据外渗情况定期进行随访，确保患者能得到及时指导和正确治疗。

（四）对比剂外渗处理流程

对比剂外渗处理流程见图 3-4-1。

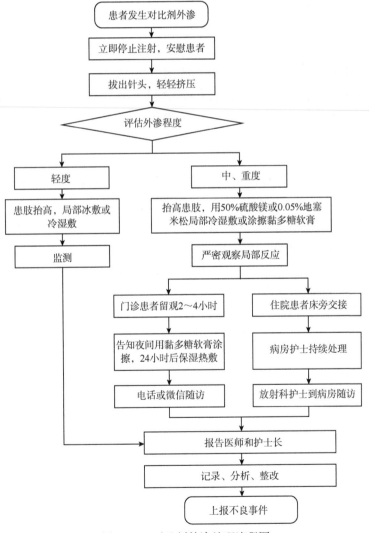

图 3-4-1　对比剂外渗处理流程图

（陈光英　程　琳　刘晓玲）

第五节　对比剂不良反应预防及处理流程

一、碘对比剂不良反应预防及处理流程

（一）碘对比剂不良反应发生相关因素

1. 对比剂本身因素　非离子型对比剂较离子型对比剂风险小，非离子型次高渗对比剂和非离子型等渗对比剂的急性不良反应发生率无差异。

2. 用药剂量和速度　注射剂量、注射速度与药物不良反应（ADR）发生率的关系比较复杂。对于有高风险基础疾病的患者，应严格控制注射剂量与注射速度，尽量采用低流速和小剂量对比剂达到诊断目的。

3. 患者因素

（1）年龄因素：不同年龄人群不良反应发生率有差异，致命的不良反应在 50 岁以上患者中的发生率高于较之年轻的人群。小儿对比剂不良反应发生率极低。

（2）心理因素：目前没有足够证据证明对比剂不良反应与心理因素存在直接的相关性，但注射对比剂后患者的焦虑可引起症状（Lalli 效应）。

（3）碘对比剂不良反应史：具有对比剂既往过敏史的患者出现不良反应的概率可增大 3.6～12 倍。

（4）过敏体质：具有特异性体质、哮喘，以及食物、药物、花粉及其他过敏史的患者对比剂不良反应发生率为无过敏史患者的 2～3 倍。

（5）基础疾病及高风险疾病：如严重心脏病、高血压、糖尿病、甲状腺功能亢进、不稳定性哮喘、需要治疗的特异性过敏症等患者可能会发生不良反应。

（6）不同时期机体生理状态：部分患者因长期患有慢性疾病或抗癌治疗导致体质虚弱、机体抵抗力下降，对药物耐受性降低，不良反应发生率增加。

4. 其他因素

（1）药物因素：如二甲双胍，易感患者有发生潜在性的乳酸性酸中毒的风险。

（2）环境因素：检查室温度以 18～24℃为宜，温度过低可诱发对比剂不良反应。

（二）碘对比剂不良反应分类及临床表现

1. 一般不良反应

（1）急性不良反应：指注射对比剂 1 小时之内发生的不良反应。可以是过敏样反应、超敏反应或化学毒性反应。按严重程度可分为轻度、中度和重度不良反应。

1）轻度不良反应：轻度荨麻疹、轻度瘙痒、红斑、恶心或轻度呕吐、发热寒战、焦虑、可自行缓解的血管迷走神经性反应。

2）中度不良反应：明显的荨麻疹、轻度支气管痉挛、面部或喉部水肿、血管迷走神经反应等。

3）重度不良反应：低血压性休克、呼吸心搏骤停、心律失常、惊厥等。

（2）迟发性不良反应：是指对比剂注射后 1 小时到 1 周期间发生的不良反应。主要为皮肤反应，最常见症状为斑丘疹、红斑、水肿与瘙痒，大多数为轻度至中度，并且为自限性。

（3）极迟发性不良反应：是指对比剂注射后 1 周以上发生的不良反应，如甲状腺功能亢进。

2. 肾不良反应 是指对比剂使用后急性肾损伤（PC-AKI）。

（1）PC-AKI 的定义：在对比剂血管内给药后 48～72 小时内血清肌酐水平增高幅度 ≥0.3mg/dl（≥26.5μmol/L），或为基线水平的 1.5 倍以上。

（2）PC-AKI 的临床表现：常见病程是一过性的无症状性血清肌酐水平升高。一般在血管内注射碘对比剂后 24 小时开始升高，4 天内达峰值，多数患者肾功能可于 7～10 天恢复；临床表现为无症状、非少尿型肾功能减退及少尿型肾衰竭。

（三）碘对比剂不良反应的预防

1. 急救环境、设备、物品、药品准备

（1）急救环境：放射科应设置中心抢救室，各种设备、物品、药品齐全，放置规范，做到定人管理、定位放置、定量储存、定期检查与维护，合格率 100%。

（2）急救设备：应配备急救车、中心供氧系统、中心负压系统、氧气流量表、氧气枕、吸引器、心电监护仪、除颤仪、简易呼吸器等。

（3）急救物品：应配备听诊器、血压计、舌钳、开口器、压舌板、氧气面罩、吸氧管、吸痰管、各种型号的注射器、输液器、负压连接管、留置针、皮肤消毒液、电极片、应急灯、气管插管包等。

（4）急救药品：各种急救药品应根据需要准备 3～5 支，常用的准备 10 支并在外包装注明醒目的标志，包括药名、剂量、数量，按照一定顺序排列。常用药品有肾上腺素、去甲肾上腺素、异丙肾上腺素、多巴胺、间羟胺、去乙酰毛花苷、尼可刹米、洛贝林、硝酸甘油、地塞米松、H_1 受体阻滞剂、氢化可的松、阿托品、地西泮、β_2 受体激动剂定量吸入器（沙丁胺醇）、0.9%氯化钠注射液或乳酸钠林格注射液等。

2. 对比剂的准备

（1）合理存放：放置条件符合产品说明书要求，一般要求避光，避免电离辐射，10～30℃保存。

（2）合理选择：尽可能选择非离子型次高渗或等渗碘对比剂。

（3）加温使用：注射前将对比剂加温至 37℃，降低对比剂黏稠度，使患者更舒适。

3. 提高医务人员急救技能 放射科应制订对比剂不良反应抢救流程，加强对医务人员对比剂理论知识学习、急救技能培训，定期组织不良反应抢救演练，严格执行不良反应报告制度。

4. 宣教与评估

（1）健康宣教：告知患者或陪同人员关于对比剂使用的适应证、禁忌证，以及可能出现的正常反应，如全身发热等，减少患者焦虑、恐惧心理。

（2）询问病史：询问患者既往有无使用碘对比剂不良反应史，有无哮喘、糖尿病、肾病史，有无使用影响肾小球滤过率（eGFR）的药物等。护士根据以上情况评估患者是否存在对比剂不良反应的风险，对存在较高风险的患者在检查过程中医护人员应密切监控并做好相应准备工作。

（3）特殊疾病患者

1）甲状腺功能亢进患者：有明显甲状腺功能亢进表现的患者，不得给予碘对比剂；对于高风险患者，可由内分泌科医师给予预防性治疗，使用后应由内分泌科医师密切监测。

2）服用二甲双胍的糖尿病患者：eGFR＞30ml/（min·1.73m^2）没有 PC-AKI 的证据，注射对比剂前后正常服用二甲双胍；eGFR＜30ml/（min·1.73m^2）有 PC-AKI 的证据，注射对比剂前停止服用二甲双胍，注射后 48 小时内检测 eGFR，如果肾功能没有明显变化，重新开始服用二甲双胍。

（4）合理水化

1）建议在使用碘对比剂前 4～6 小时至使用后 24 小时内，进行水化。尽量采用口服方法进行水化，必要时可选择静脉途径。

2）口服补液：注射对比剂前 4～6 小时开始，持续到使用对比剂后 24 小时饮水，不少于 100ml/h。

3）静脉补液：对比剂注射前应用 0.9%氯化钠注射液 1ml/（kg·h）静脉滴注 3～4 小时，对比剂使用后继续静脉滴注 4～6 小时。

4）提倡联合应用口服补液与静脉补液进行水化，对于特殊患者（如心功能不全等），遵医嘱进行个体化的预防性水化。

（5）避免在患者饥饿或饱餐状态下使用对比剂，除腹部检查或特殊患者外，其他常规检查均可适当进食。

（6）签署碘对比剂使用知情同意书：使用碘对比剂前，与患者、监护人或患者授权者详细沟通并签署碘对比剂使用知情同意书。

5. 碘对比剂使用的观察　注射对比剂过程中严密观察，检查结束后患者留观 30 分钟后再离开，若发现异常反应及时处理，防止病情恶性发展。

6. 避免短期内重复使用

（1）常规检查碘对比剂两次注射时间：肾功能正常或中度降低[eGFR＞30ml/（min·1.73m^2）]的患者，两次注射间隔时间应达到 4 小时；肾功能重度减退[eGFR＜30ml/（min·1.73m^2）]或透析患者，两次注射间隔时间应达到 48 小时。

（2）碘对比剂与钆对比剂注射间隔时间

1）为了降低肾毒性，肾功能正常或中度减退[eGFR＞30ml/（min·1.73m^2）]的患者，碘剂与钆剂注射的间隔时间应达到 4 小时；肾功能重度降低[eGFR＜30ml/（min·1.73m^2）]的患者，碘剂与钆剂注射的间隔时间应达到 7 天。

2）腹部检查时，应先行 CT 增强检查，再行 MRI 增强检查，以免影响诊断结果。如钆对比剂的 X 线衰减效果明显，排泄至泌尿道时可能会导致 CT 结果被错误解读，故进行腹部检查时，应在 MRI 增强检查前进行 CT 增强检查。而胸部和脑部 CT 增强或 MRI 增强检查的顺序可以不分先后。

（四）碘对比剂不良反应的处理

1. 碘对比剂不良反应处理原则

（1）检查前应积极预防、充分准备。

（2）当患者发生不良反应时，放射科医师、技师、护士应快速评估、准确判断、正确使用急救设备和抢救用药等予以应急处置。

（3）严密监测患者生命体征、SpO$_2$、心电图等，请求支援、及时转运。

（4）详细记录、上报并跟踪随访。

2. 碘对比剂急性不良反应处理措施

（1）恶心、呕吐

1）若为一过性，加强观察，支持治疗。

2）严重者应考虑适当应用止吐药（如昂丹司琼、苯海拉明等）。

3）患者取平卧位，头偏向一侧，保持气道通畅。

（2）荨麻疹

1）对于散发性、一过性患者，给予观察、饮水、安慰等支持治疗。

2）对于散发性、皮疹广泛、持续时间长者，适当给予 H$_1$ 受体阻滞剂肌内或静脉注射，使用 H$_1$ 抗组胺药可能发生嗜睡和（或）低血压，须告知患者不要驾驶车辆或操作机械。

3）口服水化以加速对比剂排泄。

（3）喉头水肿

1）给予面罩吸氧（6～10L/min）或简易呼吸器给氧。

2）肌内注射肾上腺素，成人（1∶1000）0.5ml（0.5mg），必要时可重复给药。对于儿童患者，6～12 岁，0.3ml（0.3mg）肌内注射；6 岁以下儿童，0.15ml（0.15mg）肌内注射。

3）患者呼吸极度困难时，应立即行环甲膜穿刺；必要时行气管插管或气管切开。

（4）支气管痉挛

1）给予面罩吸氧（6～10L/min）或简易呼吸器给氧。

2）β$_2$ 受体激动剂定量吸入（深吸 2～3 次），如硫酸沙丁胺醇吸入气雾剂。

3）肾上腺素：血压正常时，成人予肾上腺素（1∶1000）0.1～0.3ml（0.1～0.3mg）肌内注射；6～12 岁儿童使用 50%的成人剂量，6 岁以下儿童使用 25%的成人剂量，必要时可重复使用。血压降低时，成人予肾上腺素（1∶1000）0.5ml（0.5mg）肌内注射；6～12 岁儿童，0.3ml（0.3mg）肌内注射；6 岁以下儿童，0.15ml（0.15mg）肌内注射。

4）必要时遵医嘱适当加用氨茶碱治疗，低血压者不可使用氨茶碱。

5）患者呼吸极度困难时，应立即行环甲膜穿刺，必要时行气管切开。

（5）低血压

1）抬高患者下肢。

2）给予面罩吸氧（6～10L/min）。

3）静脉输液：0.9%氯化钠注射液或林格液快速输注，如治疗后无好转，肌内注射肾上腺素（1∶1000）0.5ml（0.5mg），必要时可重复注射。6～12 岁儿童，0.3ml（0.3mg）肌内注射；6 岁以下儿童，0.15ml（0.15mg）肌内注射。

（6）血管迷走神经反应（低血压与心动过缓）

1）抬高患者下肢。

2）给予面罩吸氧（6～10L/min）。

3）静脉注射阿托品 0.6～1.0mg，必要时 3～5 分钟后重复注射，成人总量可至 3mg（0.04mg/kg），儿童患者静脉给予 0.02mg/kg，（每次剂量最大 0.6mg），必要时重复注射至总量 2mg。

4）静脉输液：0.9%氯化钠注射液或林格液快速滴注。

5）如果患者对上述措施反应不佳，则按过敏反应处理。

（7）全身过敏样反应

1）呼叫复苏团队。

2）保持气道通畅。

3）如有低血压，抬高患者下肢。

4）给予面罩吸氧（6～10L/min）。

5）肌内注射肾上腺素（1∶1000）0.5ml（0.5mg），必要时可重复注射。6～12 岁儿童，0.3ml（0.3mg）肌内注射；6 岁以下儿童，0.15ml（0.15mg）肌内注射。

6）静脉输液：0.9%氯化钠注射液或林格液快速输注。

7）使用 H_1 受体阻滞剂，如静脉注射苯海拉明 25～50mg。

8）患者如发生呼吸心搏骤停，立即就地平卧，进行心肺复苏。

3. 碘对比剂迟发性和极迟发性不良反应处理措施　对症治疗，皮肤不良反应同其他药物引起的皮肤反应治疗；如为肾不良反应等，应由相关专科医师治疗。

二、钆对比剂不良反应预防及处理流程

（一）钆对比剂不良反应发生相关因素

1. 患者因素　曾发生过钆对比剂中度或重度急性不良反应、需要治疗的哮喘、需要治疗的特异性过敏症、肾功能减退[eGFR＜15ml/（min·1.73m^2）]或透析中的患者。

2. 对比剂因素　不良反应的风险与对比剂的渗透压无相关性。使用小剂量对比剂，渗透压负荷非常小；细胞外钆类对比剂之间急性不良反应发生率无差异。

（二）钆对比剂不良反应分类及临床表现

1. 急性不良反应　指对比剂注射后 1 小时内发生的不良反应。临床表现同碘对比剂急性不良反应。

2. 迟发性不良反应　指对比剂注射后 1 小时至 1 周发生的不良反应。常见临床表现有恶心、呕吐、头痛、肌肉疼痛、发热等。

3. 极迟发性不良反应　发生于对比剂注射后 1 周以上的不良反应，指肾源性系统性纤维化。临床表现早期为皮肤疼痛、瘙痒、水肿、红斑，通常始于下肢。晚期包括皮肤纤维

性增厚，可发生皮下组织与肢体挛缩，也可发生于内部器官，如肌肉、膈、心脏、肝、肺的纤维化，严重者可导致死亡。

（三）钆对比剂不良反应预防

（1）使用可满足诊断需要的最小剂量对比剂。

（2）既往有某种钆对比剂不良反应史患者，可考虑使用其他钆对比剂。

（3）根据肾源性系统性纤维化的危险程度选择合适的钆对比剂。

（4）避免短期内重复使用，肾功能正常或中度减退[eGFR＞30ml/（min·1.73m^2）]的患者，两次对比剂注射间隔时间应达到 4 小时；肾功能重度减退[eGFR＜30ml/（min·1.73m^2）]或透析患者，两次对比剂注射间隔时间应达到 7 天。

（5）其余同碘对比剂不良反应的预防。

（四）钆对比剂不良反应的处理（参照碘对比剂不良反应的处理）

三、对比剂不良反应处理流程

对比剂不良反应处理流程见图 3-5-1。

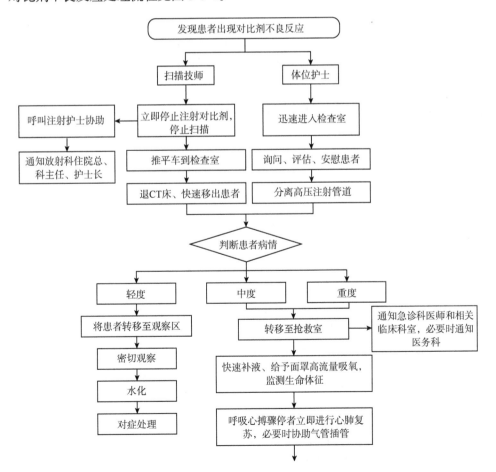

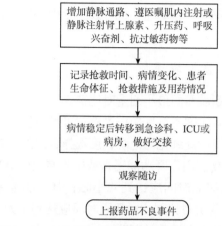

图 3-5-1　对比剂不良反应处理流程图

（陈光英　程　琳　曾　杰）

第六节　对比剂不良反应随访制度

对比剂不良反应会影响患者安全，重则可能导致患者死亡，增加医疗纠纷发生率，降低患者满意度。因此，开展对比剂不良反应延伸随访，为对比剂不良反应患者提供科学、专业、便捷的技术服务和指导十分有必要，特将相关制度规定如下。

一、随访指导应标准化、个体化

二、随访要点

（一）住院患者

对于急性期的轻度反应住院患者，给予对症处理，患者症状平稳后可离开；对于发生中、重度急性不良反应的住院患者，应通过放射科急救团队、ICU、麻醉科、急诊科及临床科室进行多学科的急救处理，待病情好转后转入 ICU、急诊科或临床科室继续完善后续的支持治疗，放射科护士与病房主管医师及责任护士要做好交接班工作。针对对比剂不良反应设计病房联系卡，内容注明不良反应的发生时间、症状、处理过程、观察要点等，方便病房医师、护士根据以上内容做好患者后续的观察、护理及治疗，减少并发症发生；同时在后续随访中针对患者症状进行全面细致的随访并做好记录，情况允许时还可对患者的责任护士进行随访，从侧面动态了解患者对不良反应事件的理解程度，避免医疗纠纷。

（二）门诊患者

发生中、重度不良反应的门诊患者一般不建议立即回家，待对症治疗至不良反应消失后可回家；轻度不良反应患者应在放射科观察区观察至症状消失后离开。迟发性及极迟发性不良反应患者，因回家后无医务人员指导等，放射科护士可教会患者及其家属相关症状的处理措施，做好电话随访指导工作，告知及时就诊的指征，以确保随访的有效性。

三、做好患者的心理疏导

减轻患者紧张焦虑的情绪，同时告知放射科咨询电话，告知患者出现迟发性不良反应和极迟发性不良反应时及时与放射科联系或到就近医疗机构救治，保证生命安全。

四、药物不良事件上报

建立对比剂不良反应医疗文书记录并网上上报药剂科，内容包括患者一般资料、住院号、姓名、ID 号、电话号码、对比剂的名称、对比剂的批号、对比剂总量、不良反应的症状、配合医师完成的急救情况等。

五、水化指导

指导患者多形式水化，包括饮水、静脉水化等方法，减轻患者不良反应的症状。

六、服用二甲双胍的糖尿病患者随访指导

（一）碘对比剂

（1）静脉给药或动脉给药二次通过肾脏，eGFR＞30ml/（min·1.73m^2）且无对比剂 PC-AKI 证据的患者可以继续正常服用二甲双胍。

（2）①静脉给药或动脉给药二次通过肾脏，eGFR＜30ml/（min·1.73m^2）的患者；②动脉给药首次通过肾脏的患者；③PC-AKI 患者。上述三类患者从对比剂给药开始停止服用二甲双胍，在 48 小时内测定 eGFR，如肾功能无显著变化，可重新开始服用二甲双胍。

（二）钆对比剂

服用二甲双胍的糖尿病患者接受钆对比剂时，由于 PC-AKI 风险极低，无须任何特殊预防措施。

七、随访方式

根据患者情况选择电话、微信、病房探视、家庭随访等随访方式。

八、随访中遇到特殊问题应及时上报

（冯　望　程　琳）

第四章 放射科药品耗材管理

第一节 放射科常规备用药品管理制度

为加强对放射科备用药品的监督管理，保障患者用药安全，根据《中华人民共和国药品管理法》《医疗机构药事管理规定》等有关法律法规，结合各医院、科室药品应用管理情况，制定放射科常规备用药品管理制度。

（1）放射科应根据医疗需要储备适量的药品。

（2）备用药品的品种、基数需经科室申请，药学部和护理部审核批准。备用药品清单应一式三份，分别留存药学部、护理部、科室备案。

（3）备用药品的领用：药房以科室发药的形式将备用药品发给科室。

（4）备用药品的使用管理

1）备用药品根据储存要求按"5S"管理原则分类放置，标识清楚。

2）药品应存放在清洁干燥的环境中，特殊药品按要求放置于冰箱内保存，发现药品变色、发霉、浑浊、过期或标识不清等，不得使用。储存药品的容器标签清晰，保持药柜整洁。

3）同一药品按失效日期由近到远的顺序排列摆放，近批号药品用黄色标签标识，同一盒内批号相同的药品不再标识。

4）冷藏药品管理：冷藏药品领回病房后，应立即从冷藏药品专用冷藏箱转入指定冰箱，放置整齐；药物与冰箱壁原则上应保持 2cm 以上的间隙。

5）每日检查备用药品数量、质量并记录，防止药品积压变质。

（5）病区备用药品的补充

1）非口服药品：患者用药后须及时补充备用药品，备用药品使用应遵循"近期先用"的原则。抢救车药品效期不足 6 个月时，以科室退药及科室领药的方式至药房换领，药房工作人员应做好相应登记。

2）口服药品：口服药必须原瓶或原盒包装存放，医生开具用药医嘱，护士遵医嘱使用后及时补充药品基数。

（6）药品的退回：按照"药品退药管理规定"执行。

（7）护理部、药学部每月检查科室药品管理情况，检查结果及时反馈给护士长，科室对存在的问题采取有效措施，及时整改。

（8）其他特殊药品管理制度参见相关管理制度。

放射科常用备用药（急救药品、麻醉药品及一类精神药品除外），见表 4-1-1。

表 4-1-1 放射科常用备用药

编号	药品	规格
1	碘对比剂	50ml/瓶，100ml/瓶
2	钆对比剂	10ml/瓶，20ml/瓶
3	胃肠胶囊（X线显影用）	2颗/盒
4	硫酸钡（Ⅱ型）干混悬剂	200g/袋
5	肝素钠注射液（冷藏）	12 500U/支
6	硫酸鱼精蛋白注射液（冷藏）	50mg/支
7	地塞米松磷酸钠注射液	5mg/支
8	盐酸利多卡因注射液	0.1g/支
9	甘露醇注射液	250ml/瓶
10	0.9%氯化钠注射液	100ml/袋
11	0.9%氯化钠注射液	500ml/瓶
12	5%葡萄糖注射液	250ml/袋
13	50%葡萄糖注射液	10g/20ml·支

（黄超琼 程 琳）

第二节 放射科高警示药品管理制度

为切实加强高警示药品管理，避免用药损害，保障临床用药安全，根据《中华人民共和国药品管理法》《处方管理办法》《医疗机构药事管理规定》等法律法规，参考中国药学会医院药学专业委员会用药安全专家组制定的《中国高警示药品推荐目录（2019版）》（以下简称《目录》），结合放射科药品临床应用管理情况，制定放射科高警示药品管理制度。

一、高警示药品的定义

高警示药品是指一旦使用不当发生用药错误，会对患者造成严重伤害，甚至会危及生命的药品。

二、高警示药品遴选原则

1. 纳入标准 属于《目录》内的品种，临床使用频率高，若使用不当或发生用药错误会对患者造成严重伤害或死亡的药品。

2. 排除标准 属于《目录》内的品种，但通过加强药品开具、调配、使用环节管理可以降低使用风险的药品，具体如下。

（1）静脉对比剂（静脉注射）。

（2）特殊管理药品（麻醉药品、精神药品、放射性药品、毒性药品）。

（3）细胞毒化疗药。

（4）属于慢性病患者的长期用药，经教育后患者可自行安全使用的药品（如胰岛素笔、口服抗凝药、口服降糖药）。

（5）单瓶输注的肠外营养制剂。

（6）茶碱制剂。

（7）口服镇静药。

（8）100ml 或者更大容积的灭菌注射用水。

三、高警示药品的管理要求

（1）高警示药品在药房、病房储存，应设置专用的药架（柜）或区域，药品储存处应有明显高警示药品专用标识，警示医务人员注意。

（2）高警示药品在医院信息管理系统中应有警示标记和警示提示。

（3）高警示药品调剂和医嘱转抄及执行时，实行双人复核制度，严格查对，杜绝用药差错。

（4）高警示药品使用应严格掌握适应证，做好患者用药监测，确保用药安全。

（5）发生药品不良反应与药害事件时，参照药品不良反应与药害事件监测报告管理制度执行。

（黄超琼　程　琳）

第三节　急救药品及器材管理制度

一、目的

通过急救药品及器材管理制度的制定，保障急救药品及器材管理规范的具体落实，从而提高急救药品及器材综合管理质量，保障抢救工作顺利、高效、准确地实施，确保患者安全。

二、适用范围

本制度适用于放射科各检查区域。

三、定义

急救药品及器材在危重急诊患者的抢救中应具有及时、准确、方便、易取的特点。急救药品及器材仅供抢救患者时使用，以确保其安全。

四、标准

（1）为保证抢救工作顺利进行，护理人员应做好急救药品、物品仪器的管理与保养并熟悉使用。

（2）急救药品及器材包括常用急救物品及药品，所有急救用品保证质量、功能齐全，处于应急备用状态。

（3）急救药品及器材设专人管理，所备药品、物品均建立账目并做到定期检查，及时记录。

（4）急救药品及器材、抢救仪器放置于固定位置，不得随意挪用、更换位置。护理人员熟悉急救备用的物品、药品、仪器放置位置，掌握急救仪器的性能、使用方法。

（5）急救仪器和药品管理，严格执行"五定"原则：定数量品种，定点放置，定专人管理，定期消毒灭菌，定期检查维修。保证抢救时使用，一律不得外借。

（6）急救车内各类急救药品、物品按管理规范放置，标识清晰、整洁。确保药品无破损、过期、变质并按照"左进右出"原则进行规范管理，对近3个月失效的药品要特殊标识，对近1个月失效的药品及时进行更换（更换时间根据本院内护理部统一要求执行）；急救物品无过期及损坏，随时处于备用状态。

（7）保持急救药品及器材清洁整齐，药品使用后及时补充，严格执行急救药品领用补充流程，如因特殊原因无法补齐时，应在使用登记本上注明并报告护士长协调解决，以保证急救患者用药。

（8）急救车上不得放置任何杂物，保证清洁、无尘，用物齐全、规范。

（9）对使用频率低的急救车实行上锁管理或封条管理（可根据医院要求调整）：

1）急救车使用一次性编码锁上锁管理，一次性编码锁定点放置并上锁管理。

2）每月定期对未启动的急救车开锁清点1次，双人复核签名，护士长监督检查并签名。

3）每班检查急救车上锁管理情况，检查一次性编码锁是否完整，编号是否正确，在清点本上做好记录。

4）急救或检查时才可打开急救车，一旦打开，当（值）班人员必须重新清点检查并及时补充物资，重新上锁并登记，保持完好备用状态。

五、教育与培训

医院各部门负责对新进员工在入科时进行急救药品及器材管理制度和规范的培训。

六、监控

科室质控小组或护士长每月不定期检查管理情况，发现问题及时反馈当事人并立即整改，在当月科室质控会上汇报并将问题作为下月质量改进监测指标；护理部每季度对急救药品及器材管理制度落实情况进行监控，发现落实不到位的情况及时改进并反馈检查结果，作为质量改进监测指标及年终绩效考核依据。

（张　柯　程　琳）

第四节　低值耗材管理制度

为加强放射科低值耗材的监督管理，保证产品安全、有效，依据《医疗器械监督管理条例》，制定低值耗材管理制度。

（1）放射科低值耗材是指用于患者检查治疗的材料，包括胶片、高压注射器使用管路及套件、敷贴类、留置针、注射器、电极片等。患者检查所用低值耗材必须在医院领取，科室和个人不得私自采购和使用。

（2）专人负责，人人参与管理。

（3）物品应存放于阴凉干燥、通风良好的物架上，每一种物品名称、规格、标识醒目，摆放有序，遵循"先进先出，左进右出"的原则进行摆放及使用，对近6个月过期的物品用红色△做出标记，避免物品过期。

（4）建立低值耗材账册，做到账物相符并定期检查和及时补充。使用前检查包装有无破损、是否在有效期内、产品有无不洁净等，凡有质量问题的产品应立即停止使用、予以封存并及时报告设备科，由设备科上报上级部门。

（5）严格按照产品使用说明书使用一次性无菌医疗器械。一次性无菌医疗器械只能一次性使用，以保证产品质量的安全性及稳定性。

（6）对使用过的一次性无菌医疗器械必须按照《医疗废物管理条例》处理，禁止重复使用和回流市场。

（7）使用一次性无菌医疗器械发生严重不良反应事件时，应及时上报设备保障部门及药监部门。

（文　芳　程　琳）

第五章　放射科环境管理

第一节　检查室环境规范化管理制度

一、放射科基本布局

（一）基本布局

（1）X线及CT机房：根据医院整体规划要求选择地址，经过环保部门和卫生监督部门现场环境评价，确认所选地址许可后，才可完成建设并进行射线防护装修。

（2）磁共振机房：根据医院整体规划要求选择地址，距离磁体中心10m内没有大型移动金属体，如机动车、电梯等，然后由磁共振设备厂家现场监测不同时段的本地磁场强度，确认磁共振场强稳定才能确定所选地址并进行电磁屏蔽装修。

（二）分区

建筑布局应当遵循环境卫生学和感染控制的原则，做到布局合理、分区明确、标识清晰，配备必要的防护用品和监测仪器，符合功能流程合理的基本要求。放射科设有候诊区、诊疗区与医疗辅助区。有条件的医院可分开设置患者通道与工作人员通道。

（1）候诊区：包括患者登记区、等候区、更衣室等，主要为患者提供登记、检查、检查前更换衣物等场所。更衣室设置若条件受限，可在检查室内设置更衣区，围帘遮挡，注意保护患者隐私。候诊区应当配备候诊椅，患者检查通道具备辐射防护提醒标识。

（2）诊疗区：包括登记区、X线摄影室、乳腺钼靶室、胃肠造影室、CT扫描室、MRI检查室及配套的辅助用房。CT或MRI增强检查如需提前预留留置针，建议在CT室或MRI室附近设置注射室和观察室，以便于患者做完增强检查后的观察与处置。

（3）医疗辅助区：包括诊断报告室、读片室、影像专家门诊室、远程会诊中心，以及医务人员值班、更衣、办公和盥洗等用房。

（三）设备

（1）诊疗设备：放射科设备配置应遵循国家和当地卫生行政管理部门的相应规定，具备相应设备配置许可证。结合医院实际情况及发展需要，综合配备设备包括数字X线摄影（DR）系统、CT、MRI DSA、乳腺铜靶、多功能胃肠机等，并且应配备满足工作需要的供氧装置、负压吸引装置、心电监护仪、职业防护物品等。

（2）急救设备：放射检查区域须配备符合要求的基本抢救设备，抢救车（含药品、物品）、心电监护仪、除颤器、简易呼吸器、供氧装置、负压吸引装置职业防护物品及相关药品。

（3）辐射防护设备：放射检查室须配备符合要求并有足够数量的辐射防护用品及设备。

（4）信息化设备：放射检查完应具有信息报送和传输功能的网络计算机等设备，配置与工作量相适应的医师诊断工作站，具备 PACS/RIS 系统和远程会诊信息系统。

二、放射科环境管理

放射科环境的建设是管理的重要方面，也是人性化服务建设的重要组成部分。

（1）登记：放射科护士应热情接待患者，询问检查项目、评估增强检查禁忌证、评估患者状态，核对患者身份信息后进行登记预约，告知患者影像学检查时间与检查注意事项。

（2）健康教育：放射科护士为患者提供健康教育，耐心、热情地向患者介绍影像学检查的相关知识，可采用口头、APP、公众号、视频、动画或赠送健康教育小手册等不同方式进行影像知识的宣传。

（3）放射科环境要求整洁明亮，在相应区域放置自动取片机，有条件的医院设立饮水区，方便增强检查患者饮水。

（4）医师、技师、护士、导诊人员要保持仪表端庄、整洁，营造温馨、轻松的检查氛围，增强患者对放射科的安全感和信任感。

（5）放射科人员应具备丰富的实践经验和良好的职业道德，在影像学检查中应主动热情，缓解患者焦虑情绪，充分体现"以患者为中心"的服务理念。

（6）X 线摄片室、CT 检查室外应设置辐射警示标识，有醒目的工作指示灯和相应 X 线防护的告示，MRI 检查门应贴有高磁场、心脏起搏器和铁磁性植入物患者禁止入内的警示标识。X 线检查过程中无关人员不得进入机房，如需陪同应采取防辐射措施并告知陪同人员尽量远离辐射源。

（7）检查室内宽敞明亮，环境舒适，X 线机控制室和检查室内温度应保持在 20～24℃，相对湿度以 40%～60%为宜，CT 控制室和检查室温度保持在 20～24℃，相对湿度以 40%～60%为宜，MRI 控制室和检查室温度为 18～24℃，相对湿度以 40%～60%为宜。检查时注意保暖，避免寒冷对患者肢体或血管造成刺激。

（8）进入检查室后，协助患者处于舒适状态，注意隐私保护，使用铅衣遮挡患者非照射部位。

（9）磁共振室可配置金属探测器，避免患者携带任何金属物品入内。

（10）有条件的医院可配备更衣室及储物柜，方便患者寄存衣物和金属物品。

（刘　平^{济宁}　黄超琼）

第二节　检查室环境卫生学监测管理制度

一、放射科环境感染管理

（一）建立感控管理小组并明确工作职责

（1）根据医院相关要求成立放射科感染管理小组，全面负责本科室的医院感染管理工作，制订感染管理小组职责并落实。由放射科负责人担任组长，人员包括科主任、护士长、医师、技师和护士，配备一名医院感染管理兼职人员。

（2）每月对医院感染管理制度、感染病例监控报告、消毒隔离、无菌技术操作、多重耐药菌管理、手卫生、医疗废物管理等方面进行自查；分析医院感染办反馈及科室自查存在的问题，发现问题查找原因，落实整改措施，评价改进效果，做好相应记录。

（3）感染管理小组负责组织工作人员开展医院感染管理知识和技能的培训并对患者及陪同人员开展相应的宣传教育，包括手卫生、气道卫生、咳嗽礼仪和医疗废物的范围等；确诊或疑似患有经空气或飞沫传播疾病的患者，应对其进行正确使用口罩的培训；确诊或疑似患有经接触传播疾病的患者，应对其宣教相应的隔离措施。

（4）按照医院感染管理相关要求，放射科每年制订感染管理培训考核计划并落实，依据工作人员岗位特点开展有针对性的培训，培训内容：①医院感染管理相关制度；②基本的感染预防与控制措施：包括手卫生、血源性病原体职业防护、个人防护用品的正确使用、清洁消毒的方法和频率及医疗废物管理等，并且应当根据国家及地方颁布的法律法规、标准、规范及时更新；③有疫情发生时，内容应包括相应的预防与控制知识及技能；④对兼职人员培训内容包括手卫生依从性观察、医疗保健相关感染病例监测、多重耐药菌管理等。

（二）放射科医务人员感染预防

（1）控制医院感染和耐药菌感染最简单、最有效、最经济、最方便的措施是手卫生，放射科人员要严格执行手卫生。各检查间及治疗车上配有速干手消毒剂，放置在医务人员接触患者进行诊疗操作后伸手可及的地方，每次操作前后认真执行。

（2）对于可能患有乙型肝炎、丙型肝炎、艾滋病等传染性疾病的患者，为了避免交叉感染，医务人员必须采取一定的防护措施，如在操作中穿工作服，所有操作前后均应洗手，必要时戴手套。戴手套不能代替洗手，摘手套后仍应洗手，严禁戴一双手套接触多例患者；避免血液、体液飞溅污染或锐器损伤，避免医务人员发生职业暴露。

（三）放射科环境感染管理

（1）放射科检查人流量大，容易发生交叉感染，因此做好环境的清洁和消毒，可以有效减少空气传播。检查室必须保持环境洁净，做好消毒处理。为减少空气中菌落数量，每天对检查室内进行紫外线消毒，每次照射时间＞30分钟。

（2）放射科环境按污染程度可分为以下3区：①轻度环境污染风险区域，包括医师办公室、读片室、医师更衣室等区域；②中度环境污染风险区域，包括影像专家门诊室、CT扫描室、MRI检查室等区域；③高度环境污染风险区域，包括穿刺室、注射室、候诊室等区域。各房间清洁卫生做到定时、定人的岗位责任制。

（3）地面和物体表面应保持清洁，采用湿式卫生清洁方法，可采用清洁剂辅助清洁；当地面发现患者血液、体液等明显污染时，先用吸湿材料去除可见的污染物，再进行清洁和消毒。

（4）使用后的铅衣、铅裙、铅围脖等放射防护用品及时用温水和中性洗涤液轻柔擦掉其表面污渍、晾干备用。严禁使用乙醇、漂白剂、强酸强碱的洗涤剂清洗放射防护用品。

（5）无菌物品保存在清洁、干燥的环境中并按照时间顺序摆放，近效期的物品先用并做到定期检查，杜绝使用过期的无菌物品。

（6）基于传播途径的预防措施，应在标准预防的基础上，根据疾病的传播途径，采取相应的隔离与防护措施。①接触传播的隔离与预防：对经接触传播的疾病，如肠道感染、多重耐药菌感染、皮肤感染，存在大小便失禁、伤口引流、压疮、安置引流管或引流袋及有皮疹的患者，应采取接触传播的隔离与预防措施。②飞沫传播的隔离与预防：应采取飞沫传播的隔离与预防措施。宜将患者安置于房门可关闭的诊室，特别是剧烈咳嗽和痰多的患者；患者病情允许且能耐受时应戴外科口罩并执行气道卫生及咳嗽礼仪。③空气传播的隔离和预防：接触肺结核等经空气传播的疾病时，在标准预防措施的基础上，还应采用经空气传播疾病的隔离与预防措施。患者病情允许且能耐受时应戴外科口罩并执行气道卫生及咳嗽礼仪，并且宜限制其活动范围。

（7）医院污染物的处理：主要指医疗废弃物，分为医疗废物、生活垃圾和输液瓶（袋）。

1）医疗废物：包括感染性废物、病理性废物、损伤性废物、药物性废物、化学性废物等五类。医疗废物应按要求分类处理，如感染性医疗废物放置于黄色废物袋内、锐器放置于锐器盒内。医疗废物一般不超过容器容量的 3/4，不得露天存放，对医疗废物进行分类、密闭运送，做好交接登记，相关登记记录保存 3 年。

2）生活垃圾：放射科公共区域应放置生活垃圾桶，内装黑色垃圾袋；特殊区域如注射室、患者可能丢弃医疗废物的区域，应放置医疗废物桶，内装黄色垃圾袋。非传染病患者或家属在就诊过程中产生的生活垃圾，以及医务人员产生的生活垃圾，应与医疗活动中产生的医疗废物、输液瓶（袋）等区别管理。

3）放置生活垃圾桶或医疗废物桶的区域应有醒目、清晰的标识。

二、感染控制方法

（一）紫外线灯照射

紫外线灯适用于室内空气和物体表面的消毒，使用要求和方法具体如下所述。

（1）紫外线消毒灯的使用要求

1）紫外线灯在供电电压为 220V，温度为 20℃，环境相对湿度为 60% 时，紫外线波长为 253.7nm 时，辐射的紫外线强度应不低于 70μW/cm²。

2）定期监测紫外线灯管的照射强度，当辐射强度降至要求值以下时应及时更换灯管。

3）紫外线消毒灯的使用寿命，即紫外线新灯管的辐射强度降至 70μW/cm² 的时间（功率≥30W），或降至原来新灯管强度 70% 的时间（功率＜30W），应不低于 1000 小时。紫外线灯生产单位应提供实际使用寿命，供使用者参考。

（2）紫外线消毒灯的使用方法

1）采用紫外线消毒灯悬吊式或移动式直接照射，灯管吊装高度距离地面 1.8～2.2m。紫外线消毒灯安装数量为平均≥1.5W/m³，照射时间≥30 分钟。

2）保持灯管的清洁：每周一次用 70%～80% 布巾擦拭，发现紫外线灯管有灰尘、污垢时，应随时擦拭。

3）消毒环境的要求：环境清洁、干燥，消毒空气使用温度在 20～40℃，相对湿度低于 80%。

4）消毒时间的要求：紫外线的消毒时间须从灯亮 5～7 分钟后开始计时，累计使用时间超过 1000 小时，照射强度≤70μW/cm^2，须更换灯管。

5）紫外线对人体皮肤和眼睛会造成伤害，室内照射时应保证无人。

6）采用紫外线消毒物体表面时，充分暴露消毒物品。

7）定期监测紫外线辐射强度：每年至少监测 1 次。

（二）环境卫生学监测

环境卫生学监测包括对空气、物体表面和医护人员手的监测。

（1）空气及物体表面监测：每季度对治疗室进行空气及物体表面监测，如遇到医院感染暴发、空气污染时，应随时监测并进行相应致病微生物的检测。空气菌落总数卫生标准：应用平板暴露法监测，空气平均菌落数≤4.0CFU/皿（暴露时间 5 分钟）。

（2）医务人员的手：监测时机在进行卫生手或外科手消毒后，接触患者、进行诊疗活动前采样。卫生手消毒后，监测医务人员手表面的菌落总数应≤10CFU/cm^2。

（刘　平^{济宁}　黄超琼）

第六章　放射科感染预防及控制管理

第一节　放射科感控小组组建与职责

一、放射科感控小组人员组成

按照医院感染管理规定，组建放射科感控小组，一般由放射科主任（含副主任）、护士长（含副护士长）、技师长、感控医师、感控技师、感控护士等组成。

二、工作职责

（一）科室感控小组职责

（1）放射科主任为科室感染防控第一责任人，全面落实本科室感控工作。根据国家及医院感染管理相关规定，制定本科室的感染管理规章制度并组织实施。

（2）检查本科室有关医院感染管理工作落实情况。对医院感染可疑病例、可能存在的感染环节进行监测，采取有效防治措施，发现医院感染流行、暴发趋势时应立即向医院感染控制科报告，积极协助调查。

（3）组织医院感染防控相关知识的培训与考核。

（4）严格监督执行无菌技术操作和消毒隔离制度；按要求对疑似或确诊医院感染病例取临床标本，及时送病原学检查及药物敏感试验。

（5）开展预防医院感染的健康教育，做好保洁员、就诊患者及陪护人员等的管理工作。

（6）完成上级部门交办的其他感控事宜。

（二）感控医师、技师、护士职责

（1）在科室主任的领导下，协助完成科室感染防控工作，保证医院感染防控制度贯彻落实。

（2）监督科室医师、技师、护士严格执行无菌技术操作、消毒隔离制度，做好个人防护、生物安全及医疗废物管理等。

（3）组织科室人员进行感染防控知识培训与考核，包括新人、进修、保洁、学生等，每月进行感染防控管理问题分析，做好持续改进，及时填写《感染防控管理手册》。

（4）感控医师对科室感染病例及感染环节进行监测，进行感染病例讨论及每月感染防控管理问题分析，做好持续改进。感控护士做好科室环境卫生学监测和消毒灭菌效果监测工作，包括医务人员手、使用中的消毒药械、无菌物品、一次性用品等监测，及时记录，不合格者应及时整改直至合格。感控技师监督科室使用的消毒剂，确保其在有效期内，消毒设备检测达标。

（5）若有医院感染病例，要及时上报并病原学送检，有效控制医院感染。同时做好感染病例监测、感染病例讨论及每月感染防控管理问题分析，及时填写感染防控管理手册。

（6）发现科室有感染流行趋势时，立即向科主任及感染管理科汇报，积极调查原因，提出控制方案，落实整改措施。

（7）完成上级交办的其他感控事宜。

三、注意事项

（1）放射科感控人员，须经过医院培训、考核合格才可上岗。

（2）感控人员原则上须医院统一征求意见后才能更换，特殊情况须经过培训、考核合格，提出申请，科室主任同意，通过医院流程审批后予以更换。

（冯　望　黄超琼）

第二节　放射科消毒隔离制度

（1）放射科应严格遵守有关消毒隔离规定，开展环境卫生学监测，及时收集整理资料并妥善保存备查，对监测项目超标等异常情况，应立即查找原因，及时整改并复查，做好持续改进记录。

（2）凡接触皮肤、黏膜的器械和用品必须达到消毒标准，外来器械执行外来器械管理规定等。按照国家法律法规对医疗废物进行分类处置，标识清晰，同时配合后勤做好垃圾收集、转运、交接等。

（3）正确使用消毒剂、消毒药械、一次性卫生用品和医疗用品，遵守各种用于注射、穿刺等有创操作的一次性使用医疗用品不得复用原则，严格执行一人一针一连接管一针筒一用一弃制度。对比剂、抽吸的药液、各种溶媒、开启的消毒液等在规定时间内使用。一次性物品的使用及处理执行相关管理规定。

（4）感染患者与非感染患者分开候诊与就检，同类感染患者相对集中进行检查，特殊感染患者单独安排检查。患者检查完成后，检查床、检查房间等严格按规范进行终末处置，使用后的一次性卫生用品和医疗用品按《医疗废物管理条例》进行分类处置。

（5）放射科医务人员进行诊疗活动时应着装整洁，操作时正确佩戴帽子和口罩；严格遵守无菌操作规程、标准预防、隔离技术及手卫生规范等，避免院内病原菌传播。

（6）严格执行医院分级防护管理相关规定，明确一般防护、一级防护、二级防护、三级防护的使用环境及防护用品配备标准，严格执行防护隔离，切实保障患者及医务人员的安全。

（7）坚持每日清洁制度，湿式擦洗，保持扫描间、患者准备间、物品及设备清洁，无尘、无血迹。严格执行患者准备间、扫描间每日至少 3 次空气消毒，传染患者检查后随时按标准消毒。

（8）保持检查机房、工作台面及各类大型仪器设备整洁，扫描间、患者准备间每周大扫除 1 次，地面、窗台等物体表面，用消毒液标准擦拭消毒，拖布和其他卫生用品分开并有明显标志，拖布洗净定点悬挂。

（9）配合医务处、护理部、感染管理科定期对科室消毒隔离制度的执行情况进行督查，并对相关人员进行培训，对于发现的薄弱环节及风险隐患，应立即督促整改并持续追踪。

（冯　望　黄超琼）

第三节　特殊感染患者管理制度

放射科检查患者较多，病种复杂，一些特殊感染患者也需要行影像学检查，如突发不明原因的空气传播性疾病、接触感染性疾病、血液传播性疾病等。为了避免交叉感染，应加强此类患者的管理。

一、检查前准备

（1）放射科应相对固定机房供特殊感染患者检查专用。

（2）临床科室提前打电话通知放射科，做好检查机房、人员、设备、物品、药品等准备工作。

（3）使用一次性物品。

二、检查中配合

（1）检查室外悬挂相应隔离标识牌，警示其他人员暂勿靠近。

（2）医务人员严格执行标准防护措施，包括手卫生、穿戴乳胶手套、隔离衣、一次性帽子、口罩或护目镜、面罩等。

（3）医务人员根据病原体传播途径及程度确定防护级别，按照防护要求进一步有针对性地做好防护措施，如穿鞋套、防护服等。

三、检查后处置

（1）物表、地面：使用 2000～5000mg/L 含氯消毒液擦拭，30 分钟后用清水擦拭。

（2）空气：紫外线灯消毒 60 分钟或空气消毒机消毒；如为气性坏疽，用 3%过氧化氢溶液按 20ml/m³ 气溶胶喷雾消毒房间，然后开窗通风。

（3）设备：75%乙醇溶液擦拭消毒。

（4）医疗废物：用双层黄色医疗废物袋封装并贴上标识。

（5）做好相关消毒隔离记录。

（陈光英　黄超琼）

第七章 放射科护理教学科研管理

第一节 放射科护理人员分层培训与考核制度

为进一步深化护理管理改革，加强放射科护士队伍科学管理，深入推进优质护理服务，提高护理质量和服务水平，根据国家相关文件精神，结合科室实际情况实施护士的分层管理，制定放射科护理人员分层培训与考核制度。

一、指导思想及分层原则

以习近平新时代中国特色社会主义思想为指导，依据护理人员业务能力，结合工作年限、职称等将护士分为 N0～N4 五个层级，遵循层级职责明确、能级对应、分工协作、层层指导、共同负责的工作原则，实施护士分层培训和考核。

二、总体目标

通过健全临床护理岗位护士分级进阶管理体系，体现能级对应，提高护理管理质量并为合理调配人力资源、护士分层岗位培训、护士绩效考核制度提供依据，建立能够调动护士积极性的长效机制，逐步实现护士岗位设置清晰，科学使用、合理培养，管理层级优化，提升护理科学管理水平。

三、分层标准

将护士业务能力作为主要评价指标，与职称体系有机结合，同时参考工作年限（含院外工作年限）等因素分为 N0～N4 五个层级，具体标准参照《护理层级岗位说明书》。

（1）N0 级（入门型）：来院工作 1 年内的护士，在护士长及其他层级护士的指导下完成各项工作。

（2）N1 级（成长型）：工作 1～3 年的护士，具有护士及以上职称，能够按照护理程序独立完成科室各岗位工作。

（3）N2 级（熟练型）：工作 3 年以上的护士，具有护师及以上职称，按照护理程序完成科室各岗位工作，承担临床带教任务。原则上工作满 5 年者可参与住院总护师、专科护士培训；确因专业发展需要经科室审核可择优推荐为教学组长、责任组长或参加专项培训。

（4）N3级（专科型）：工作8年以上的护士，具有主管护师及以上职称或具有研究生学历、工作5年以上的主管护师及以上职称，按照护理程序完成科室各岗位工作，承担临床带教、专科护理指导、护理研究等任务，可担任护士长、责任组长、教学组长。

（5）N4级（专家型）：工作12年以上的护士，具有副主任护师及以上职称或具有研究生学历、工作8年以上的副主任护师及以上职称，组织完成科室各岗位的教学及管理工作，承担护理咨询及专科指导、护理研究等任务。

四、晋级标准

符合层级晋级基本条件的护士，科室护士长对申报对象进行资格审查，核实申报材料是否真实，基本条件是否具备，按照放射科护理人员层级晋级标准（表7-1-1）进行考核，逐级审核上报。

表 7-1-1　放射科护理人员层级晋级标准

岗位级别	晋级标准
N0	1. 本层级录用即准入
	2. 通过护士执业资格考试
	3. 通过岗前培训及考核
N1	1. 基本年资及职称合格
	2. 通过基础理论及技能考核
	3. 综合能力考核合格
	4. 最近1年内无Ⅳ级及以上护理过失发生
N2	1. 基本年资及职称合格
	2. 继续教育学分达标
	3. 通过基础理论及技能考核
	4. 通过专科理论及技能考核
	5. 综合能力考核合格
	6. 最近1年内无Ⅳ级及以上护理过失发生
N3	1. 基本年资及职称合格
	2. 继续教育学分达标
	3. 通过基础理论及技能考核
	4. 通过专科理论及技能考核
	5. 发表统计源期刊论文2篇
	6. 综合能力考核合格
	7. 教学评价合格
	8. 最近1年内无Ⅳ级及以上护理过失发生
N4	1. 基本年资及职称合格
	2. 继续教育学分达标
	3. 发表统计源期刊论文5篇
	4. 教学评价合格
	5. 综合能力考核合格
	6. 最近1年内无Ⅳ级及以上护理过失发生

五、培训标准

放射科护理服务于全院患者，具有病种复杂、检查项目多样、患者流动快、各个检查室相对分散等特点，因此其工作模式、工作范畴、岗位职责、检查与考核标准与临床皆有很大不同。放射科护理工作要求护理工作者拥有扎实的专业知识、良好的沟通能力和娴熟的急救技能，同时还应具备较强的管理意识、服务意识和急救意识。提高 N0～N4 级各个层级护理工作者的专业技能和专业知识，发挥各个层级护士的能力和水平，培训工作显得尤为重要。结合放射科护理人员结构及科室发展情况，以现代护理观为指导，以患者为中心，应用护理学的基本知识，结合影像学诊断与技术要求，制定放射科护理人员分层培训标准（表 7-1-2）。

表 7-1-2　放射科护理人员分层培训标准

岗位级别	核心能力	培训标准
N0	专科护理	掌握各岗位工作职责及工作流程及管理制度；掌握护理学的"三基"知识；掌握放射科常见疾病临床表现及护理常规；熟悉专科常用药物的给药方法、常用剂量及毒性反应；掌握常见健康宣教内容并能进行正确宣教
	专科技能	掌握 CT、MRI 各项基础护理操作及专科护理技术；了解各类仪器设备的管理及使用方法
	护理安全	掌握常见应急预案处理流程；了解对比剂外渗、对比剂不良反应、跌倒等护理风险评估；掌握感染预防及职业防护相关理论；熟悉卫生法律法规相关知识；熟悉护理不良事件管理制度
	教学能力	能在老师带领下完成本科室护理查房
	科研能力	学习文献检索及文献阅读方法；了解文章审核及伦理要求；学习申报专利相关知识；了解院内专案改善及新业务、新技术，以及循证护理相关工作
	综合能力	具有一定的应急处置能力和临场应变能力；学习沟通技巧，避免护患矛盾和技护矛盾；具有良好的团队合作精神
N1	专科护理	掌握各岗位工作职责、工作流程及管理制度；熟练灵活运用 CT、MRI 各项基础护理操作及专科护理技术；掌握放射科常用药物的作用及不良反应的观察
	专科技能	掌握常见应急预案处理流程；熟悉不良事件处置及报告制度；掌握放射科常见急危重症病例的抢救方案；掌握放射科各类仪器设备的管理及故障排除方法
	护理安全	熟悉卫生法律法规相关知识；掌握常见应急预案处理流程；掌握对比剂外渗、对比剂不良反应、跌倒等护理风险评估；掌握感染预防及职业防护相关知识；掌握急救药品、器材、设备的使用及管理
	教学能力	具备针对实习生的临床带教能力，能独立完成本科室护理查房
	科研能力	掌握文献检索、文献精读的方法；撰写进行会议论文投稿，尝试期刊投稿；积极申报专利；参与院内循证护理、新技术、新业务、护理质量改进项目的开展
	综合能力	熟悉并能应对各种突发事件；有较好的临床思维模式及临床专业化护理技能；具备良好的沟通能力，能独立处理突发纠纷等情况
N2	专科护理	掌握各岗位工作职责、工作流程及管理制度；熟练灵活运用 CT、MRI、DSA 各项基础护理操作及专科护理技术；熟悉整体护理模式并运用；能及时预见及处理可能发生的应急状况；熟悉掌握放射科常用药品及急救药品的应用原则
	专科技能	掌握放射科常见急危重症病例的抢救方案；掌握放射科各类仪器设备的管理及故障排除方法；具备对急危重症患者的风险评估及应急处置能力
	护理安全	掌握应急预案处理流程并能根据临床工作情况进行流程改进；熟悉卫生法律法规相关知识；掌握急救药品、器材、设备的故障排除技术；能参与科室护理质量持续改进，对不良事件进行分析和提出预防措施

续表

岗位级别	核心能力	培训标准
N2	教学能力	具备良好的教学能力，能承担科室中各类临床带教任务；能牵头组织教学查房、专题讲座
	科研能力	掌握文献检索、文献精读的方法；能撰写并发表护理论文；积极申报专利；构建循证护理的知识、技能；熟悉循证护理的实践程序；积极申报院内循证护理、新技术、新业务、护理质量改进项目
	综合能力	熟悉科室基本管理方案，参与各小组的协调工作；熟悉护理质量控制的内容，能参与护理质量的管理、分析及改进；有较好的临床思维模式及临床专业化护理技能；具备良好的沟通能力，能预见及处理突发纠纷等情况
N3	专科护理	掌握并指导下级护士对特殊、急危重症患者进行护理；掌握各小组护理程序、护理计划的制订、修改、实施；组织疑难特殊病例的讨论并指导和监督下级护士完成相关护理工作及护理计划；掌握专科特殊药物的应用并有效指导下级护士；全面负责本组护理工作的开展，指导各级护士的临床工作、思想状态
	专科技能	掌握放射科常见急危重症病例的抢救方案；具备从事及指导较为复杂的专科护理操作的能力；能指导下级护士进行疑难危重患者的救治
	护理安全	熟悉卫生法律法规相关知识；掌握急救药品、器材、设备的故障排除技术；能参与实施科室护理质量持续改进，对不良事件进行分析和提出预防措施
	教学能力	具备良好的教学能力，能承担科室中各类临床带教任务；能牵头组织教学查房、专题、疑难及危重病例讨论；参与实施教学护理质量自查和改进
	科研能力	熟悉护理研究常用的统计学方法；能撰写并发表护理论文；积极申报专利；构建循证护理的知识、技能；熟悉循证护理的实践程序；积极申报院内循证护理、新技术、新业务、护理质量改进项目
	综合能力	熟悉科室基本管理方案，参与各小组的协调工作；具有较强的专业能力及较强的组织、管理指挥能力；能协助护士长进行科室管理；能对护士长的工作提出有益的意见和建议；能在教学、管理、科研中发挥骨干和指导作用
N4	专科护理	能解决危重患者疑难、复杂和紧急的问题；能修订并完善技术内涵、技术流程，不断提高技术质量；能参与疑难危重患者的病案讨论及个案讨论；能评价并完善护士核心制度及岗位职责，工作流程及护理质量评价标准；了解国内外专科护理新进展，制订和完善护理常规并指导下级护士的工作；引进护理新技术、新项目，制订新病种、新开展手术的护理常规；能检查和修订护理应急预案并指导护理措施的制订及实施；能正确指导和培训护士各类药物的临床应用
	专科技能	掌握放射科常见急危重症病例的抢救方案；掌握放射科各类仪器设备的管理及故障排除方法；具备对急危重症患者进行综合管理的技术；能指导责任护士解决高危手术、急危重症患者的疑难护理问题，提出预见性意见
	护理安全	掌握应急预案处理流程并能根据临床工作情况进行改进；熟悉卫生法律法规相关知识；指导下级护士完成不良事件报告、分析、流程、改进；指导下级护士完成护理风险评估并制订风险防范方案；指导下级护士感染控制及职业防护流程和规范
	教学能力	具备良好的教学能力，能承担科室中各类临床带教任务；能牵头组织教学查房、专题、疑难及危重病例讨论；组织护理人员的技术培训和考核工作；完成高质量的专科理论授课；完成大学及医院指派的大班课授课
	科研能力	撰写并发表护理论文；积极申报专利；积极申报院内循证护理、新技术、新业务项目；积极申报护理科研课题
	综合能力	熟悉科室基本管理方案，参与各小组的协调工作；掌握护理质量控制的内容，能参与护理质量的管理、分析及改进；能处理各种突发事件、难处理纠纷事件或投诉事件；协助护士长合理调配人力资源

（程　琳　黄超琼　胡绍毅）

第二节　护理师资准入管理制度

（1）持有《中华人民共和国护士执业证书》，注册单位为各所在医院并在注册有效期内的在岗责任护士，前一年度全年承担责护班≥3个月。

（2）大专学历者在本专业工作2年以上，本科学历者在本专业工作1年以上，硕士学位者工作经验≥1年并在本专业工作半年以上，能熟练掌握本专科的理论知识及实践技能。

（3）应具有较高的政治素养和崇高的职业道德、强烈的事业心与责任感、热爱教学工作、爱护学生。

（4）能够以身作则，遵守医院的各项规章制度，遵循护理人员语言行为服务规范，与科室同事关系融洽，为学生树立良好的形象；护理业务熟练，临床操作能力较强，能够较好地承担教学任务。

（5）具备较强的组织管理能力、文字表达能力、教育引导能力、调查研究能力及良好的沟通技巧，具备开展思想理论教育和价值引领工作的能力。

（6）每年参加科内组织的理论及技能操作考核，成绩不低于科内平均分。

（7）能按照教学计划认真落实带教工作，无教学差错和事故，无教学投诉。发生惩罚性护理不良事件者，取消其带教资格一年，一年后科室考核合格后才能上岗。

（8）前一年度科室评教评学满意度高者可优先安排带教；在评教评学中被学生点名批评两次以上的带教老师，经核查属实存在不当教学行为则停止其带教资格一年，一年后由本人重新申请，护理部及科室考核合格后才能上岗；在带教过程中，被学生反映有违反本制度行为的带教老师经核查属实，立即停止其带教资格。

（汪祝莎　刘　畅　黄超琼）

第三节　护理各类学员管理制度

一、护理实习学员管理制度

（1）根据学校的介绍信或联系函，经护理部审批后才可接受学生的实习。

（2）由医院统一安排实习，严格按照实习计划进行带教，不得私自变更，每轮实习结束后认真、按时填写实习手册。

（3）学员应严格遵守医院的各项规章制度，如有违者，按有关制度处理。

1）劳动纪律：不迟到、不早退，不得随意换班，按时参加各类教学活动。

2）院规院纪：①诊疗期间规范使用手机；②实行首问负责制；③严格执行操作规程；④爱护医院、关心医院、关爱患者、爱护公物。

3）请假条例

a. 病假须及时递交由本院医师出具的病假条到护士长处。

b. 原则上不准请事假。事假需要由本人书写请假原因、时间，交护士长或护理部批准后才能生效，返院后及时销假。批准权限按护理部相应规定执行。如请假超过护理部制度规定时间，则向学校相应部门请假批准。

c. 凡不经请假（含未批准）离院或请假后又无故超假或未履行制度要求的请假、续假手续者，一律按旷课处理并按学籍管理有关制度处理。

4）行为礼仪

a. 着装：工作服洁净，裤脚不得拖地。头发不得过肩，刘海不得过多过长，工作帽清洁无污渍，发色不得怪异。着工作服时不得到非医疗场所。

b. 仪表：微笑、淡妆、端庄、精神饱满，不佩戴耳环、戒指、手链、足链，不留长指甲、不涂指甲油。

c. 行为举止：体态轻盈，走路轻、说话轻、开门轻、操作轻，进患者更衣室前先敲门，保护患者隐私，不得在工作场所大声喧哗。

d. 文明礼貌：使用文明用语，接待患者及来访者时应站起来，主动询问需求；禁止只喊床号，不喊姓名；护理不周或穿刺失败时有道歉声。

（4）护理部、护士长定期了解实习生的思想、学习和工作，检查实习计划落实情况。

（5）实习结束时，护理部和护士长分别对学生进行考核并做出客观鉴定。

二、进修护理学员管理制度

（1）经教学办公室或社会医疗发展部接收的进修护理人员，在教学办公室办理进修手续后，凭盖章的进修人员报到通知书到护理部报到、备案后安排到相关科室。

（2）遵守医院、科室工作制度和各项护理操作常规、岗位职责等。

（3）文明礼貌服务，尊重患者，团结同事，接受进修科室护士长的领导，服从工作安排。

（4）遵守进修生管理办法，违者视情节轻重承担相应责任，由科室提出意见，护理部核实批准可终止进修。

（5）进修生应严格遵守劳动纪律，不迟到早退。

（6）病假须有医院医师证明（除急诊外），进修期间请假时长按医院相应规定执行。

（7）着装符合要求，仪表端庄，整洁大方，不化浓妆，不佩戴首饰。

（8）科室按计划对进修生进行业务培训、考核及考勤工作。

（9）进修结束后，由本人填写进修人员考核表，一式两份，所在科室进行专业技术考核并签署意见、盖章，一份护理部留档，一份交医院相应部门。

三、规范化培训护士管理制度

对新入职护士进行规范化培训将依据不同学历层次（护理硕士、护理本科）分阶段进行，规范化培训内容包括"三基"培训制度和专业护士核心能力培训制度。

（一）原则

坚持边使用边培训，把教育培训贯穿在日常护理活动中。

（1）以帮助护士解决临床实际问题为出发点，提出问题和解决问题。

（2）融合各学科护理知识来解答问题。

（3）从护理评估和临床判断方面培训护士的临床思维能力。

（二）实施

在上级主管部门及护理部组织下，由护理部培训组及临床科室制订相应的培训计划，分别组织实施，完成相应培训内容，并且参与上级主管部门各项考核成绩均合格后，才可认定完成护士规范化培训。

（三）对象与方法

（1）培训对象：由上级主管部门统一招收的规培学员。

（2）培训目标：通过1～2年的规范化培训，使培训对象具有良好的职业道德和服务意识，自觉遵守规章制度，熟悉医院护理工作制度，在临床实践中不断充实护理基础理论及护理专业知识，熟练掌握专科护理常规和基础护理操作，具备较强的工作能力。

（3）培训要求：按照上级主管部门的统一要求，根据不同学历层次的培训对象进行分阶段设置培训内容。

（四）考核方法

（1）由本人按照上级主管部门及护理部计划安排，完成护士规范化培训手册。

（2）考核内容：政治思想、医德医风、实践时间、专业基础能力、专科技术能力、应急处理与抢救能力、教育与培训能力、综合管理能力。

（3）考核方式：在上级主管部门及护理部统一组织下，参加相应阶段考核和核心能力考核。

四、护理人员继续教育管理制度

为促进继续护理学教育工作规范化、制度化，全面提高护理人员素质，根据各省继续护理学教育等有关文件精神，结合临床实际，制定护理人员继续教育管理制度。

（一）目的和对象

继续护理学教育是护理人员毕业后以新理论、新知识、新技术和新方法为重点的护理教育。通过学习，护理人员始终保持高尚的医德医风，不断提升、更新和拓展专业知识，提高专业水平和创造能力，适应护理学科发展，同时为护理人员延续注册提供依据。参加继续护理学教育，是护理人员享有的权利和应尽的义务。其对象是接受护理学教育毕业后，具有护士及以上护理专业技术职称的在岗的护理人员。

（二）内容与形式

1. 内容 继续护理学教育的内容要适应不同专科护理人员的实际需要。

2. 形式

（1）教育活动：学术会议、学术讲座、专题讨论会、专题讲座、工作坊、专题调研和考察、疑难病例护理讨论、技术操作示教、短期或长期进修等。

（2）自学深造：学历深造。

（三）考核与管理

（1）科室建立继续护理学教育档案：每年由科室负责对护士的继续教育内容、学分进行登记、汇总。

（2）统计时间为一年一次。

（四）学分授予办法（参考医院标准）

（1）Ⅰ类学分：①由各级继续护理学教育委员会审批的国家级及省级继续护理学教育项目；②卫生部部属院校、直属单位和中华（省）护理学会举办（主管部门已备案）的教育活动。

（2）Ⅱ类学分：市、州级继续护理学教育委员会审批的市、州级继续护理学教育项目或由其授权单位组织的项目。

（3）Ⅲ类学分：院、校级讲座。

（4）主编书籍15分，副主编书籍10分，参编书籍5分。

（5）SCI收录及中华权威期刊发表论文15分，核心期刊发表论文10分。

（6）省市级护理科技奖（排名前三）分别30、20、10分。

五、护理研究生管理制度

为规范护理研究生管理，提高研究生培养质量，制定护理研究生管理制度。

（1）实行导师负责制，由医院、学校、导师及教学办公室共同管理，实行导师与研究生定期见面制度，加大指导力度。

（2）研究生进入临床后，必须学习医院和护理部的有关职责、规章和制度并严格遵守，违纪违规者，按相关制度和条例处理。

（3）日常管理、学位论文开题和学位论文答辩等工作由医院和护理教研室统一安排和管理。

（4）在医院和护理教研室的统一组织下，积极参加各项活动，参加学术报告后应请导师签字确认。

（5）专业型研究生必须按计划完成临床轮转学习，严格落实轮转期间的考核。

（6）所发表的学术论文原始稿件必须经过导师审核，投稿前必须就署名、投稿杂志的类型级别和稿件内容等问题交导师审阅，并在护理教研室登记备案。

（7）学位论文一定要符合相关制度，不得抄袭、剽窃他人学术成果，不得捏造、篡改研究成果、实验数据或所引用的资料等。完稿后应在学院指定的答辩时间前交由导师全面审查，逾期不再受理答辩。

（汪祝莎　刘　畅　黄超琼）

第四节　护理科研管理制度

为鼓励护士参与科研工作的积极性，为护士提供有力的科研支持和帮助，提升护理专业水平与学科影响力，结合医院及科室实际情况制定护理科研管理制度。

（1）在护理部主任领导下，建立护理科研组织管理体系，由一名副主任分管全院护理科研工作并根据医院护理人员的具体情况制订适宜的年度工作目标和实施计划。

（2）科室在护士长领导下，设护理科研组长一名并遴选具有较强科研能力的护理骨干组成护理科研小组，结合医院护理部科研管理工作计划对科室的护理研究工作进行统一规划和管理。

（3）负责指导护理科研课题的立项申报及论文修改工作，对项目的筛选、评价、实验、设计等提出建设性意见。

（4）鼓励护理人员在临床工作中发现问题、解决问题，培养科研创新思维和评判性思维。

（5）积极组织申报护理新业务、新技术，由护理部组织相关人员对新项目的安全性、有效性、适宜性、效益性进行科学论证，报请医院伦理委员会审核、评估，经充分论证并同意准入后才可实施。护士长组织成员定期对项目实施情况进行自查、跟踪、评价，对存在的困难及时给予解决。

（6）定期组织小组成员开展科研培训系列讲座，以掌握学科前沿动态，如文献、统计学方法、标书撰写技巧、课题实施策略等学习。

（7）鼓励护理人员积极申报各级、各类别课题，撰写论文并指导其开展护理持续改进项目。

（8）了解国内外护理专业发展趋势及先进护理科研管理经验，培养优秀护理科研骨干，为医院护理科研能力的持续改进提出合理化建议。

（汪祝莎　胡绍毅　黄超琼）

第八章 放射科护理操作流程及技术规范

第一节 X线特殊检查护理技术操作流程

一、消化道造影检查健康宣教

1. 检查前

（1）患者携带检查单到登记室登记。

（2）患者登记后到胃肠室等待区等待，注意聆听检查呼叫。

（3）排查是否需要禁食禁饮准备。

（4）排查患者有无腹部超声、肝功能检查、甲胎蛋白测定、胃镜、肠镜、腹部CT/磁共振等需要禁饮检查或检验的情况，协调其先做其他项目，再行消化道造影检查。

（5）指导患者取出检查部位金属异物及可能造成高密度伪影的衣物。

（6）孕妇请告知工作人员，儿童尽量避免做此检查。

（7）行动不便、病情较重、听力差等特殊情况者由家属陪同协助完成检查。

2. 检查中

（1）患者家属及医护人员非特殊情况不在扫描室内停留。

（2）告知陪检家属注意观察患者情况，如有不适，可手势或喊话告知。

（3）检查中检查床会根据情况进行旋转，需妥善固定好患者，告知患者拉好位于头部上端的铁环，同时告知患者出现异常情况不要紧张，医务人员会及时处理。

3. 检查后

（1）钡剂造影检查完毕后，口服钡剂者给予清洁口腔；嘱患者多饮水，多食粗纤维食物以加速钡剂的排泄；由于钡剂不会被人体吸收，大多数患者一周内或者更长时间粪便可能都是白色，嘱患者不要紧张。

（2）检查完毕请患者至观察区休息观察，无不适后可离开。

（3）告知患者领取报告时间、地点及注意事项。

二、消化道造影检查技术操作标准

1. 检查前

（1）核对患者，了解病史、询问患者年龄、性别、目前临床表现，评估患者生命体征是否平稳、神志意识是否清醒等，询问既往史、检查史、用药史、过敏史、家族史。

（2）评估患者，风险筛查：评估患者病情、配合能力、沟通能力（包括听力）、心理状态，是否还需要行其他检查，排查检查禁忌证。

（3）检查准备：评估患者是否行肠道准备，去除检查部位金属饰品或可能影响 X 线穿透力的物品，按检查要求准备对比剂（钡剂/碘剂）。

（4）心理护理：向患者及陪同人员讲解检查目的、检查过程、检查时间、检查中注意事项，缓解其紧张情绪，取得配合。

2. 检查中

（1）体位摆放：根据检查项目，为患者摆放安全的检查体位。

（2）规范操作，准确给予对比剂：方法正确，剂量准确，操作规范。

（3）加强沟通：严密观察病情，行动不便、病情较重、听力差者由家属陪同协助完成检查，注意防辐射。

3. 检查后

（1）观察病情，做好患者心理护理：询问患者有无不良反应，消除其紧张、焦虑的不良情绪，进行针对性护理。

（2）交代患者检查后注意事项、合理饮食。

三、消化道钡剂造影检查技术操作标准

（一）食管吞钡检查操作标准

1. 健康宣教

（1）检查前除贲门痉挛、食管裂孔疝、食管下端贲门部肿瘤者须禁食空腹，余可进食，随到随检。

（2）仔细查看、询问患者是否有喉部梗阻、吞咽困难、无吞咽功能等情况并做好备注。

（3）为预防其他检查产生钡剂伪影，如有可能影响其检查结果的项目，应协调患者先做其他项目，再行食管吞钡检查。

（4）检查前指导患者上检查床并予以妥善固定，拉好位于头部上端的金属环。

（5）按照患者吞咽情况及检查需要来配置钡剂。

（6）指导患者正确将钡剂含于口中，按医生口令和要求进行吞咽。

（7）检查过程中需要反复吞咽钡剂或口水，请患者按要求执行，勿将药物吐出，如有异常情况医务人员会及时处理。

（8）其余同消化道检查健康宣教。

2. 检查操作流程

（1）评估患者：核对患者信息。检查前除贲门痉挛、食管裂孔疝、食管下端贲门部肿瘤者须禁食空腹，余项无须肠道准备。

（2）钡剂配兑：医师会根据患者病情，按要求配兑钡剂（钡剂与温开水适量兑于一次性杯子中），干稀适中，适合患者吞咽。

（3）体位摆放：直接站立双手拉住金属铁环，年老体弱患者需要约束固定，注意安全。

（4）钡剂给予：指导患者右手持兑好的钡剂，根据医师指示进行吞咽。

（5）听力差的患者指导家属陪同，避免患者因听不清楚将钡剂吐出。

（6）余同消化道造影检查技术操作标准。

（二）上消化道钡餐检查操作标准

1. 健康宣教

（1）患者须禁食、禁饮6～8小时，检查前1～2天停服不透X线或可能影响胃肠功能的药物，如次碳酸铋、葡萄糖酸钙等。

（2）询问患者有无肠梗阻、胃肠切除手术史等情况并做好备注。

（3）检查时按要求口服"产气粉"，口服调好比例的白色液体状钡剂，口服时小心呛咳和液体泼洒，口服后将空杯子放于右手机架上置杯架中，勿随地丢弃。

（4）其余同消化道检查健康宣教。

2. 检查操作流程

（1）评估患者：核对患者信息，去除检查部位金属衣物和装饰等，此项检查需要在其他腹部检查之后进行。

（2）肠道准备：患者空腹6～8小时，排除消化道大出血、消化道穿孔、肠梗阻等禁忌证。

（3）钡剂配兑：100～200ml温开水+1袋钡剂。

（4）钡剂给予：指导患者口服产气剂一包，倒入少量钡剂一起吞服，不要呛咳、喷溅、打嗝，将剩余钡剂倒入纸杯备用。

（5）体位摆放：指导患者将含金属物的外裤脱至大腿，摆放体位，安全固定患者，告知患者右手持钡剂，口服完钡剂后双手交叉拉好金属环。

（6）余同消化道造影检查技术操作标准。

（三）全消化道钡餐检查操作标准

1. 健康宣教

（1）患者下检查床后请按要求将全部钡剂口服完，按照医嘱给出的时间再回检查室复查，可适当进食和活动。

（2）其余同上消化道钡餐检查健康宣教。

2. 检查操作流程

（1）钡剂配兑：400ml温开水+2袋钡剂。

（2）钡剂给予：①指导患者口服产气剂一包，加入少量钡剂一起服下，不要呛咳、喷溅、打嗝，将另一杯钡剂倒入纸杯备用；②第一环节检查结束指导患者口服完第二杯钡剂，指导进食，多走动，按照医嘱给出的时间复查即可。

（3）余同上消化道造影检查技术操作流程。

（四）钡灌肠检查操作标准

1. 健康宣教

（1）预约检查时的准备

1）询问患者有无肠梗阻、造瘘、大便失禁、胃肠切除手术史等情况，排除后再按要求给予复方聚乙二醇电解质散（Ⅱ）进行肠道准备。

2）患者如果有 B 超、肠镜、CT、MRI 等检查，应先进行这类检查，最后再行钡灌肠检查。患者有造瘘的请医师注明"肛门"和"造瘘口"用药顺序。

3）饮食指导：检查前一天清淡饮食，禁食产气和不易消化的食物，当天 19：00 后禁食、夜间禁饮。

4）肠道准备：检查前一天 19：00 按要求口服复方聚乙二醇电解质散（Ⅱ）[一包复方聚乙二醇电解质散（Ⅱ）加入 2000ml 温开水搅拌，1～2 小时口服完]，服药后适当活动，促进排泄，直至排泄物清亮为宜，住院患者特别是老年人如果未排泄干净可遵医嘱清洁灌肠。

（2）检查前询问患者肠道准备情况，检查前 15 分钟给予盐酸消旋山莨菪碱（654-2）注射液 10mg 肌内注射，注射前询问患者有无前列腺疾病、青光眼等禁忌证，告知患者注射后出现口干属正常现象。

（3）在灌钡过程中，会出现腹胀有便意，请患者收紧肛门尽量憋住，可以通过深呼吸缓解，如果无法忍受须告知操作人员。

（4）余同消化道造影检查健康宣教。

2. 检查操作流程

（1）评估患者：核对患者信息，筛查患者病情及禁忌证，于检查前 15 分钟肌内注射盐酸消旋山莨菪碱（654-2）注射液。

（2）钡剂配兑：500ml 温开水+2 袋钡剂。

（3）钡剂给予（含体位摆放）：①取出一次性灌肠管连接在灌肠筒上，用钳子夹闭管道，倒入兑好的钡剂挂在治疗车的铁钩上备用；②指导患者将含金属物的外裤脱至大腿，患者安全平躺于机架上，再取左侧卧位，臀下垫一次性治疗巾和卫生用纸，使用液状石蜡润滑肛门及灌肠管后轻插入肛门，按灌肠要求进行钡剂灌肠，然后再打入适量空气（利于钡剂在肠道内回流），注意患者反应；③擦拭患者肛周，穿好贴身裤子，恢复平躺体位，安全固定患者；④分离一次性灌肠管，即刻清洗灌肠筒。

（4）有造瘘的患者请医师注明，从"造瘘口"和"肛门"灌肠的顺序。

（5）余同消化道造影检查技术操作标准。

（五）排粪造影检查操作标准

1. 健康宣教

（1）询问患者有无肠梗阻、造瘘、大便失禁、胃肠切除手术史等情况，排除后再进行检查。

（2）患者无须禁食禁饮，随到随检。

（3）检查前询问患者排便情况，排便失禁、腹泻或年龄较大肛门括约肌松弛不能配合的患者请提前告知。

（4）在给药过程中，患者会出现肛门坠胀有便意，请患者收紧肛门尽量憋住，可以通过深呼吸缓解，如果无法忍受请告知操作人员。

（5）检查中患者需要坐于排便桶上并根据医师口令进行配合，请患者坐稳按要求收、缩肛门，注意安全，不要紧张，告知患者如有异常情况医务人员会及时处理。

（6）余同消化道造影检查健康宣教。

2. 排粪造影检查操作流程

（1）钡剂配兑：排粪造影所用的钡剂分为硫酸钡悬液和半固态的糊剂两大类。钡糊配方多采用硫酸钡粉、干淀粉和水，按一定比例搅拌后加热而成。配兑方法：Ⅰ型硫酸钡粉250g+干淀粉30g+水170ml。

（2）将钡糊倒入灌注器内冷却，连接一次性排粪管备用。

（3）钡剂给予（含体位摆放）：①将木制坐便器放于机架的木板上，套入一次性医疗垃圾袋；②患者取左侧卧位，使用液状石蜡润滑肛门及排粪管前端，轻插入肛门，灌注器直接将钡糊推入患者直肠内，注意观察患者反应，如有不适及时停止；③推完后指导患者坐于坐便器上，按照医师指示进行检查，注意安全，预防坠地。

（4）检查结束擦拭肛周即可离开，将排出的钡糊按照医疗废物处理。

（5）余同"消化道造影检查技术操作标准"。

四、碘水消化道造影检查健康宣教

（一）上消化道碘水造影检查操作标准

1. 健康宣教

（1）检查前询问患者是否禁食、禁饮，检查前 1～2 天停服不透 X 线或影响胃肠功能的药物，如碱式碳酸铋、葡萄糖酸钙，询问患者有无肠梗阻、胃肠切除手术史等，并写好备注。

（2）筛查碘水禁忌证。

（3）对于安置胃管的患者，检查前护士会夹闭胃管，再给予口服碘水或按医师要求由胃管注入碘水，告知患者期间偶有胃部不适属正常现象，检查结束后会重新打开胃管正常引流。

（4）检查完毕请患者休息观察 30 分钟，无不良反应后离开。

（5）余同"消化道造影检查健康宣教"。

2. 上消化道碘水检查操作流程

（1）肠道准备：患者空腹 6～8 小时，排除检查禁忌证。

（2）碘剂准备：50～100ml 或按检查要求（建议放置于恒温箱内）。

（3）有胃管的患者必须提前夹闭胃管。

（4）体位摆放：指导患者将含金属物的外裤脱至大腿，摆放体位、安全固定患者，告知患者右手持碘剂。

（5）碘水给予：需要口服碘水者筛查禁忌证后直接口服，按医师口令尽快将碘剂口服完，注意不要呛咳。

（6）需要从胃管打入时需临床医生操作，注意防辐射（因需要边推药边曝光查看药物推入过程的图像）。

（7）检查结束松开引流夹恢复引流。

（8）检查结束至观察区休息 30 分钟，询问、观察患者无不适才可离开。

（9）余同"消化道造影检查技术操作标准"。

（二）全消化道碘水造影检查操作标准

1. 健康宣教

（1）下检查床后按照医师给出的 3 个时间段到指定照片室进行分时段复查，其间切勿松开胃管夹口，以免药物引流出胃管导致检查失败，检查结束才可重新打开胃管正常引流，未要求禁食的患者，其间可以进食。

（2）余同"上消化道碘水造影检查健康宣教"。

2. 全消化道碘水检查操作流程

（1）碘剂准备：100～150ml 或按检查要求（建议放置于恒温箱内）。

（2）第一环节检查结束，指导患者下检查床，按照医师给出的时间分别于检查后 1 小时、2 小时、3 小时到指定检查室复查，未要求禁食的患者可以进食。

（3）注意提醒患者或其家属必须等复查全部结束后才可松开引流夹恢复引流。

（4）其余同"上消化道碘水检查操作流程"。

（刘　平重庆　冯望）

第二节　CT 检查护理技术及操作流程

一、检查前评估

（一）患者

（1）核对患者基本情况，包括姓名、性别、年龄、检查项目、ID 号，评估目前生命体征是否平稳，神志意识是否清楚等。

（2）评估患者现病史、既往史、检查史、用药史、过敏史、家族史等。

（3）评估是否还需进行其他有禁饮要求的检查或检验项目，如腹部超声、胃镜、肠镜、肝功能检查、血脂检查、甲胎蛋白测定等，应协调患者先进行以上项目，再行 CT 检查。

（4）行增强检查者需评估患者是否使用过类似对比剂，以及血管穿刺条件。

（5）评估患者检查部位是否有金属饰品或可能影响 X 线穿透力的物品。

（6）评估患者是否具有较好的理解与配合能力，是否需要有人陪同等。

（7）风险筛查

1）有无 CT 检查相对禁忌证：孕妇、婴幼儿及随时可能发生生命危险的危重患者。

2）有无 CT 增强检查禁忌证：甲状腺功能亢进未治愈者，既往发生对比剂严重不良反应者，肾功能不全者或使用肾毒性药物者[eGFR＜30ml/（min·1.73m^2）]，肺及心脏疾病患者，嗜铬细胞瘤、多发性骨髓瘤、高同型半胱氨酸血症等患者。

3）是否为跌倒/坠床等事件发生的高危人群（小儿、老年人及躁动患者等）。

4）是否具有较好的理解与配合能力。

5）心理状态：是否表现出焦虑、紧张情绪等。

（二）医护人员与陪同人员

1. 医护人员

（1）是否掌握基本的影像诊断知识，能根据受检者特点及诊断的需要设置个性化的扫描流程与参数。

（2）是否具备风险评估、急救处理及防护能力。

（3）是否熟悉影像学检查的危急值范围并了解危急值上报流程。

2. 陪同人员　是否具有较好的理解与配合能力，是否具备辐射防护知识。

（三）环境

（1）各类检查设备、警示标志、防护物品及急救设备与物品、药品等是否准备齐全。

（2）检查室内空气流通，空气消毒设备性能良好，处于备用状态。

二、检查前准备

（一）常规准备

1. 登记预约　患者凭借检查申请单进行预约登记，须核查申请单项目是否与医嘱相符合，告知患者检查室的具体位置及到检时间。急危重症患者可由临床医生电话预约。

2. 预检分诊　分诊人员接到检查申请单后查看到检号，指引患者到检查室相应区域等候检查。

3. 信息核查　核对患者姓名、年龄、性别、ID 号、检查部位、检查设备，增强检查需要记录患者身高、体重，住院患者同时需要查对腕带。查看申请单的简要病史与检查项目是否符合，如有疑问及时向开单医师确认。

4. 去除金属异物　指导并协助患者去除被检部位的金属物件及可能造成高密度伪影的衣物，防止产生伪影。

5. 心理护理　向患者及陪同人员讲解检查目的、检查过程、检查时间、检查中注意事项，缓解其紧张情绪，取得配合。

6. 特殊情况　行放射检查时应询问育龄期患者是否有生育计划，婴幼儿须仔细核查是否必须进行此项检查，孕妇检查时询问其是否放弃妊娠计划，告知辐射防护注意事项并让患者/家属签字确认。

7. 镇静与安全管理 对于年幼、躁动、精神异常的患者，检查前需要进行镇静，镇静的儿童、急诊患者优先安排检查并严密观察，检查时采取安全措施防止坠床，做好沟通协调和解释工作，取得患者及家属配合。

8. 家属陪同 小儿、幽闭恐惧症、危重患者等需要家属陪同检查的，做好家属的辐射防护及宣教工作。

（二）增强检查准备

除完成常规准备外还需要进行以下准备工作：

1. 签署知情同意书 仔细询问患者是否存在相关禁忌证，包括绝对禁忌证或相对禁忌证，告知患者及家属 CT 增强检查的目的、存在的风险及救治方案，完成对比剂知情同意书及高风险患者使用对比剂知情同意书的签署。

2. 留置针穿刺 护士在穿刺前、中、后须仔细核对患者姓名、ID 号，确认检查项目，询问患者是否晕针，根据检查项目及患者血管情况选择型号合适且耐高压的留置针。

3. 对比剂加温 将对比剂放入恒温箱加温至 37℃。

4. 高压注射器 安装高压注射器管路，严格按照操作流程排尽空气，保证高压注射器运行完好，管路通畅。

5. 药品及物品 备好急救药品及抢救设备，保持完好率 100%。

6. 心理护理及健康宣教 重点告知患者增强检查的目的及注意事项、合理水化的重要性、注射对比剂后可能出现的不适现象（如口干、口苦、口腔金属味、全身发热、有尿意等）及不良反应（恶心、呕吐、皮疹等），进行针对性护理，消除患者紧张、焦虑等不良情绪。

三、检查中护理

（一）CT 平扫检查中护理

（1）信息核查：护士与技师进行双人核对，确认患者本人和申请单上信息一致。

（2）协助患者进检查室、上检查床，避免坠床或跌倒事件。携带引流管者，注意管道妥善放置，避免管道滑脱，胸腔闭式引流注意夹闭引流管。

（3）体位设计：根据检查部位不同，设计不同的体位，叮嘱患者勿移动身体变换体位。

（4）注意保暖：检查时注意保暖，避免患者着凉。

（5）辐射防护：根据检查部位，对不需要照射的高度敏感部位（如性腺、甲状腺、眼球等）做好辐射防护，非必要情况，不留家属陪同，若病情需要，为陪同家属做好辐射防护。

（6）严密观察：检查过程中，护理人员应通过检查窗严密观察检查室内患者的细微动作，及时询问患者感受，避免出现意外，告知患者如有不适可举手示意。

（二）CT 增强检查中护理

增强检查中护理除上述"CT 平扫检查中护理"外，还要注意以下几点。

（1）高压注射器管路连接：正确连接高压注射器管路，做到"一人一管一连接"，妥善固定患者肢体与管路，确保患者静脉通路与高压注射器连接的紧密性，避免检查中导管牵拉脱落。

（2）试注射：用0.9%氯化钠注射液进行充分试注水，将手放至留置针尖的近心端皮肤，感觉液体在血管中明显的冲击力，做到"一看，二摸，三感觉，四询问"，观察穿刺部位及穿刺点远端是否有渗漏。

（3）健康宣教：告知患者推注对比剂后可能出现的身体感受，如发热、口腔异味、有尿意等属正常反应，勿紧张。有陪同家属应告知其注意观察患者情况，出现异常及时呼救。

（4）密切观察：注射对比剂时密切监测注射流速及注射压力，如有异常，立即停止注射，及时查找原因并予以处理，观察患者有无局部和全身症状，防止对比剂不良反应的发生。

四、检查后护理

（1）退出检查床并下降至合适位置（增强检查者应先分离高压注射管道），协助患者整理好衣裤，注意隐私保护。

（2）患者下检查床前询问其有无不适，注意搀扶，防止低血糖、直立性低血压的发生。

（3）健康宣教：指导增强检查者在观察区休息30分钟，如有不适及时告知护士，如无不适可拔针离开，指导其正确按压穿刺点至少10分钟或不出血为止。根据患者病情指导其进行水化（每小时不少于100ml）以加速对比剂的排泄。

（4）定时巡视：准备间护士定时巡视观察区，询问患者有无不适，发现不良反应及时处理。

（5）告知患者领取报告时间及地点，增强检查者应告知其继续水化和观察，如有不适及时就医。

五、常见部位检查护理流程

（一）头颈部与五官

头颈部与五官包含部位：颅脑与鞍区、眼与眼眶、鼻与鼻窦、颞骨及内听道、鼻咽、口咽、喉部、口腔颌面部等。

1. 检查前护理

（1）重点评估：患者头颅活动与呼吸情况。

（2）去除异物：去除头颈部所有异物，如耳环、项链、发夹、活动性义齿、假发等。松开女性发结，使其平躺于头架内。

（3）检查训练：为防止产生运动伪影，检查前指导患者在检查中床板移动时不要做吞咽、呵欠、咳嗽、转动眼球等动作，否则易导致病灶的遗漏和误诊。

2. 检查中护理

（1）协助患者上检查床，摆放体位并再次告知扫描时不能做吞咽动作，避免形成运动伪影。

（2）婴幼儿或意识不清者须用头垫及绑带进行固定并请家属陪同。

（3）若患者因为颈部受伤等不能保持正中位，应及时告知技师，同时防止发生二次损伤而加重病情。

3. 检查后护理　同本节"四、检查后护理"。

（二）胸部及食管纵隔

1. 检查前护理

（1）重点评估：评估呼吸情况，是否存在呼吸困难、气道感染等症状，是否能顺利平躺，是否需要改变检查中体位。

（2）呼吸训练：为防止检查时呼吸运动造成运动伪影导致病灶的遗漏和误诊，须进行呼吸训练，根据机器口令指导患者屏气：吸气—屏气—自由呼吸。不能自主配合屏气者可由家属辅助捏其口鼻。

（3）去除异物：去除胸部所有金属异物（项链、文胸、所有带拉链的衣物等）。

（4）特殊准备：食管纵隔 CT 检查前，必要时准备碘水（配制方法：100ml 温开水+2ml 对比剂，浓度为 0.02%）。

2. 检查中护理

（1）协助患者上检查床，摆放体位并再次告知患者扫描时需要根据口令完成屏气，避免形成呼吸运动伪影。

（2）若患者因病情原因不能平躺，可根据情况选择合适卧位并告知技师。为避免发生跌倒坠床，应做好固定并请家属陪同。

3. 检查后护理　同本节"四、检查后护理"。

（三）冠状动脉成像/胸痛三联征检查

1. 检查前护理

（1）物品准备：脉搏血氧饱和仪（Prince-100B）、血压计（或心电监护仪）、氧气及吸氧装置、电极片、计时器或手表等。药品准备：美托洛尔（倍他乐克）、硝酸甘油等。

（2）重点评估：除常规评估及信息核对外，还需要评估患者病情、配合能力、沟通能力（听力）、心理状态，必要时查阅心电图和超声心动图检查结果，重点掌握患者基础血压、心率和心电图情况并记录在申请单上。

（3）健康教育和心理护理：讲解检查目的、心率准备和呼吸配合的重要性，以及检查中快速注射对比剂时全身发热的现象，让患者对检查过程和可能出现的问题有较全面的了解，尽量减少其由于紧张、恐惧心理而导致的心率加快。检查当日可适当进食、饮水，避免空腹或饱餐状态下检查。空腹时间过久易导致低血糖，引起心率加快或心率不稳（特别是糖尿病患者），过饱出现不良反应时易发生呕吐。

（4）呼吸训练：指导患者正确呼吸及屏气，告知其屏气的重要性。呼吸训练方式可分为 4 种：①用鼻慢慢吸气后屏气；②深吸气后屏气；③直接屏气；④直接捏住口鼻辅助。根据患者不同情况采取不同训练方式，重点强调呼气幅度保持一致，防止呼吸过深或过浅，可由陪同家属协助捏其口鼻完成屏气。有条件者可选择不需要屏气配合的高端机型。

（5）心率控制：患者到达检查室先静息 10～15 分钟后测心率。64 排 128 层 CT 检查要求心率控制在 70 次/分以下，要求心律规整，无频发期前收缩。静息心率＞90 次/分、心律波动＞3 次或心律失常，对 β 受体阻滞药无禁忌证者，在医师指导下服用 β 受体阻滞药，以降低心率和（或）稳定心率；必要时服药后再面罩吸氧 5～10L/min，采用脉搏血氧饱和仪或心电监护仪持续监护，观察服药及吸氧前后心率或心律变化，待心率稳定后可检查。双源或其他无须控制心率的 CT 检查可适当放宽要求。

（6）去除异物：去除胸部所有金属异物（项链、文胸、所有带拉链的衣物）。

2. 检查中护理

（1）协助患者上检查床，摆放体位。

（2）硝酸甘油：CT 扫描前 3～5 分钟舌下含服硝酸甘油可充分扩张冠状动脉，弥补 CT 设备对细小分支血管显示不足的缺陷，但不做常规推荐使用，应根据情况遵医嘱使用。使用前应排除禁忌证（硝酸甘油使用禁忌和不良反应参考药物说明书）。

（3）连接电极：查看患者是否有胸毛、皮肤是否清洁干燥，根据情况剔除胸毛并用湿巾擦拭清洁胸部皮肤以保证电极片能顺利安放和正确识别。电极片安放位置为左上（左锁骨中线、锁骨下），右上（右锁骨中线、锁骨下），左下（左锁骨中线、第 6 或第 7 肋间），右下（右锁骨中线、第 6 或第 7 肋间）。安放完成后确定基线平稳，R 波清晰及心率数值稳定。

（4）再次告知患者扫描时需要根据口令完成屏气，避免形成呼吸运动伪影，不能自主配合屏气者，可由家属陪同协助，交代相应注意事项并为其做好辐射防护。

3. 检查后护理

（1）取下电极并轻柔撕下电极片。

（2）观察询问患者服用硝酸甘油后是否存在不良反应。

（3）其余同本节"四、检查后护理"。

（四）肝、胆囊、胰腺、脾、胃肠道

1. 检查前护理

（1）健康宣教：预约时应告知患者进行此检查前应先行 B 超、化验、胃镜等检查，再行 CT 检查，最后进行消化道钡餐检查。若已完成钡餐检查，则须将钡剂完全排出体外后再行腹部 CT 检查（建议 7 天后）。

（2）胃肠道准备：嘱患者检查前一餐尽量避免进食油炸、脂肪类、肉类食物，检查前禁食 4 小时，不禁饮，消化功能较差者适当延长禁食时间。年老体弱者胃肠道蠕动减慢，必要时给予清洁灌肠或口服缓泻药帮助排空肠道。急诊患者不要求禁食。对已行胃肠钡餐造影者必要时行腹部透视，了解钡剂排泄情况。

（3）口服对比剂准备：为减少图像伪影，提高图像分辨率，增加病变部位检出率，利于临床诊断和治疗，需要根据患者情况和检查需求合理选择口服对比剂（具体口服方法及优缺点见表 8-2-1）。不明原因的急腹症，怀疑或诊断为消化系统穿孔、梗阻、急性胰腺炎等临床禁食禁饮的急危重症患者无须胃肠准备。出血、严重腹水、排尿困难、心肺功能不全、体质较弱者可减少对比剂饮用量或选择产气剂进行胃肠准备。

表 8-2-1　临床常用的口服对比剂

对比剂类型	口服方法	优点	缺点
高密度对比剂（碘水）	用 10～20ml 浓度为 300mg/L 的碘对比剂加入 800～1000ml 温开水稀释，检查前 10～15 分钟饮用	CT 检查时显影良好，能标记被检器官，便于观察胃肠道走向	浓度过高、剂量较大时常遮蔽部分胃壁组织，对胃黏膜改变不能较好地显示；限制了对肿瘤的检出和浸润深度的判断
等密度对比剂（纯水）	检查前 10～15 分钟饮用 1000ml 纯净水	方便、价廉、无不良反应；不会产生伪影；是胃部 CT 检查最理想的对比剂，可与胃壁构成良好的对比，利于病变的诊断和分期	部分患者配合差，并且受重力的影响，仰卧位扫描时可能造成远端胃充盈不充分
低密度对比剂（产气剂）	检查前口服产气粉 2 包（6g）并给予 10ml 纯净水吞咽，嘱患者不能打嗝	成像简单便捷，成像质量高，可使胃壁充分扩张，对胃窦的充盈扩张优于水对比剂	

（4）检查前特殊药物：根据检查需求，必要时遵医嘱于检查前 10～15 分钟肌内注射盐酸消旋山莨菪碱（654-2）注射液 10～20mg。盐酸消旋山莨菪碱（654-2）注射液为胆碱能神经阻滞药，能对抗乙酰胆碱所致的平滑肌痉挛，使消化道的平滑肌松弛，以利于胃和肠管充分扩张，减少胃肠蠕动，防止产生运动伪影。颅内压增高、脑出血急性期、青光眼、幽门梗阻、肠梗阻、前列腺肥大、对本品过敏和尿潴留者禁用。

（5）呼吸训练：同前述"冠状动脉成像/胸痛三联征检查"检查前呼吸训练。

2. 检查中护理

（1）再次询问患者肠道准备情况、对比剂准备情况。

（2）协助患者上检查床，摆放体位。

（3）再次告知患者扫描时须根据口令完成屏气，避免形成呼吸运动伪影。

3. 检查后护理　同本节"四、检查后护理"。

（五）仿真肠镜

1. 检查前护理

（1）重点评估：排除月经期、妊娠期、肠出血等禁忌证，询问患者检查前一周是否做过 X 线钡餐检查。

（2）饮食准备：评估患者是否已行饮食准备，检查前 1 天三餐进食低渣/低纤维素食物，避免油炸、脂肪类、肉类食物，检查前 6～8 小时停止进食，检查前 2 小时停止饮水。

（3）肠道准备：评估患者是否已行肠道准备，肠道准备方法包括①检查前一晚 8 点将 1 袋复方聚乙二醇电解质散溶于 1000ml 温开水（禁开水）中，搅拌均匀后 1 小时内口服完，口服时保持走动，正常排便至没有便意才可睡觉；②检查当日早晨 4 点将 2 袋复方聚乙二醇电解质散溶于 2000ml 温开水（禁开水）中，2 小时内口服完，口服时保持走动，一般排便 5～8 次至排出淡黄色无渣水样便即可，如最后一次排出的为有形或有渣便则需要加服，总用量不宜超过 4 袋；③清洁灌肠，对于便秘、服用口服泻药效果不佳者，可提前 1 天清洁灌肠后再服泻药。

（4）检查前用药：扫描前 10～15 分钟肌内注射盐酸消旋山莨菪碱（654-2）注射液 10～

20mg，抑制肠道痉挛，降低管壁张力，充分扩张肠管，减少因肠蠕动而造成的伪影。颅内压增高、脑出血急性期、青光眼、幽门梗阻、肠梗阻及前列腺肥大、对本品过敏，以及尿潴留者禁用。

（5）呼吸训练：同前述"冠状动脉成像/胸痛三联征检查"检查前呼吸训练。

（6）清洁灌肠物品准备：肛管（8mm）或双腔止血导尿管（18～20号）、20ml注射器、血压计充气球囊、止血钳、液状石蜡（或生理盐水）、棉签、纱布、纸巾、治疗巾等。

2. 检查中护理

（1）协助患者上检查床，取左侧卧位，双下肢弯曲，臀下垫治疗巾，根据患者情况选择肛管或双腔止血导尿管，用液状石蜡（或生理盐水）充分润滑导管前端及肛门，螺旋式插入肛门6～10cm引出残留在肠腔内的黏液和粪便，使用双腔止血导尿管者应用20ml注射器向气囊内注入10～15ml灭菌注射用水加以固定避免脱出。

（2）连接充气球囊，向导管内注入气体1000～2000ml（肠梗阻患者略减），注入时询问患者感受，观察患者面色与生命体征，以及有无头晕、恶心、腹痛等症状，提醒患者若感到轻微腹胀及时告知。

（3）当患者感觉轻微腹胀则暂停注气，夹闭导管，协助患者取仰卧位，摆放体位。

（4）扫描中与技师一起观察肠道充气情况，如充气不理想，可再追加一次并观察患者情况，当患者诉腹胀明显时停止注气，夹闭导管，立即进行扫描，若肠腔内有液平面应取俯卧位再扫描。

3. 检查后护理

（1）扫描完毕检查图像质量符合要求后，通过导管抽出肠腔内气体，观察询问患者是否存在腹胀、腹痛、呃逆等症状，随后拔出尿管，清洁肛门。

（2）重点宣教：肌内注射盐酸消旋山莨菪碱（654-2）注射液的患者，应在肠蠕动恢复、肛门排气后进食，为避免低血糖的发生，可静脉补充液体。指导患者腹部胀气时，可按顺时针方向按摩，加速气体排出。腹胀明显者，应严密观察病情变化，指导其适当走动，告知患者如腹部异常、不适应及时就诊。

（3）其余内容同本节"四、检查后护理"。

（六）小肠低张血管成像

1. 检查前护理

（1）重点评估：有无完全性肠梗阻、造瘘、尿失禁、切除手术史、胰腺炎、出血、严重腹水等情况，检查前一周是否做过X线钡餐检查。

（2）饮食准备：嘱患者检查前1天不饮用含咖啡因、含酒精和含糖的饮料，不吸烟等，晚餐进少渣流质饮食后禁食。

（3）肠道准备：与仿真肠镜检查相同，检查前禁食、不禁饮，建议由家属陪同。

（4）口服对比剂：检查前遵医嘱为患者配制口服对比剂，即250ml甘露醇+1750ml水（温开水）=2000ml。第一种方法：第一次服用600ml，剩下的连续4次每间隔15分钟服用300ml，最后一次服用200ml；第二种方法：第一次服用500ml，剩下的连续5次每间隔15分钟服用300ml，使小肠肠腔充盈扩张；第三种方法：分5次服用，每间隔15分钟服用400ml，使小肠肠腔充盈扩张（或根据影像诊断具体要求服用）。

（5）检查前用药：与仿真肠镜检查相同。

（6）呼吸训练：同前述"冠状动脉成像/胸痛三联征检查"检查前呼吸训练。

2. 检查中护理

（1）协助患者上检查床，摆放体位。

（2）再次告知患者扫描时须根据口令完成屏气，避免形成呼吸运动伪影。

（3）和技师一同观察肠道充盈情况，若充盈不理想可追加 400ml 水再进行扫描。

3. 检查后护理 同本节"四、检查后护理"。

（七）输尿管、盆腔

1. 检查前护理

（1）重点评估：月经史及状态，询问患者有无妊娠及是否处于备孕状态。

（2）胃肠道准备：根据检查项目及诊断需求于检查前 1 天晚上口服泻药或于当日检查前 1 小时清洁灌肠，确保肠道内没有干燥粪块。

（3）膀胱充盈：告知患者膀胱只需轻度充盈，于检查前 4 小时、3 小时、2 小时分别口服对比剂 300ml，检查前 1 小时排空膀胱 1 次，再服用对比剂 300ml，患者自觉膀胱充盈后即可进行 CT 检查。

（4）必要时夹管：膀胱造瘘及插有尿管者应夹闭引流管，待膀胱充盈后再做检查。

（5）告知输尿管成像检查者，因需要进行延迟扫描，有尿意即可，不用太过充盈，以免在注射对比剂之后的延迟时间不能控制，导致对比剂排出而影响检查效果。

（6）呼吸训练：同前述冠状动脉成像/胸痛三联征检查前呼吸训练。

2. 检查中护理 同本节"三、检查中护理"。

3. 检查后护理 同本节"四、检查后护理"。

（八）脊柱及四肢关节

脊柱及四肢关节检查前应重点评估患者脊柱损伤程度、患病部位与活动度，选择合适安全的搬运方式。

六、特殊人群 CT 检查护理重点

（一）肺栓塞及主动脉夹层患者

1. 开启绿色通道 电话预约，医生陪同，护士告知家属相关事宜及注意事项，同时通知 CT 室人员做好检查准备。

2. 急救准备 患者到达检查室前准备好相应急救器材、药品、物品，随时启动应急程序。

3. 重点评估 意识、面色、血压、心率、呼吸、肢体活动、疼痛性质、疼痛部位、发病时间与发病过程。

4. 镇痛护理 遵医嘱给予哌替啶、吗啡等镇痛药，注意观察疼痛缓解情况、用药后的呼吸情况及有无尿潴留等不良反应。

5. 吸氧 根据患者需求及缺氧程度选择合适的给氧方式和氧气浓度，改善缺氧症状，缓解恐惧心理。

6. 呼吸训练　进行简单的呼吸训练,告知患者根据自身耐受程度进行,切忌过度屏气,如呼吸困难或疼痛严重,不必强求呼吸训练,直接进行屏气扫描。

7. 心电监护　维持生命体征及SpO_2的监测,保持患者生命体征的稳定。

8. 心理护理　对焦虑紧张的患者进行心理疏导,避免由于紧张情绪导致的心率加快,对于有疑问的患者及家属耐心讲解检查的必要性、检查方法及检查过程。

9. 正确搬运　指导正确转运患者,动作轻柔快速,避免大幅动作引起栓子脱落或夹层破裂。

（二）气管切开患者

1. 开启绿色通道　电话预约,医生陪同,护士告知家属相关事宜及注意事项,同时通知 CT 室内人员做好检查准备。

2. 急救准备　患者到达检查室前准备好相应急救器材、药品、物品,随时启动应急程序。

3. 评估患者　评估面色、意识、瞳孔、血压、SpO_2、呼吸频率、深度、气管插管位置、有无痰鸣音、是否需要吸痰、吸氧情况等。

4. 吸痰准备　检查前根据患者情况决定是否先吸痰再检查,严格掌握吸痰时机、方法和技巧。如需要吸痰,应先给予高流量氧气吸入,吸痰时按照先气管后口腔的原则。

5. 药物准备　对于不配合者遵医嘱给予镇静药物,对于不可中断的特殊治疗药物需要检查所用微量泵电池电量是否充足。

6. 心理护理　对焦虑紧张的患者进行心理疏导,避免由于紧张情绪导致的心动过速,对于有疑问的患者及家属耐心讲解检查的必要性、检查方法及检查过程。

（三）机械通气患者

1. 开启绿色通道　电话预约,医生陪同,护士告知家属相关事宜及注意事项,同时通知 CT 室人员做好检查准备。

2. 急救准备　患者到达检查室前准备好相应急救器材、药品、物品,随时启动应急程序。

3. 评估患者　评估意识、生命体征、SpO_2、机械通气插管位置、有无痰鸣音、是否需要吸痰、氧气管路、各种引流管及仪器设备的使用。

4. 呼吸机治疗护理　确认呼吸机模式和参数,清理气道,吸净口鼻及气道分泌物。

5. 药物准备　对于不配合者遵医嘱给予镇静药物,对于不可中断的特殊治疗药物需要检查所用微量泵电池电量是否充足。

6. 设备准备　妥善安置转运呼吸机、转运监护仪、微量注射泵等仪器,防止管道及线路拉扯,保证转运及影像诊疗过程中设备运行通畅。

7. 心理护理　对焦虑紧张的患者进行心理疏导,避免由于紧张情绪导致的心率加快,对于有疑问的患者及家属耐心讲解检查的必要性、检查方法及检查过程。

（四）多发外伤患者

1. 开启绿色通道　电话预约,医生陪同,护士告知家属相关事宜及注意事项,同时通知 CT 室人员做好检查准备。

2. 急救准备 患者到达检查室前准备好相应急救器材、药品、物品，随时启动应急程序。

3. 评估患者 评估心率、呼吸、血压、SpO_2 等生命体征，评估意识及躁动情况，评估有无肋骨、四肢、脊椎、颅骨等骨折，对于已明确和疑似的骨折部位在转运、过床、翻身时应重点保护。

4. 用物准备 检查床铺设一次性床单、床罩等，防止患者血液、体液、呕吐物、排泄物等污染外渗。

5. 安全搬运 指导正确转运患者，动作轻柔快速，避免造成二次损伤。

6. 注意保暖 多发伤患者常伴有失血性休克，大量液体输入易导致低体温综合征，需要注意加盖棉被。

（五）躁动患者

1. 评估患者 评估病史、神志状态、配合程度及心理状态。

2. 评估环境 评估检查室内温度是否适宜，光线是否柔和，根据患者情况调节室温至 18～22℃。

3. 合理安排检查时间 确认检查项目及患者到达时间，尽量减少患者在影像诊疗场所等待的时间。

4. 心理护理 对清醒患者给予语言抚慰，尽量平静患者情绪以取得配合。

5. 镇静镇痛评分 对于使用镇静镇痛药物者，应使用 Ramsay 评分法进行评估（表 8-2-2）。

表 8-2-2　Ramsay 评分法

分值	状态描述
1	患者焦虑、躁动不安
2	患者配合，有定向力，安静
3	患者对指令有反应
4	嗜睡，对轻叩眉间或大声听觉刺激反应敏捷
5	嗜睡，对轻叩眉间或大声听觉刺激反应迟钝
6	嗜睡，无任何反应

肌肉活动评分法由 Ricker 镇静-躁动评分（sedation-agitation scale，SAS）演化而来，该方法通过 7 项指标来描述患者对刺激的行为反应，对危重患者也有很好的可靠性和安全性（表 8-2-3）。

表 8-2-3　肌肉活动评分法

分值	描述	定义
7	危险躁动	无外界刺激就有活动，不配合，拉扯气管插管及各种导管，在床上翻来覆去，攻击医务人员，试图翻越床栏，不能按要求安静下来
6	躁动	无外界刺激就有活动，试图坐起或将肢体伸出床沿。不能始终服从指令（如能按要求躺下，但很快又坐起来或将肢体伸出床沿）

续表

分值	描述	定义
5	烦躁但能配合	无外界刺激就有活动，摆弄床单或插管，不能盖好被子，能服从指令
4	安静、配合	无外界刺激就有活动，有目的地整理床单或衣服，能服从指令
3	触摸、呼唤姓名有反应	可睁眼、抬眉、向刺激方向转头，触摸或大声叫名字时有肢体运动
2	仅对恶性刺激有反应	可睁眼、抬眉、向刺激方向转头，仅在恶性刺激时有肢体运动
1	无反应	恶性刺激时无运动

（六）婴幼儿患者

1. 患者评估　评估患儿的脉搏、呼吸、体温、血压等生命体征。

2. 风险评估　①评估患儿年龄、性别、认知能力等；②是否存在呼吸、神经、泌尿、消化及循环系统疾病，慢性疾病可增加患儿跌倒风险；③是否需要使用药物镇静，了解药物使用剂量和时间；④了解既往跌倒和受伤情况。可结合专科特色，参考或构建适合的评估工具。

3. 血管评估　婴幼儿血管较细，穿刺难度较高，建议在禁食、禁饮或使用镇静药物之前留置好静脉通路，避免出现血管干瘪塌陷加大穿刺难度或因为穿刺刺激影响镇静效果。

4. 环境准备　检查室温度适宜（22～24℃），光线柔和，地面平坦干燥，有防滑警示标识，检查床保护设施稳定性好。带患儿提前熟悉检查环境及室内外模拟通话操作流程，条件允许时可在等候室播放舒缓的儿童音乐来调节气氛，使患儿心情愉悦，轻松快乐地配合医师完成检查。

5. 患儿准备　检查前 20 分钟内勿喂奶或饮水，胃肠动力减弱的患儿还应适当延长时间，以免出现呕吐甚至引起窒息；嘱家长帮助患儿排空大、小便（需要保持膀胱或肠道充盈的检查除外）或者给患儿使用纸尿裤。

6. 镇静管理　对于 1 岁以上初步具备沟通理解能力且没有使用镇静药物的患儿，应鼓励家长与医护人员协作做好患儿思想工作，给予患儿喜爱的玩具等作为奖励，使患儿感受到被尊重、被关爱从而心情愉快主动配合检查。确需使用镇静药物者，嘱家属在检查当日小儿睡眠不必充足，以免影响麻醉镇静药起效；同时需要了解镇静药物的用量和给药时间，确保检查顺利完成。

7. 急救准备　转运抢救箱、复苏球囊、氧气袋等处于完好备用状态。

8. 家属准备　为陪同家属做好辐射防护并充分告知陪同检查注意事项。

9. 心理护理　向患儿家长介绍检查过程及注意事项，仔细告知其不良影响及防范措施，充分尊重其知情权和自主权，对焦虑不安的家长加以安慰。

七、CT 检查体位摆放标准

为获得高质量的同质化互通影像数据，准确的 CT 检查摆位、定位至关重要。护理人员按科室工作部署，承担或协助技师安全、准确地为受检者进行摆位、定位的工作。体位摆放前认真核实申请单、明确检查目的、确定检查部位,按受检部位要求规范化进行体位摆放,精确设定正中线、横线及侧线定位灯,各检查部位摆位标准(表8-2-4)。

表8-2-4 放射科CT检查体位摆放标准

部位	检查范围	体位设计	注意事项
颅脑与鞍区	前床突至后床突	头部先进,取仰卧位;头置于头托内,下颌内收;轴线为听眦线,冠状面为外耳孔前缘齐平	指导患者不要做吞咽、呵欠、咳嗽等动作
颞区与内听道	下颌髁状突后缘至岩锥后外侧	头部先进,取仰卧位;头置于头托内,下颌内收;轴线为听眦线,冠状面为外耳孔前缘与听眦线的垂直线	注意检查有无助听器
眼与眼眶	眶上缘至眶下缘	头部先进,取仰卧位;头置于头托内,下颌内收;轴线为听眦线,冠状面为外耳孔前缘齐平	指导患者闭眼并保持眼球固定不动
鼻与鼻窦	额窦上缘至蝶窦下缘	头部先进,取仰卧位;头置于头托内,下颌内收;轴线为听眦线,冠状面为外耳孔前缘	指导患者检查时不要做吞咽、呵欠、咳嗽等动作
鼻咽	海绵窦至上颌骨上齿槽	头部先进,取仰卧位;头置于头托内,下颌稍抬起;轴线为听鼻线垂直,冠状面为外耳孔前缘	指导患者检查时不要做吞咽、呵欠、咳嗽等动作
口咽	上颌骨上齿槽至舌骨	头部先进,取仰卧位;头置于头托内,下颌稍抬起;轴线为听眦线,冠状面为外耳孔前缘	指导患者检查时不要做吞咽、呵欠、咳嗽等动作
颌面部	上齿槽至颅底	头部先进,取仰卧位;头置于头托内,下颌稍抬起;轴线为听眦线,冠状面为外耳孔前缘	上下颌三维重建时嘱患者嘴微张
咽喉	会厌中部到环状软骨中部	头部先进,取仰卧位;头置于头托内,头略上仰;轴线为听鼻线垂直,冠状面为外耳孔前缘	指导患者检查时不要做吞咽、呵欠、咳嗽等动作
腮腺	蝶鞍至下颌角	头部先进,取仰卧位;头置于头托内,头略上仰;轴线为听鼻线垂直,冠状面为外耳孔前缘	指导患者检查时不要做吞咽、呵欠、咳嗽等动作
甲状腺与甲状旁腺	舌骨下缘至主动脉弓上缘	头部先进,取仰卧位;头置于头托内,头略上仰;轴线为听鼻线垂直,冠状面为外耳孔前缘	指导患者检查时不要做吞咽、呵欠、咳嗽等动作
胸部	整个胸廓,上界包括肺尖,下界包括肋膈角	取仰卧位,双臂上举;轴线为下颌处,冠状面为腋中线	指导患者深吸气后屏气,每次吸气量保持一致
心脏	主动脉向下到心底,包含整个心脏	取仰卧位,双臂上举;轴线为下颌处,冠状面为腋前线	指导患者深吸气后屏气,安放电极,必要时舌下含服硝酸甘油
上腹部	膈顶以下,包括肝、胆、胰、脾、肾、胃	取仰卧位,双臂上举;轴线为双乳头连线,冠状面为腋中线(肥胖或腹水患者应酌情调整)	指导患者深吸气后屏气,每次吸气量保持一致
肾	双肾上级至下级	取仰卧位,双臂上举;轴线为剑突上缘,冠状面为腋中线	指导患者深吸气后屏气,每次吸气量保持一致
肾上腺	第11胸椎下缘至第1腰椎下缘	取仰卧位,双臂上举;轴线为剑突下缘,冠状面为腋中线	指导患者深吸气后屏气,每次吸气量保持一致
下腹部(盆腔)	髂嵴平面向下至盆底	取仰卧位,双臂上举;轴线为剑突与脐连线中点	指导患者深吸气后屏气,每次吸气量保持一致
前列腺	耻骨联合下缘1cm至前列腺上缘	取仰卧位,双臂上举;轴线为剑突与脐连线中点	指导患者深吸气后屏气,每次吸气量保持一致
颈椎	颅底层面向下至第1胸椎上部层面	取仰卧位;头置于头枕内,下颌稍上仰,使颈椎保持正常生理曲度;轴线为眉间线	指导患者检查时不要做吞咽、呵欠、咳嗽等动作
胸椎	第7颈椎向下至第1腰椎上部	取仰卧位,双臂上举;胸椎保持正常生理曲度;轴线为下颌处,冠状面为腋后线	尽量脱去较厚衣物

续表

部位	检查范围	体位设计	注意事项
腰椎	第 12 胸椎向下至第 1 骶椎上部	取仰卧位，双臂上举；在腰部下方垫一软枕，使腰椎保持正常生理曲度；轴线为剑突下缘，冠状面为腋后线	尽量脱去较厚衣物
髋关节	髋白上方 2cm 向下至股骨小转子下缘	取仰卧位，双臂上举；双足跟稍分开足尖内旋并拢；轴线为剑突与脐连线中点	尽量脱去较厚衣物
双手及腕关节	病变组织及相邻关节	头部先进，取俯卧位；双臂上举平伸，双手间隔 5cm；轴线为指尖	指导患者手指并拢，手心向下，两中指末端连线与检查床中轴线垂直
肩关节、胸锁关节及锁骨	病变组织及相邻关节	头部先进，取仰卧位，双臂自然平伸置于身体两侧掌心向上	双手手心向上，使肩关节外旋
肘关节及上肢长骨	病变组织及相邻关节	单侧肘关节可采用仰卧位，头部先进，患侧上臂上举与头侧双手手心向上，上臂向床面正中靠拢（患者无法上举可采用双上臂自然平伸置于身体两侧，双手手心向上，身体置于床面正中）	无法上举者需要指导患者屏气
下肢	髂嵴到足背	足先进，取仰卧位；双臂上举或自然放到腹侧；轴线为足尖以外	根据患者需求膝下垫软枕，以保持稳定
膝关节	病变组织及相邻长骨	足先进，取仰卧位，双下肢伸直并拢，足尖向上；轴线为小腿近端	根据患者需求膝下垫软枕，以保持稳定
足部、踝关节	踝关节、足部及周围软组织	足先进，取仰卧位；双足跟略分开而足尖向内侧旋转并拢，足尖向上，双足跟连线与检查床中轴线垂直双足跟稍分开足尖内旋并拢，检测足踝置于床面中心；轴线为足尖以外	

（程　琳　程伊莲　胡　静　冯　望）

第三节　MRI 检查护理技术及操作流程

一、检查前评估

（一）患者

（1）核对患者基本情况，包括姓名、性别、年龄、检查项目、ID 号，评估目前生命体征是否平稳，神志意识是否清楚等。

（2）询问患者现病史、既往史、检查史、用药史、过敏史、家族史等。

（3）检查部位：评估患者是否已完成该部位检查需要进行的相关准备，如腹部器官检查者需要禁食、禁饮 6～8 小时等。

（4）风险筛查：①有无检查禁忌证；②是否携带任何含金属的设备；③是否属于跌倒等事件发生的高危人群（如幼儿、老年人及躁动患者等）。

（5）行增强检查者需要评估患者是否使用过类似对比剂，以及患者血管穿刺条件。

（6）是否具有较好的理解能力与配合能力，是否需要有人陪同等。

（7）心理状态：是否表现出焦虑、紧张情绪等。

（二）医护人员与陪同人员

（1）医护人员：是否具备风险评估与急救能力。

（2）陪同人员：是否具有较好的理解与配合能力。

（三）环境

（1）各类检查设备、警示标志、急救设备与物品、药品等是否准备齐全。

（2）检查室内空气流通，空气消毒设备性能良好，处于备用状态。

二、检查前准备

（一）常规准备

1. 登记预约 患者凭借检查申请单进行预约登记，须核查申请单项目是否与医嘱相符合，告知患者检查具体位置及到检时间。急危重症患者可由临床医生电话预约。

2. 预检分诊 分诊人员接到检查申请单后查看到检号，指引患者到检查室相应区域等候检查。

3. 信息核查 同本章第二节 CT 检查前准备中的信息核查。

4. 磁场安全管理 严格执行 MRI 检查禁忌证筛查工作、去除铁磁性物品及安全检查工作，落实 MRI 磁场安全管理措施（表 8-3-1）。

（1）禁忌证筛查：仔细询问患者手术史、既往史、检查史，确认无 MRI 检查相关禁忌证。MRI 检查绝对禁忌证：①普通心脏起搏器；②金属义眼、义肢；③人工耳蜗；④胰岛素泵；⑤妊娠 3 个月以内的妊娠期女性。MRI 检查相对禁忌证：①体内置有心脏支架、人工关节等弱磁性金属植入物；②高热患者；③昏迷、神志不清、精神异常、易发癫痫或心搏骤停者；④严重外伤、幽闭恐惧症、幼儿及不配合的受检者应慎重扫描。检查部位为盆腔的女性患者应询问其是否安置金属节育环，须告知患者取环后再行检查。

（2）去除铁磁性物品：进入机房前要求患者及陪同家属取下身上所有铁磁性物品，包括可摘除的义齿、钥匙、手表、手机、发夹、金属纽扣，以及磁性物质和电子器件等；某些化妆品含有微量金属，因此须告知化妆患者检查前卸妆。卧床患者应仔细检查患者身上有无相关金属异物，如金属材质的气管插管、胃肠减压装置内的金属弹簧、颈托、心电极片、尿袋上的别针、夹闭引流管路的止血钳、牵引秤砣等，检查床单位上有无心电监护仪、脉搏血氧饱和度仪、氧气瓶等。

（3）安全检查：患者及家属去除金属物品后，指引患者及家属通过金属探测仪或铁磁性探测系统扫描检查，确定无金属异物后，指引患者至检查候诊区等候检查。

表 8-3-1 MRI 磁场安全管理措施

禁忌证分类	具体内容	处理措施
绝对禁忌证	未获得"MRI 中特定条件下安全"的心脏起搏器；人工耳蜗；不明材质的体内金属植入物；早期妊娠患者；既往出现钆对比剂严重不良反应的患者	禁止进行 MRI 检查

续表

禁忌证分类	具体内容	处理措施
相对禁忌证	心脏支架、人工瓣膜、钢钉、钢板等植入物；发热患者（体温>38.5℃）；既往出现钆对比剂中度不良反应的患者	经评估后进行 MRI 检查或安排至 ≤1.5T 的 MRI 检查室进行检查
携带设备	24 小时动态心电监测仪、24 小时血压监测仪、胰岛素泵、非专用监护仪、输液泵、负压引流装置等	全部取下后才可进行 MRI 检查
自带物品	金属药贴、磁疗内裤及其他金属物品	全部取下后才可进行 MRI 检查

5. 心理护理 向患者及陪同人员讲解检查目的、检查过程、检查时间、检查中注意事项，以缓解其紧张情绪，取得配合。

6. 镇静护理 对于不配合、躁动、幽闭恐惧症、婴幼儿等检查前需要给予镇静的患者，须根据上一位检查患者的检查时长合理选择镇静时机，镇静后优先安排检查。

（二）增强检查准备

除完成常规准备外还须进行以下准备工作：

1. 签署知情同意书 仔细询问患者手术史、既往史、检查史、用药史、现病史、过敏史等，了解是否存在钆对比剂使用相关禁忌证，包括绝对禁忌证或相对禁忌证，告知患者及家属 MRI 增强检查的目的、存在的风险及救治方案，完成对比剂知情同意书及高风险患者使用对比剂知情同意书的签署。

2. 留置针穿刺 护士在穿刺前、中、后须仔细核对患者姓名、ID 号，确认检查项目，询问患者是否有晕针情况，根据检查项目及患者血管情况选择型号合适的耐高压留置针。

3. 高压注射器 安装高压注射器管路，严格按照操作流程排尽空气，保证高压注射器运行完好，管路通畅。

4. 急救药品及物品 由于 MRI 对铁磁性物品的要求严格，不允许电子设备、仪器及其他铁磁性物品进入，所以 MRI 应设立独立抢救室，常备各类仪器、抢救物品及药品，固定放置，定期查对。护理人员应熟悉抢救药品的药理作用、常用剂量及使用方法，熟练使用抢救器械。如果患者发生了对比剂不良反应，立即启动抢救预案，将患者转移到抢救室处理并向临床医生及家属说明不能在检查室抢救的原因。

5. 心理护理及健康宣教 重点告知患者及家属增强检查的目的及注意事项、合理水化的重要性，注射对比剂后可能出现的不适现象及不良反应（如恶心、呕吐、皮疹等），进行针对性护理，消除患者紧张、焦虑等不良情绪。

三、检查中护理

（一）平扫检查中护理

（1）信息核查：护士与技师进行双人核对，确认患者本人和申请单上信息一致。

（2）协助患者进检查室、上检查床，避免坠床或跌倒；携带引流管者，注意管道妥善放置，避免管道滑脱，胸腔闭式引流注意夹闭引流管。

（3）体位设计：根据检查部位不同，设计不同的体位，安放合适线圈，确保患者的舒适性，叮嘱患者检查时间较长勿移动身体变换体位。

（4）健康宣教：告知患者检查中双手不可交叉，也不可与身体其他部位的裸露皮肤直接接触，以免形成闭合回路导致灼伤。告知患者裸露皮肤不能直接接触磁体内壁及线圈插座等，以免灼伤。

（5）噪声隔离：为患者佩戴耳塞或 MRI 专用耳机以减少噪声刺激。

（6）注意保暖：检查时注意保暖，避免患者着凉。

（7）心理护理：进检查床时关注患者心理情况，安抚患者，告知其不要紧张害怕，如有不适可挤压报警球，工作人员会及时进行处理。

（8）严密观察：检查过程中，护理人员应通过检查窗严密观察检查室内患者的细微动作，及时询问患者感受，告知其如有不适可举手示意，避免出现意外。

（二）增强检查中护理

MRI 增强检查中护理除上述 MRI "平扫检查中护理"外，还要注意以下几点：

1. 管路连接　正确连接高压注射器管路，做到"一人一管一连接"，妥善固定患者肢体与管路，确保患者静脉通路与高压注射器连接的紧密性，避免检查中导管牵拉脱落。

2. 试注射　用 0.9%氯化钠注射液进行充分试注水，将手放到留置针尖的近心端皮肤，感觉液体在血管中明显的冲击力，做到"一看、二摸、三感觉、四询问"，观察穿刺部位及穿刺点远端是否有渗漏。

3. 健康宣教　告知患者推注对比剂后可能出现的身体感受，有陪同家属应告知其注意观察患者情况，出现异常及时呼救。

4. 密切观察　注射对比剂时密切监测注射流速及压力曲线，如有异常，立即停止注射，查找原因并及时处理。观察患者有无局部和全身症状，防止对比剂不良反应的发生。

四、检查后护理

（1）退出检查床并下降至合适位置（增强检查者应先分离管道），取下线圈，协助患者整理好衣裤，注意保护隐私。

（2）下检查床前询问患者有无不适，注意搀扶患者，防止低血糖、直立性低血压发生。

（3）健康宣教：指导增强检查者在观察区休息 30 分钟，如有不适及时告知护士；如无不适才可拔针离开，指导其正确按压穿刺点至少 10 分钟或不出血为止。根据患者病情指导其进行水化（每小时不少于 100ml）以加速对比剂的排泄。

（4）定时巡视：准备间护士定时巡视观察区，询问患者有无不适，发现不良反应及时处理。

（5）告知患者领取报告时间及地点，增强检查者应告知其继续水化和观察，如有不适及时就医。

五、常见部位检查护理流程

（一）头颈部与五官

头颈部与五官包含部位：颅脑与鞍区、颞叶与海马、眼与眼眶、**鼻与鼻窦**、颞骨及内听道、鼻咽、口咽、喉部、口腔颌面部、颈部血管等。

1. 检查前护理

（1）去除异物：去除头颈部所有异物，松开女性发结，取下活动性义齿，进行鼻咽、口咽、颌面部检查时，应在预约时告知患者尽量取下所有义齿（包括固定义齿）或在预约时进行初步扫描，确认影响程度。

（2）检查训练：为防止产生运动伪影，检查前指导患者在设备扫描时不要做吞咽、呵欠、咳嗽、转动眼球等动作，否则易导致病灶的遗漏和误诊。

（3）颌面部检查前须检查患者的张口程度，准备好咬合器，嘱患者舌尖轻抵门齿。

2. 检查中护理

（1）协助患者上检查床，摆放体位、安放线圈。

（2）再次告知患者扫描时保持制动，根据检查项目交代注意事项，避免形成运动伪影。

（3）婴幼儿或意识不清者需要用沙袋或头垫进行固定并请家属陪同。

（4）若患者因为颈部受伤等不能保持正中位，应及时告知技师，同时防止发生二次损伤而加重病情。

3. 检查后护理　同本节"四、检查后护理"。

（二）肺及纵隔

1. 检查前护理

（1）重点评估：评估患者的心肺功能，观察心电图有无异常、是否持续咳嗽。评估患者有无肩周炎、双手是否能长时间上举，是否存在听力障碍等。

（2）呼吸训练：评估患者有无听力障碍和理解障碍，正确指导患者如何配合在机器发出指令时完成屏气，耐心解释屏气的重要性。呼吸训练方式可分为4种：①用鼻慢慢吸气后屏气；②深吸气后屏气；③直接屏气；④直接捏住口鼻辅助。根据患者不同情况采取不同训练方式，重点强调呼气幅度保持一致，防止呼吸过深或过浅，可由陪同家属协助捏鼻完成屏气。

（3）建立静脉通路：因检查中双手上举时间较长，穿刺留置针时尽量避开肘关节。

2. 检查中护理

（1）取下头线圈，垫软枕，协助患者上检查床，摆放体位，安放线圈。

（2）再次强调屏气并嘱患者在检查中避免咳嗽及身体运动，以免造成运动伪影。

（3）对于精神紧张的患者，此时再次耐心指导患者检查时如何配合，允许家属陪同。

3. 检查后护理　同本节"四、检查后护理"。

（三）心脏、冠状动脉

1. 检查前护理

（1）物品准备：检查心电门控是否处于备用状态，准备脉搏血氧饱和度仪、心电监护仪、氧气及吸氧装置、计时器或手表等。药品准备：美托洛尔（倍他乐克）药片。

（2）询问患者相关病史，评估既往手术史（有无心脏搭桥、心脏支架，是否安装起搏器等）、既往病史（是否存在心律不齐），评估呼吸功能。

（3）心率控制：患者到达检查室先静息 10～15 分钟后测心率并根据设备性能情况选择心率要求标准。对静息心率 120 次/分、心律波动>3 次或心律失常，对 β 受体阻滞药无禁忌证者，在医师指导下服用 β 受体阻滞药，以降低心率和（或）稳定心率；必要时服药后再给予面罩吸氧 5～10L/min，采用脉搏血氧饱和度仪或心电监护仪持续监护，观察服药及吸氧前后心率或心律变化情况，待心率稳定后可检查。

（4）呼吸训练：同前述肺及纵隔检查前呼吸训练要求。

（5）记录数据：在申请单上准确记录患者身高、体重、血压、心率，方便技师扫描及处理时查看。

（6）备皮：观察患者需要连接电极片的位置，如有汗毛需要备皮。为防止电极片与皮肤连接不良，可用消毒湿巾拭去电极粘贴部位的皮肤油脂。

2. 检查中护理 取下头线圈，垫软枕，协助患者上检查床，摆放体位。

（1）连接电极：建议选择防磁专用电极片（普通电极片可能会造成皮肤灼伤）。连接心电门控：白色（胸骨左缘第 2 肋间），绿色（胸骨左缘第 4 肋间），红色（心尖位置）。

（2）妥善放置电极线，安放线圈时注意保持线路平整，询问患者感受，避免出现压力性损伤。

（3）将检查床升至最高处停留 10 秒，观察心电图波形，待平稳后再定位、进床。

（4）再次强调呼吸训练要求并嘱患者在检查中避免咳嗽及身体运动，以免造成运动伪影。

（5）对于精神紧张的患者，应耐心指导患者在检查时如何配合，允许家属陪同。

3. 检查后护理

（1）取下电极并轻柔撕下电极片。

（2）观察皮肤是否出现压力性损伤。

（3）其余同本节"四、检查后护理"。

（四）乳腺

1. 检查前护理

（1）检查预约：女性患者采用预约制检查，乳腺囊性增生病主要是由于女性体内雌激素、孕激素比例失调，其临床突出表现是乳房胀痛和肿块，疼痛与月经周期有关，在月经前疼痛加重。因此周期性疼痛时及乳腺穿刺后 3 天内不进行此检查。

（2）衣物更换：更换为病员服或自带可敞开式的棉质上衣，无拉链或纽扣的裤子，避免检查中出现压力性损伤。

（3）乳管内乳头状瘤的患者可有乳头溢液的现象，溢液通常是血性、暗棕色或黄色，检查前协助患者用温水拭去外溢的分泌物，避免污染检查线圈，必要时在线圈内铺上治疗巾。

（4）建立静脉通路：乳腺 MRI 通常需要注射钆对比剂，为避免药物容积率过高而影响图像质量，穿刺留置针时应选择病变部位的对侧肢体。同时基于检查体位的不便性应尽量选择安全适宜的注射部位，妥善固定留置针，保持管路通畅。

（5）线圈准备：根据患者体重及乳房大小选择是否铺设辅助垫，避免因乳房过大导致组织堆积于线圈底部影响扫描或诊断，也避免发生灼伤。

2. 检查中护理

（1）将检查床降至底部，协助患者上检查床取俯卧位，双乳自然悬垂于乳腺线圈的孔洞内，双手平行前伸或置于身体两侧并妥善安置患者头部、膝部、足部等部位，使其处于最佳舒适状态。根据情况选择是否在背部覆盖体线圈以保证图像质量。

（2）连接高压注射器管路并评估好进床距离，避免管路牵拉脱出。

（3）心理护理：仔细向患者说明乳腺检查的时长，以及俯卧位带来的体位不适、胸部及面部皮肤的压痕，告知其存在任何不适，及时告知工作人员。

（4）嘱患者在检查中避免咳嗽及身体运动，以免造成运动伪影。

（5）因该检查取俯卧位，通过监视器不便观察，扫描中应注意定时询问患者感受，尤其是在推注对比剂前后。

3. 检查后护理　推出检查床并将其降至最低，停留片刻后并询问患者情况无异常后才可协助患者起身，避免发生跌倒。其余同本节"四、检查后护理"。

（五）肝、胆囊、胰腺、脾

1. 检查前护理

（1）检查预约：采用预约制检查，发放检查宣教资料（纸质或多媒体），预约时嘱患者检查前 1 天清淡饮食，检查当日禁食禁饮 6～8 小时，消化功能较差者适当延长禁食时间。

（2）重点评估：患者有无肩周炎、双手是否能长时间上举，是否存在听力障碍和理解障碍等。

（3）呼吸训练：同前述肺及纵隔检查前呼吸训练要求。

（4）对于年老、体质衰弱、屏气困难或听力不佳无法听清呼吸指令者，请家属陪同辅助屏气或帮助提醒。

2. 检查中护理

（1）取下头线圈，垫软枕，协助患者上检查床，摆放体位。

（2）嘱患者在检查中避免咳嗽及身体运动，以免造成运动伪影。

（3）胆胰疾病的患者均有不同程度的疼痛，对于耐受力差、屏气差的患者给予关心与安慰的同时可采取加腹带及捏住口鼻的方法，使其被动屏气，保障检查顺利进行。

3. 检查后护理　同本节"四、检查后护理"。

（六）泌尿系统[磁共振尿路成像（MRU）]

1. 检查前护理

（1）检查前禁食 4 小时，检查前 2 小时大量饮水（500～1000ml），非尿路梗阻者可在检查前 1 小时服用利尿剂，以利于输尿管、膀胱充盈。

（2）为消除肠道液体影响及钡剂干扰，检查前指导患者做好肠道准备，遵医嘱口服泻药或清洁灌肠。

（3）呼吸训练：同前述肺及纵隔检查前呼吸训练要求。

2. 检查中护理

（1）取下头线圈，垫软枕，协助患者上检查床，摆放体位。

（2）嘱患者在检查中避免咳嗽及身体运动，以免造成运动伪影。

（3）其余内容同本节"三、检查中护理"。

3. 检查后护理　同本节"四、检查后护理"。

（七）下腹（盆腔、前列腺、直肠、肛门、膀胱）

1. 检查前护理

（1）饮食准备：检查前 3 天不服用含有重金属（铁、铋等）盐的药物或食物，检查前 1 天进食清淡易消化食物，检查当日尽量排净粪便，直肠、肛门检查者可遵医嘱口服泻药或进行清洁灌肠以保证检查效果。

（2）膀胱充盈准备：最佳膀胱充盈量为 300ml，指导患者在检查前 1～2 小时排空膀胱，检查前 30 分钟开始饮水 500～1000ml，使膀胱适度充盈。不宜过度充盈是由于一些前列腺疾病患者在检查期间随着膀胱的进一步充盈，患者难以忍受而出现躁动，导致图像产生运动伪影。另外过度充盈也不利于对膀胱肿瘤的分期。

（3）女性盆腔准备：预约时询问患者体内是否有金属节育环，须在取出后才可进行此项检查。

（4）药物准备：直肠、肛门、膀胱检查前 10～15 分钟肌内注射盐酸消旋山莨菪碱（654-2）注射液 10～15mg，抑制肠道蠕动，松弛肛门括约肌。

2. 检查中护理　同前述泌尿系统（MRU）检查中护理。

3. 检查后护理　同本节"四、检查后护理"。

（八）脊柱及四肢关节

1. 检查前护理

（1）评估患者脊柱损伤程度、患病部位与活动度，选择合适安全的搬运方式。

（2）评估患者是否能根据检查要求进行体位摆放，评估其疼痛程度，以及能否坚持完成检查，是否需要提前服用或注射镇痛药物。

（3）皮肤准备：询问患者身上是否粘贴或曾经粘贴膏药，如皮肤有膏药印记，检查前需要充分清洁皮肤，以免图像有伪影。

（4）检查外伤患者所穿戴的支具是否有金属异物，如有金属异物应提前取下。

（5）骶椎及髋关节检查前应嘱患者排空膀胱，女性患者需要取下金属节育环，小儿应脱去纸尿裤，以保证检查效果。

2. 检查中护理

（1）协助患者上检查床，选择对应线圈，摆放体位。

（2）四肢关节摆位时应注意将被检侧肢体置于床板中心，以保持磁场均匀性。

（3）可使用相应辅助固定装置使患者处于稳定体位，避免产生运动伪影。

3. 检查后护理　同本节"四、检查后护理"。

六、特殊人群 MRI 检查护理重点

（一）老年患者

（1）一般评估：查看患者精神状态，了解现病史、既往史等，评估患者是否能平稳步行及步行距离，是否使用轮椅、平车、拐杖等；糖尿病患者需要评估降糖药物的使用及进食情况。

（2）视力及听力：评估患者是否需要佩戴老花镜及有无使用助听器等，是否能听懂普通话及进行正常的语言沟通。

（3）心理及配合程度：评估患者情绪状态、配合程度、跌倒高危因素。对于无法自主配合完成影像诊疗的患者应由家属或医护人员全程陪同，提供帮助，评估家属的支持和关心程度。

（4）提醒老年患者等候检查时排尿、排便（需保持膀胱或肠道充盈的影像诊疗除外）。老年患者具有多病并存的特点，对于需要进行深呼吸、屏气等动作，需要特殊体位的影像诊疗，可由家属或医务人员协助；对于具有心血管疾病的患者应注意携带急救药物，如硝酸甘油。

（5）用适当语速和音量向患者讲解影像学检查的内容与注意事项，确认患者已了解，交流存在困难时由家属协助。条件允许时，可以组织患者观看相关宣教视频，使其尽可能了解和熟悉检查过程及相关注意事项。

（6）条件允许时，建议安排患者提前熟悉检查环境及进行室内外模拟通话，语言有障碍者可以给予报警球，以便患者在检查中出现不适时第一时间提醒医护人员。

（7）对于严重焦虑及紧张、对陌生环境有抵抗者可让患者适当配备其熟悉的物品，以增加舒适感，减轻焦虑不安和抵触情绪；对于无法缓解者应与医师一起评估是否需要使用镇静或催眠药物，以及进行影像诊疗的可行性。

（二）幽闭恐惧症患者

（1）检查预约：预约时了解患者是否患有幽闭恐惧症，发放健康宣教资料，包括 MRI 检查简介，检查前、中、后配合要点及患者交流，嘱患者自行学习相关内容。

（2）环境准备：在检查过程中，营造安静、舒适及干净整洁的检查环境。

（3）全面评估患者：与患者充分沟通，告知检查的必要性，帮助患者全面分析其性格与疾病产生的关系，减轻患者对检查的恐惧，使其主动配合完成检查。同时指导患者避免单独处于幽闭、狭小的空间。

（4）系统脱敏治疗：与患者合理沟通，先让患者对检查床近距离进行观察，提高患者对检查设备及环境安全性的认知，告知患者全身放松的方法，如深呼吸等，通过心理暗示及放松训练消除患者对检查的恐惧及顾虑。

（5）按要求摆好体位，与技师充分沟通后在不影响检查效果的前提下可以适当改变体位（如仰卧位改为俯卧位，头侧先进改成足先进），必须头侧先进的体位时可以嘱患者闭上眼睛或戴上眼罩，避免患者看到磁孔产生压抑感，再缓慢将患者送入磁体腔。

（6）噪声管理：预先告知患者检查时有几种不同的声音，避免患者对噪声不适应，使用一次性耳塞等工具堵塞患者双耳，减轻噪声，配合舒缓、放松的音乐以缓解患者紧张状态。

（7）允许 1～2 名陪检者在场，指导陪检者语言安抚患者，也可让陪检者握住患者非检查的身体部位，帮助患者消除恐惧感。

（8）指导患者检查时有任何不适及时告知医师，工作人员可与患者保持对话，鼓励患者坚持完成检查。

（9）药物控制：如经过以上训练仍不能完成检查者，经患者及家属同意后可遵医嘱使用镇静剂，以协助其完成检查。

（三）急危重症患者

（1）电话预约：临床医生评估患者病情，评估 MRI 检查的风险与必要性，电话联系 MRI 室，检查室人员确认患者信息、气管套管材料性质，有无 MRI 检查禁忌证等，由临床医生陪同患者到达检查室，完成信息登记。

（2）急救准备：患者到达检查室前准备好相应急救器材、药品、物品，随时启动应急程序。

（3）病情评估：评估患者病情，如神志、生命体征、气道是否通畅、有无气道危险，以及各种引流管、氧气管、氧气瓶、输液通路、牵引物品及秤砣等是否连接完好，评估患者配合程度，详细询问病史（手术史、检查史、过敏史），筛选高危人群和检查禁忌证。

（4）安全检查：查看患者留置的管路及床单位，如静脉留置针、输液通路、气管导管、吸氧面罩。检查各种引流管、电极片等，以及管路有无携带的金属物；床单位上有无氧气瓶、秤砣、牵引钩、别针等。患者携带的贵重仪器如监护仪、便携式脉搏血氧饱和度仪、微量泵、输液泵、胰岛素泵等不准带入磁体间，输液管路应给予夹闭或封管，携带的氧气瓶更换为 MRI 中心供氧或氧气枕供氧，连接延长吸氧管，调节氧流量，妥善固定并保持氧气管路通畅，确保去除所有金属物品。

（5）监护与支持：取下所有普通监护及生命支持设备，可采用心电门控/呼吸门控进行监护，或者应用 MRI 专用监护设备。需要机械通气者也应配备 MRI 专用呼吸机。

（6）吸痰准备：检查前根据患者情况决定是否先吸痰再检查，严格掌握吸痰时机、方法和技巧。如需吸痰，应先给予患者高流量氧气吸入，吸痰时遵守先气管后口腔的原则。

（7）搬运患者：协助搬运患者和陪同检查的医务人员及家属需要筛查禁忌证并去除身上所有金属物品。由医师、技师协助搬运患者至专用无磁检查床，搬运过程中注意观察患者所有管路，避免牵拉、折叠、脱落，搬运完毕后，再次检查和确认患者身上及床单位上无金属物品。

（8）心理护理：对焦虑紧张的患者进行心理疏导，避免由于紧张情绪导致的心率加快，对于有疑问的患者及家属耐心讲解检查的必要性、检查方法及检查过程。

（9）MRI 检查没有电离辐射，危重症患者检查期间建议医务人员及家属全程陪同。

（10）不能配合者遵医嘱给予药物镇静。

（四）癫痫患者

（1）重点评估：针对有癫痫病史的患者，在检查前应详细询问癫痫发作症状、发作时间、持续时间、有无规律、服药情况、诱发因素等；阅读检查申请单，预估检查所需时长，评估患者是否能完成本次 MRI 检查。

（2）院内沟通：对于癫痫频繁发作的患者，护士应与临床医生沟通，告知其癫痫患者 MRI 检查中发作的风险，于检查前进行对症处理，待症状控制后再检查，建议由医生陪同。

（3）心理护理：癫痫患者因反复发作，治愈困难，给患者及家属带来巨大的经济负担和精神压力。应加强与患者的沟通，给予心理辅导，告知患者 MRI 检查的必要性、注意事项、检查时间及配合要领。检查前应告知患者适当进食，避免饥饿与脱水；避免过度疲劳，保持充足的睡眠；勿大量饮水；禁饮酒；防止滥用药物与突然停药等。

（4）环境及物品准备：MRI 机房温度设置在 18～24℃，检查区光线柔和舒适，通风良好；准备眼罩，减少光线的刺激；准备棉球或耳塞。尽量减少刺激，防止患者癫痫发作。检查前让患者进检查室感受 MRI 噪声的特点，评估是否能适应。

（5）注意保暖，指导患者将报警球握在手中，检查中出现发作先兆或不适及时按报警球或喊话、手势示意。

（6）检查中定时巡视观察，医护人员陪同，适当给予肢体约束，出现癫痫发作立即停止检查，必要时备氧气袋持续给氧，监测脉搏血氧饱和度。

（7）药物控制：对于癫痫频繁发作的患者，检查前遵医嘱给予缓慢静脉推注地西泮后立即检查。同时技师、护士加强观察，防止患者出现呼吸抑制。备好急救物品、药品。

（8）检查结束评估患者病情，由专人陪同离开。

（五）躁动患者

（1）开通绿色通道：提前电话预约，对于躁动的患者，护士应与临床医生沟通，告知躁动患者在 MRI 检查中的风险、检查相关事宜、检查时长等，建议由医师陪同到 MRI 室检查。

（2）患者评估：阅读检查申请单、核对信息、询问病史，评估病情及配合程度。了解患者躁动的原因，如颅脑外伤（额叶或颞叶脑挫伤、蛛网膜下腔出血等）、术后疼痛、颅内压增高、缺氧（气道分泌物阻塞气道）、昏迷患者尿潴留、管道的刺激（气管插管、气管切开等）等。

（3）环境及物品准备：声、光、冷的刺激可诱发患者躁动，检查前调节室温适宜、光线调暗、准备好棉球或耳塞，尽量减少刺激。

（4）安全检查：检查和妥善固定好留置的各种管路，去除所有金属物品和携带的仪器，向陪同家属询问无 MRI 禁忌证后，待其取下金属物品，协助搬运患者至钛合金转运床，如有吸氧需求，给予更换延长氧气管，连接吸氧装置，确保吸氧管路通畅。

（5）镇静镇痛准备：根据上一位检查者的时间遵医嘱选择用药时机，提供护理干预，待患者安静后立即安排就检。

（六）婴幼儿

（1）检查预约：预约时初步评估患儿病情、配合程度、精神状态，以及家属配合及理解程度；询问是否曾使用镇静药物，以及镇静效果如何；对镇静效果差、配合度差的患儿，可建议家属在检查前晚对其进行睡眠剥夺，以提高检查当日镇静效果。

（2）家属的沟通：向家属交代由于 MRI 检查环境的特殊性、设备噪声大、检查耗时长等因素，检查很难达到一次性成功，希望家属要有耐心，积极配合护士做好检查前的准备。告知家属镇静的目的、方法、重要性及配合技巧，检查时可由家属陪同。

（3）环境准备：有条件者可设置儿童机房，温馨可爱的布置能减轻患儿恐惧感，在检查前带患儿参观，熟悉环境。

（4）饮食要求：婴儿检查前 30 分钟不可过多喂奶，防止检查时溢乳导致窒息发生。需行监护麻醉者需禁食、禁饮 4~6 小时。

（5）婴幼儿患者检查前应更换纸尿裤。

（6）小儿镇静

1）镇静目的：由于 MRI 检查时间长，噪声大，检查部位需要严格制动，患儿对检查环境陌生、对庞大机器感到恐惧，大多患儿不能配合。为了顺利完成检查，提高图像质量，需要给患儿使用镇静药，以达到制动效果。

2）镇静药物准备及注意事项：请家属先到儿科门诊或是相关住院科室，由出诊医师或住院医师根据患儿具体情况开具镇静药，严格遵医嘱按照患儿体重计算药物使用量，待患儿熟睡后再检查。

3）指导或协助家属在患儿入睡前取出身上一切金属物品，技师与护士共同确认无金属异物的存在。可在入睡前给患儿戴上降噪耳塞。

4）需增强检查者，应在镇静前穿刺留置针。

5）护士根据设备检查情况合理安排患儿镇静时间，一旦熟睡立即安排检查，避免重复使用镇静药。

6）镇静失败的处理：①指导家属回去后使用睡眠剥夺法，尽量让患儿少睡眠，第 2 天再继续遵医嘱用药，再行检查；②根据患儿情况，可在医生指导下追加使用静脉给药的镇静剂；③上述均未成功，患儿又必须进行该检查时，请麻醉医师给予基础麻醉，协助进行检查。

（7）急救准备：转运抢救盒、复苏球囊、氧气袋等处于完好备用状态。

（8）脑肿瘤伴颅内高压者应先采取降颅压措施，防止检查中患儿出现喷射性呕吐而造成窒息与吸入性肺炎。

（七）胎儿

（1）检查预约：采用预约制检查，评估孕妇的一般情况及配合程度，评估孕周是否适合进行此检查，因胎儿畸形的形成是一个动态发展过程，未发展到一定程度时，有可能不被 MRI 所显示，同时基于伦理学的要求，妊娠早期（妊娠 12 周以前）禁止进行胎儿 MRI 检查，推荐妊娠 20 周以后进行比较具有诊断意义。为保证孕妇最佳状态，一般将胎儿 MRI

预约安排在上午。

（2）发放宣教资料：发放呼吸训练宣教视频及胎儿 MRI 检查温馨提示，仔细告知孕妇及其家属相关注意事项：①检查前自主进行呼吸训练，请家属协助观察屏气期间胎儿是否有活动；②每天定时监测胎儿活动时间及次数；③妊娠晚期长时间仰卧可能出现背部不适，建议寻找舒适体位以便顺利完成检查，并于检查当天告知检查室工作人员。

（3）肠道准备：检查前 1 天进食清淡易消化食物，检查当日尽量排尽粪便，可适量进食早餐，不可过饱；检查前 30 分钟排空膀胱。

（4）药物准备：检查前 1 天停止服用妊娠期维生素及铁剂。

（5）资料准备：检查当天携带胎儿系统超声报告和最近一个月的 B 超检查结果至检查室。

（6）知情同意书签署：充分讲解胎儿 MRI 的优势、重要性及其中的风险因素，签署胎儿 MRI 检查知情同意书。

（7）环境适应：让孕妇熟悉检查的环境和空间，使其在检查前有充分的思想准备，以便更好地配合。

（8）孕妇体温相对较高，由于射频脉冲引发的热效应及检查过程中反复吸气屏气，易导致其发热出汗，检查前嘱其需更换无金属异物、吸汗的棉质衣物。

（9）根据孕妇情况给予低流量氧气吸入。

七、MRI 检查体位摆放标准

护理人员按科室工作部署，承担或协助技师安全、准确地为受检者进行摆位、定位工作。体位摆放前认真核实申请单、明确检查目的、确定检查部位，按受检部位要求规范化进行体位摆放；严格按照"三中心"原则进行定位。针对不同检查部位摆放标准体位（表 8-3-2）。

表 8-3-2　放射科 MRI 检查体位摆放标准

部位	线圈选择	体位设计	注意事项
颅脑	头相控阵线圈或头颈联合线圈	头部先进，取仰卧位；定位中心对准眉间线	头部两侧用海绵垫固定
鞍区		头部先进，取仰卧位；定位中心对准眉间线	头部两侧用海绵垫固定
垂体		头部先进，取仰卧位；定位中心对准眉间线	下颌内收，头部两侧用海绵垫固定
颞区与内听道		头部先进，取仰卧位；定位中心对准鼻根部	下颌内收，头部两侧用海绵垫固定
眼与眼眶		头部先进，取仰卧位；定位中心对准眶间线	指导患者闭上双眼，眼球不要转动，头部两侧用海绵垫固定
颅底、鼻窦及鼻咽部	头颈联合线圈	头部先进，取仰卧位；定位中心对准鼻尖	指导患者不要做吞咽动作，颈部两侧用海绵垫固定
咽喉部		头部先进，取仰卧位；定位中心对准甲状软骨	协助将头后仰，指导患者不要做吞咽动作

续表

部位	线圈选择	体位设计	注意事项
上腹部		取仰卧位，双手上举；定位中心对准线圈中心及剑突下 2~3cm	指导患者深吸气后屏气，屏气时间>20 秒，每次吸气量保持一致
肾		取仰卧位，双手上举；定位中心对准线圈中心及脐	指导患者深吸气后屏气，屏气时间>20 秒，每次吸气量保持一致
泌尿道（磁共振水成像）		取仰卧位，双手上举；定位中心对准线圈中心及脐	指导患者深吸气后屏气，屏气时间>20 秒，每次吸气量保持一致，检查前 30 分钟排尿
下腹部（盆腔）	体部相控阵线圈	取仰卧位，双手上举或不交叉放于胸前；定位中心对准线圈中心及耻骨联合上缘上 2cm	检查前 30 分钟排尿
前列腺		取仰卧位，双手上举或不交叉放于胸前；定位中心对准脐和耻骨联合连线 1/3 处前列腺中点	检查前适当充盈膀胱
直肠		取仰卧位，双手上举或不交叉放于胸前；定位中心对准耻骨联合上缘连线处	检查前 10~15 分钟肌内注射盐酸消旋山莨菪碱（654-2）注射液并排尿，检查当日需排便
胎儿	体部相控阵线圈	取仰卧位，双手上举或不交叉放于胸前；定位中心对准肚脐	指导患者深吸气后屏气，吸氧，向患者交代报警器的使用
心脏	心脏专用线圈或体部相控阵线圈	取仰卧位；定位中心对准线圈中心及第 3 肋间隙	正确连接电极，妥善安置心电门控，避免压力性损伤
乳腺	乳腺专用环形线圈	头部先进，取俯卧位，双乳腺悬于线圈两孔内；双手上举或置于身体两侧；定位中心对准乳房上缘 1/3 处	额下垫软枕，妥善安置固定患者双手，使患者处于最佳舒适状态
颈椎	头颈联合线圈或脊柱相控阵线圈	头部先进，取仰卧位；定位中心对准下颌角水平或第 3 颈椎位于线圈中心	颈部两侧用海绵垫固定，保持颈椎在同一矢状平面上
胸椎	脊柱相控阵线圈	头部先进，取仰卧位；定位中心对准颈静脉切迹与剑突连线中点	颈部两侧用海绵垫固定
腰椎	脊柱相控阵线圈	头部先进，取仰卧位；定位中心对准线圈中心及脐上 3cm	腰部下方放置腰椎垫
脊柱全长	头颈联合线圈及脊柱相控阵线圈	头部先进，取仰卧位；定位中心对准锁骨处	双手置于身体两旁，双手双足避免交叉形成环路
髋关节	体部相控阵线圈	仰卧位，头先进或足先进；双手不交叉放于胸前；定位中心对准线圈中心及髂前上棘与耻骨联合连线中点下 2.5cm 水平	检查前排空膀胱，双足轻度内旋或足尖并拢，用沙袋固定双踝，以便股骨颈较好显示
膝关节	膝关节专用线圈/包绕式柔性表面线圈	足先进，取仰卧位；中心对准线圈中心及髌骨下缘，戴耳机进行听力保护	被检侧膝关节屈曲 10°~15°，圈内填充海绵垫固定，沙袋固定小腿部
踝关节	踝关节专用线圈/包绕式柔性表面线圈	仰卧位，足先进；定位中心对准线圈中心及内外踝连线	患足置于床中心，足尖向前并加海绵垫固定，在胫骨处使用沙袋加压固定
肩关节	肩关节专用线圈/包绕式柔性表面线圈	仰卧位，头先进；定位中心对准线圈中心及喙突	沙袋固定，根据患者体型尽量将线圈放在检查床中心，肩关节紧贴线圈壁，掌心向内
臂丛神经	颈部专用线圈及体部相控阵线圈	仰卧位，头先进；定位中心对准下颌部	沙袋固定，掌心向内

续表

部位	线圈选择	体位设计	注意事项
上臂	体部相控阵线圈	仰卧位或俯卧位，头部先进；定位中心对准病变中心	如检查部位为上臂近端，嘱患者平躺，尽量将患肢放在检查床中心；如检查部位在远端，嘱患者俯卧，将上臂举过头顶，头偏向一侧，沙袋固定
肘关节	肘关节专用线圈/体部相控阵线圈	仰卧位，头部先进；定位中心对准肘关节正中	用沙袋将患肢和身体垫平并用沙袋固定
腕关节	腕关节专用线圈/头颈联合线圈	俯卧位，头部先进；定位中心对准腕关节正中	五指并拢伸直，用沙袋固定
大腿、小腿	体部相控阵线圈	仰卧位，足先进；定位中心对准病变	用沙袋固定，或者根据患者需求膝下垫软枕
双下肢血管	体表线圈及下肢专用线圈	仰卧位，足先进；定位中心对准踝关节	沙袋固定，双手举过头顶
足部	足踝关节专用线圈/头颈联合线圈	仰卧位，足先进；定位中心对准线圈中心及病变中心	沙袋固定

（程　琳　程伊莲　贺姝瑶　冯　望）

第四节　留置针穿刺技术操作规范

一、穿刺目的

（1）为拟行 CT 增强、MRI、X 线造影等的患者提供有效的给药途径。

（2）保护静脉，降低对比剂外渗率。

（3）发生对比剂不良反应或紧急意外情况时，作为抢救生命的用药通道。

二、操作步骤

（一）准备

1. 操作者　规范着装、戴口罩、洗手。

2. 用物准备　检查申请单、静脉留置针（建议选择直型耐高压安全型）、预充液（或 0.9%氯化钠注射液 5～10ml）、肝素帽、皮肤消毒液、止血带、一次性治疗巾、无菌透明敷贴、胶布、治疗盘（铺一次性治疗巾）、弯盘、无菌棉签、速干手消毒液、无菌手套、锐器盒、医用垃圾桶、生活垃圾桶、笔等。

3. 患者评估及准备

（1）询问患者病史、用药史、过敏史等。

（2）评估患者病情、心肺肾等功能、意识状态、自理能力、心理、认知及合作程度等。

（3）指导患者（或家属）在充分理解对比剂使用知情同意书内容后签字。

（4）根据检查项目、检查部位要求取下金属异物和高密度伪影物品；按检查要求指导患者做好相应准备，如空腹、水化、充盈膀胱等。

（5）嘱患者着宽松且能充分显露穿刺部位的衣物。

（6）评估穿刺部位皮肤及血管情况，选择合适的血管及留置针。

（7）根据检查项目及选用对比剂种类，估算对比剂使用量、注射速度。

（二）操作要点

（1）携检查申请单与患者（或家属）进行双向核查，核对患者姓名、性别、年龄、住院号（或门诊号）、检查目的、检查项目、检查方式等，做好解释工作，取得患者配合。

（2）检查用物是否齐全、是否在有效期内。

（3）协助患者取舒适体位，评估患者皮肤及血管条件、选择穿刺血管，将小垫枕置于穿刺部位下方，铺治疗巾，根据患者检查项目选择合适型号留置针，连接预充液排气备用。

（4）再次评估患者局部皮肤及血管情况，在穿刺点上方 10cm 处扎止血带，确认穿刺部位，松止血带，戴无菌手套。

（5）消毒：以穿刺点为中心，消毒范围直径≥8cm，待干。

（6）再次核对患者信息及检查项目，距穿刺点上方 10cm 处扎止血带（时间不超过 2 分钟），再次消毒皮肤，待干，将留置针与注射器连接紧密，再次排气并检查。取下针套，旋转松动外套管，调整针尖斜面。

（7）嘱患者握拳，绷紧皮肤，右手持留置针针翼，针尖保持向上，在血管上方使针尖与皮肤成 15°～30°角进针，见回血后，降低角度，顺静脉走向继续进针 1～2mm，将针芯后撤 2～3mm，持针座将针芯与导管全部送入血管。

（8）试通畅：松止血带，嘱患者松拳，推注预充液（或 0.9%氯化钠注射液），判断导管是否位于血管中，确认穿刺成功。

（9）撤除针芯：固定两翼，迅速将撤除的针芯放入锐器盒中，脉冲式正压推注预充液（或 0.9%氯化钠注射液）5ml，夹闭封管夹。

（10）正确固定：以穿刺点为中心用无菌透明敷贴无张力固定，穿刺点正对敷料中央，透明敷料与接头和皮肤充分黏合，妥善固定延长管、预冲管，标注穿刺日期和时间，脱下手套。

（11）再次核对患者信息，宣教饮水及留置针维护等注意事项，指引患者到检查地点候检，将检查申请单送入相应检查室，与跟机护士交接患者情况（血管情况、简要病情、配合程度等）。

（12）整理用物，洗手。

（三）注意事项

（1）严格无菌操作。

（2）做好患者的解释沟通、心理护理等工作，取得患者的配合。

（3）保持穿刺部位清洁干燥，观察有无渗血、红肿、堵管等。

（4）加强巡视，防止患者在候检过程中出现非计划性拔管等意外情况。

（黄超琼　冯　望）

第五节　高压注射器（泵）技术操作规范

一、插瓶式高压注射器（泵）操作规范（以 ulrich-CTmotion 高压注射器为例）

（一）工作原理

插瓶式高压注射器（泵）在使用时直接插瓶，通过滚子泵提供动力自动抽吸、自动排气及推注药液，减少抽吸药液及 0.9%氯化钠注射液的时间，提高工作效率。

（二）操作步骤

1. 准备

（1）操作者：规范着装、戴口罩、洗手。

（2）用物准备：检查申请单、高压注射器、治疗盘、注射管路及附件、对比剂、0.9%氯化钠注射液、治疗盘、弯盘、抢救车、速干手消毒液、剪刀、医用垃圾桶、生活垃圾桶、锐器盒。

2. 评估

（1）再次询问患者病史、用药史、过敏史，评估患者心肺肾等功能、意识状态、自理能力、认知及合作程度、心理情况等。

（2）评估穿刺部位有无红肿、疼痛及渗血渗液等情况，检查静脉管路是否通畅。

（3）再次核查患者是否完善检查前准备，所有准备完善后才可进行下一步操作。

3. 操作要点

（1）核对患者信息。

（2）长按开机按钮，直至注射器屏幕开启。

（3）打开注射器开关，屏幕出现对比度调节按钮，打开泵门。

（4）安装系统管路（内管）和患者管路（外管），安装完成后检查各感应部位是否卡好，关闭泵门。

（5）安装对比剂和 0.9%氯化钠注射液，进行排气。确认管路有无气泡，如有气泡，按手动排气/推注功能键，按住开始/暂停键不放，直至气泡完全排出。

（6）再次核对患者信息，连接患者留置针，打开留置针封管夹，预注射 10～20ml 的 0.9%氯化钠注射液，观察液体有无外渗，开启正常注射程序。

（7）注射完成后，核对患者信息，取下所有液体瓶，长按开门键，机器自动排出残留的液体并退出内管后开门，取下内、外管毁形后放入医用垃圾桶内。

（8）关闭注射器和终端电源，注射器充电。

（9）整理用物、洗手。

4. 注意事项

（1）高压注射器（泵）内管可使用 24 小时，需要每日更换。

（2）外管须一人一管一换，不可重复使用。

（3）更换管路时，严格无菌操作，防止管路污染。

（4）每天关闭注射器之后，用温热软毛巾清洁注射器各部位，重点清洁传感器。

（5）当设备发生故障时屏幕会出现黄色和红色两种报警，黄色故障一般为：药瓶未插好、管路未卡好、传感器未感知到等，并且屏幕上有相应显示，对照排除即可；红色报警可尝试重启设备以排除，如重启不能排除需要及时报修。

二、双筒高压注射器（泵）操作规范（以 OMStellantD-CE 高压注射器为例）

（一）工作原理

双筒高压注射器的驱动方式是针筒内活塞上下推动完成吸药推药的注射过程。

（二）操作步骤

1. 准备

（1）操作者：规范着装、戴口罩、洗手。

（2）用物准备：检查申请单、高压注射器、治疗盘、弯盘、注射管路及附件、对比剂、0.9%氯化钠注射液、抢救车、速干手消毒液、剪刀、医用垃圾桶、生活垃圾桶、锐器盒等。

2. 评估

（1）再次询问患者病史、用药史、过敏史，评估患者心肺肾功能、意识状态、自理能力、认知及合作程度、心理情况等。

（2）评估穿刺部位有无红肿、疼痛及渗血渗液情况，检查静脉管路是否通畅。

（3）再次核查患者是否完善检查前准备，所有准备完善后才可进行下一步操作。

3. 操作要点

（1）核对患者信息。

（2）开机：打开屏幕开机按钮，直至指示灯点亮，进入安全界面。

（3）点击"继续"进入操作主页面。

（4）机头向上，将针筒插入注射头，机器自动排气至 0ml 位置。

（5）用吸药管（或吸药插针）抽吸所需对比剂和 0.9%氯化钠注射液，A 筒抽吸对比剂，B 筒抽吸 0.9%氯化钠注射液。抽吸药液完成后，连接三通连接管，较短一端连接 A 筒，较长一端连接 B 筒，机头朝上排尽针筒及连接管内空气，将注射头朝下。

（6）再次核对患者信息并将连接管另一端连接到患者留置针上，打开留置针封管夹。

预注射 10～20ml 的 0.9%氯化钠注射液，观察液体有无外渗。

（7）根据患者身高、体重、检查项目、对比剂浓度等设置注射方案；随后依次按下屏幕上的"锁定"和"备妥"键，设备提示是否已经排气，再按"确认"键后进入准备状态。

（8）按下屏幕或注射头上的黄色启动按钮进行注射，对应注射头尾灯常亮，注射完成后尾灯熄灭。

（9）注射完成后，再次核对患者信息，保持机头朝下，将患者留置针与连接管断开毁形，卸下针筒放入医用垃圾桶，活塞自动回缩，机器复原。

（10）使用结束后，关机复原，注射头向下放置。

4. 注意事项

（1）抽吸对比剂及 0.9%氯化钠注射液时注射头朝上利于排气，将管路连接患者留置针之前，必须排尽针筒、连接管、套管针等管路中残留的全部空气。注射期间注射头朝下避免空气进入血管。

（2）准备高压注射器时需要预留足够的管路长度，防止检查床移动时对静脉管路的牵拉。

（3）每天关闭注射器之后，用温热软毛巾清洁注射器各部位，重点清洁注射头机壳、按键板、针筒卡口及针筒活塞推杆。

（4）系统故障可能会导致患者受伤。如果出现系统故障，应按下电源开关立即切断设备电源，并断开设备与患者的连接。

（5）在使用前进和后退活塞控件时，确保断开患者与注射器的连接。

（6）每次使用高压造影注射器及附件前应检查包装和配套组件的完整性。如果无菌一次性包装已打开或损坏，或者使用组件已损坏则不能使用。操作过程中严格遵守无菌原则，遵循一人一管一丢弃原则。

（7）高压静脉注射可能导致对比剂外渗，应谨慎选择合适的注射流速，在注射前，再次核对注射参数是否正确。

（黄超琼　冯　望）

第九章 放射科专科应急预案

第一节 对比剂过敏性休克的应急预案

一、定义

对比剂过敏性休克是指患者在使用对比剂后，短时间内发生的一种严重的全身过敏反应，发生突然且剧烈，如不及时救治，会危及患者生命。

二、典型表现

对比剂过敏性休克的典型临床表现是严重胸闷、面色苍白、四肢湿冷、发绀、声音嘶哑、喉头水肿或有堵塞感、呼吸困难、抽搐、意识不清或丧失、血压下降、大小便失禁，甚至呼吸、心搏骤停等。

三、预防措施

1. 准备工作 放射科设立专用抢救室，配备完善的急救设施、监护设备，抢救药品准备齐全、性能完好。

2. 急救培训 增强放射科医务人员的急救意识和急救技能，加强对比剂理论知识学习和急救技术培训，定期进行不良反应抢救演练。

3. 病情评估 需要高度关注患者有无食物或药物过敏史、哮喘病史等，尤其是既往发生过对比剂过敏反应的情况。

4. 合理水化 建议在使用对比剂前4～6小时至使用后24小时内，给予患者水化。

5. 饮食要求 避免饥饿或饱餐状态下使用对比剂，除腹部检查或特殊患者外，其他常规检查均可适当进食。

6. 对比剂存放 对比剂存放条件必须符合产品说明书要求，一般在30℃以下避光保存，防止冻结和冷冻。

7. 对比剂的使用 合理选择对比剂，碘对比剂尽可能选择次高渗或等渗型，注射前将对比剂加温至37℃。

四、应急措施

（1）当发现患者出现过敏性休克时（注射对比剂过程中应立即停止注射），立即启动过敏性休克应急预案。

（2）检查技术人员负责拨打急诊科救治组、科主任及护士长电话并联系相关主管医生。

（3）护理人员快速建立静脉通路，输入 0.9%氯化钠注射液或乳酸盐林格液扩容，出现低血压时抬高患者下肢。

（4）保持气道通畅，迅速给予氧气面罩吸氧（6～10L/min），保持脉搏血氧饱和度 90%以上；必要时进行气道吸引，同时准备气管插管或气管切开用物。

（5）药物治疗：遵医嘱给予皮下或肌内注射盐酸肾上腺素（1∶1000），成人 0.5ml（0.5mg），必要时重复给药；儿童患者[6～12 岁：肌内注射 0.3ml（0.3mg）；6 岁以下：肌内注射 0.15ml（0.15mg）]。遵医嘱给予 H_1 受体阻滞剂，如盐酸异丙嗪 25～50mg 肌内注射或苯海拉明 25～50mg 静脉给药抗过敏，给予多巴胺升压等治疗。

（6）如有呼吸心搏骤停，立即给予心肺复苏。

五、人员分工

（1）当（值）班医师：负责现场指挥抢救，发现呼吸心搏骤停立即进行胸外心脏按压并根据患者病情下达口头医嘱。

（2）当（值）班技师：当（值）班技术人员停止扫描与高压注射、调低扫描床，通知相关人员支援，协助抢救工作（使用简易呼吸器辅助呼吸或行心脏按压）和疏散转运（准备平车，尽快到达现场）。

（3）体位护士：分离高压注射管路、管理气道（负压吸引、给氧）并保持气道通畅，进行心电监测，协助心肺复苏。

（4）准备护士：保持静脉通路通畅、及时遵医嘱执行抢救用药，测量生命体征，观察患者病情变化并完善各种抢救记录等。抢救记录时间应当具体到分钟。特殊情况者，于抢救结束后 6 小时内据实补记并加以说明。

（5）组长（高年资医师或副主任、主任）：统筹指挥抢救，与患者家属做好沟通安抚工作。

（6）待紧急救护小组到达后做好抢救交接工作。在紧急救护小组的指导下，进行现场救治或迅速转运患者，由指挥医师负责与所转运科室进行患者交接。

（7）在抢救过程中，注意安抚家属，做好抢救记录并告知引起过敏的药物，避免再用。

（8）及时上报药品不良反应事件。

六、处理流程

患者出现过敏性休克时的处理流程见图 9-1-1。

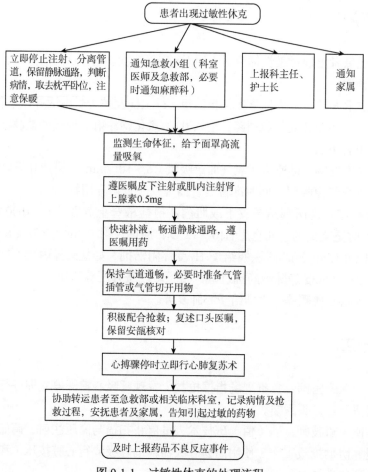

图 9-1-1 过敏性休克的处理流程

（沈 虹 程伊莲 刘 平[重庆]）

第二节 低血糖的应急预案

一、定义

低血糖是指成年人群空腹血糖浓度≤2.8mmol/L。糖尿病患者血糖浓度≤3.9mmol/L 即可诊断低血糖。低血糖是临床上以交感神经兴奋和脑细胞缺氧引起中枢神经受损为主要特点的综合征。

二、典型表现

低血糖的典型表现是心悸、饥饿感、出冷汗、头晕、恶心、呕吐、软弱无力、面色苍白、眩晕、肢体颤抖、抽搐，严重者还可出现昏迷等。

三、预防措施

（1）放射检查中，根据患者病情及检查项目要求，按规范进行胃肠道准备。

（2）做好糖尿病患者宣教工作，服用降糖药物者，必须按时进食，切勿服药后不进食。

（3）科室常规准备一些糖类食品或葡萄糖口服液。

四、应急措施

早期识别低血糖尤为重要，可达治愈的效果。延误诊断与治疗会造成不可逆转的中枢神经系统损害。

（1）患者发生低血糖，第一发现者不要离开患者，视患者症状轻重协助患者坐下或平躺休息，保持安静，注意保暖。

（2）立即测血糖明确诊断，通知医师（放射科、急救部或临床主管医师）和家属。

（3）遵医嘱对症处理，尽快补充糖分。低血糖症状轻者口服 15～20g 糖类食品。症状较重者遵医嘱立即给予静脉注射 50% 葡萄糖注射液或静脉滴注 5%～10% 葡萄糖注射液。

（4）观察患者生命体征、血糖等变化。

（5）心理护理：安慰患者及家属，消除其不安、恐惧心理。

（6）密切观察病情变化并记录，必要时转送急救部或临床科室。

五、处理流程

患者发生低血糖反应时的处理流程见图 9-2-1。

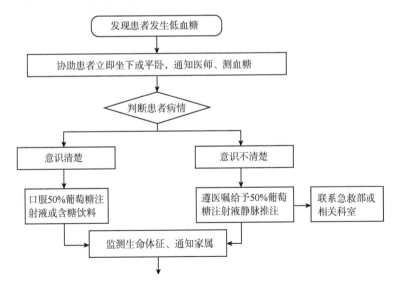

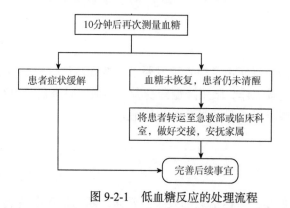

图 9-2-1　低血糖反应的处理流程

（沈　虹　刘　平^{重庆}　程伊莲）

第三节　晕厥的应急预案

一、定义

晕厥是因各种原因导致一过性脑血流减少（脑缺血/缺氧）引起的突发性、短暂性意识丧失状态。

二、典型表现

晕厥的典型表现是面色苍白、恶心、呕吐、头晕眼花、黑矇、冷汗、脉弱、四肢无力、低血压等。

三、应急措施

（1）一旦患者发生晕厥，应立即通知医师，将患者平卧，抬高下肢，解开衣领，保持气道通畅，防止其他人围观，保持患者周围空气流通。

（2）根据临床症状迅速做出判断，配合医师进行急救处理，立即给予氧气吸入，建立静脉通路，遵医嘱给予药物治疗，行心电监护监测生命体征。

（3）病情观察：专人护理，注意有无心律失常，监测患者心率、血压、脉搏血氧饱和度、面色、呼吸等，并做好记录。

（4）心理护理：评估晕厥患者的心理状况，有针对性地进行心理护理，做好个人防护，避免不良刺激。

（5）健康指导：向患者及家属讲解晕厥的发病原因、处理措施、预防方法，增强患者自我保护意识，避免危险因素。必要时建立随身健康卡，写明患者的姓名、年龄、家庭住址、联系方式、疾病名称、所服药物等，一旦出现意外情况，便于周围人员救治。

四、处理流程

患者发生晕厥时的处理流程见图 9-3-1。

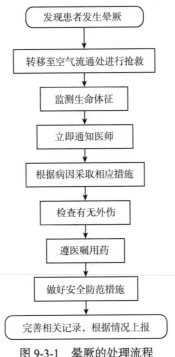

图 9-3-1　晕厥的处理流程

（杨荟平　刘　平^{重庆}　程伊莲）

第四节　呕吐/误吸的应急预案

一、定义

呕吐是一种临床症状，是通过胃的强力收缩，导致胃部或肠道内容物，经食管由口腔排出体外的现象。误吸是指在吞咽过程中有数量不等的液体或固体食物（包括分泌物或血液等）进入声门以下的气道。

二、典型表现

患者发生误吸的典型表现为剧烈呛咳，呼吸困难，口唇、颜面青紫，严重者可能出现窒息。

三、应急措施

（1）发现患者发生误吸时，立即将患者头偏向一侧，病情允许时立即采取俯卧头低足高位，叩拍患者背部，尽可能使吸入物排出，同时通知医师。

（2）及时清理患者口鼻呕吐物，保持气道通畅，备好抢救车和负压吸引器等抢救设备。

（3）密切观察患者生命体征及病情变化，必要时建立静脉通路，遵医嘱用药。

（4）如患者出现严重呼吸困难、意识障碍等情况，可行气管插管吸引，必要时行紧急气管切开。

（5）通知家属，向家属说明病情并做好相关记录。

四、处理流程图

患者发生呕吐/误吸时的处理流程见图 9-4-1。

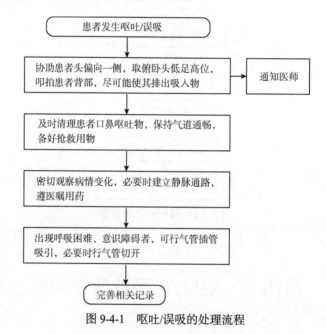

图 9-4-1　呕吐/误吸的处理流程

（杨荟平　刘　平^{重庆}　程伊莲）

第五节　心搏骤停的应急预案

一、定义

心搏骤停是指心脏射血功能突然终止，大动脉搏动与心音消失，全身组织器官发生严重缺血、缺氧，炎性因子释放，产生各种代谢产物，自主循环恢复后发生再灌注损伤，导致机体出现多器官功能紊乱或障碍，包括心搏骤停后脑损伤、心肌功能障碍、全身缺血、再灌注损伤等。

二、典型表现

（1）突发的眩晕、黑矇、心悸。

（2）意识丧失，颈动脉和股动脉无搏动，心音消失，伴有局部或全身的抽搐。

（3）异常呼吸：出现叹息、点头式呼吸，有的患者在意识丧失前表现为急性严重的呼吸困难。

（4）皮肤改变：苍白或发绀。

（5）瞳孔散大，对光反射消失。

（6）大小便失禁。

三、应急措施

（1）疑似患者出现心搏骤停，快速判断患者反应及脉搏、呼吸，确定心搏呼吸停止。立即呼叫周围医务人员准备急救用物，通知值班医师、护士长、科主任、急诊科、麻醉科，通知患者家属，安抚家属情绪。同时立即就地进行胸外心脏按压、开放气道。

（2）医师及其他医务人员到达后，配合医师积极采取电除颤、简易呼吸器辅助呼吸或气管插管辅助通气。

（3）快速建立静脉通路、遵医嘱静脉注射肾上腺素等急救药物。

（4）急诊科医师到达后根据患者病情尽快将患者转到急诊科或 ICU 进行救治，转运过程中注意患者安全，送达后做好交接。

（5）做好病情及抢救过程记录。

（6）抢救结束后及时整理和补充急救器材、药品。

（7）向医务科汇报抢救经过及患者病情。

四、处理流程

患者发生心搏骤停时的处理流程见图 9-5-1。

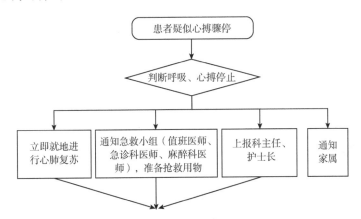

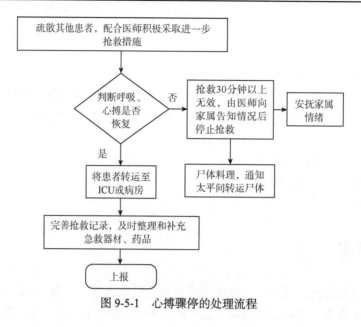

图 9-5-1 心搏骤停的处理流程

（向世兰　刘　平^{重庆}　程伊莲）

第六节　大咯血窒息的应急预案

一、定义

咯血是临床常见的急症之一，是指喉及喉部以下肺组织出血经口腔咳出的一种临床症状。大咯血一般定义为每日出血量＞500ml 或一次出血量＞300ml，因咯血的出血量难以准确评估，因此大咯血是指任何危及生命及可能导致气道阻塞和窒息的任何咯血量。它不仅可由呼吸系统疾病引起，也可由循环系统疾病、外伤及其他系统疾病或全身性因素引起。

二、典型表现

（1）咯血时患者突发胸闷，端坐呼吸，气促发绀、烦躁、咯血不畅或见暗红色血块。

（2）突然呼吸困难伴明显痰鸣音，神情呆滞，血液咳出不畅或大咯血突然停止，口唇、甲床青紫。

（3）大咯血时呼吸困难，伴吸气时三凹征，胸廓塌陷，呼吸音减弱或消失。

三、应急措施

（1）立即协助患者采取头低足高患侧卧位或俯卧位，头偏向一侧。有效清除口腔及气道血块，保持气道通畅，必要时行气管插管。

（2）立即通知医师及相关科室，准备好抢救车、负压吸引器等抢救设备，积极配合抢救。

（3）给予高浓度吸氧、迅速建立有效的静脉通路，遵医嘱实施输血、输液及应用各种止血药物。

（4）严密观察心率、血压、呼吸和神志变化，必要时进行心电监护。

（5）准确记录出入量，观察咯血量、性质和颜色，如有异常及时报告医师并采取措施。

（6）需要转入其他科室治疗的患者需做好交接工作。

（7）抢救结束后整理用物，6小时内据实、准确地做好抢救记录。

四、处理流程

患者突发大咯血窒息时的处理流程见图9-6-1。

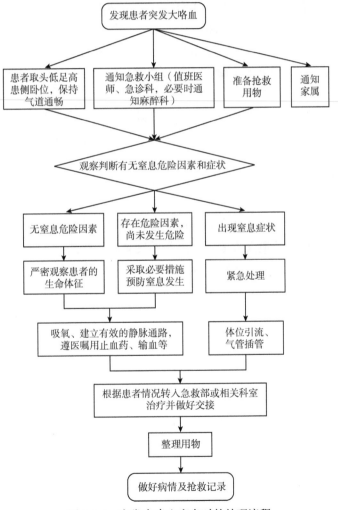

图 9-6-1 突发大咯血窒息时的处理流程

（向世兰 刘 平^{重庆} 程伊莲）

第七节 癫痫的应急预案

一、定义

癫痫是大脑神经元突发性异常过度放电，导致短暂的大脑功能障碍的一种慢性、反复发作性疾病。

二、典型表现

（1）先兆期：患者可出现感觉、运动、精神症状（如心悸、上腹部不适，视、听、嗅幻觉，麻木、抽搐、恐惧）等，持续约1分钟进入痉挛期。

（2）痉挛期：继先兆期后，患者随即意识丧失，进入痉挛发作期。首先为强直性发作，患者表现为突然尖叫一声跌倒在地，全身肌肉强直，上肢伸直或屈曲，手握拳头，下肢伸直，头转向一侧或后仰，眼球向上凝视，部分患者伴有大小便失禁，持续约几分钟进入昏睡期。

（3）昏睡期：抽搐停止后患者进入昏睡、昏迷状态，随后逐渐清醒，部分患者在清醒过程中有精神行为异常，表现为挣扎、抗拒、躁动不安，几分钟后患者症状完全缓解。

三、预防措施

（1）询问患者病史，了解患者发病规律，合理安排就检时间。

（2）就检过程中保持环境安静适宜，避免不良刺激，如强光、惊吓、情绪激动等。

（3）做好检查前、中、后健康宣教及心理护理，减轻患者焦虑恐惧。

四、应急措施

（1）患者发生癫痫时，应立即置患者于安全、安静区域，让患者平卧，通知医师、家属，必要时通知科室主任、护士长、急诊科或麻醉科等。

（2）解开患者衣领、衣扣，为其清理口腔分泌物，保持气道通畅。

（3）有义齿者取下义齿，将缠有纱布的压舌板或铁勺等物品置于患者口腔的一侧上下臼齿之间，以防咬伤舌和颊部，对抽搐的肢体不能用暴力按压，以免骨折、脱臼等。

（4）注意计时，多数癫痫发作在1～2分钟后会自行停止，短时意识恢复者转入相关科室留观并做好病情记录及交接。如果发作持续时间超过5分钟应及时进行急救。

（5）给予吸氧，注意有无窒息，必要时行气管切开。

（6）给予心电监护，严密观察患者的生命体征、意识、瞳孔的变化，如有异常应及时通知医师进行处理。

（7）迅速建立静脉通路，遵医嘱给予镇静药、抗癫痫药和脱水药。

（8）患者发生心搏骤停时，立即进行心肺复苏，条件允许及时转入急诊科治疗。

（9）做好病情、急救记录及交接。

五、处理流程

患者发生癫痫时的处理流程见图 9-7-1。

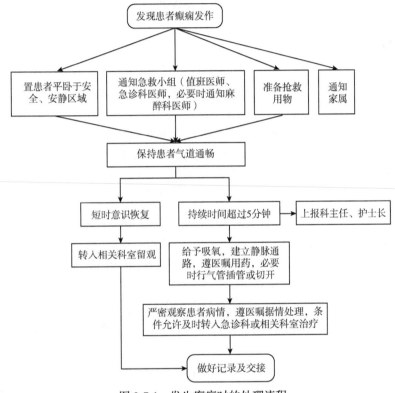

图 9-7-1　发生癫痫时的处理流程

（向世兰　刘　平^{重庆}　程伊莲）

第八节　非计划性拔管的应急预案

一、定义

非计划性拔管是指导管意外脱落或未经医护人员同意，患者将导管拔除或其他原因（包括医护人员操作不当等）造成的导管脱落，又称意外拔管。各种导管不仅用于一般疾病的诊断和治疗，而且对于抢救危重患者具有重要意义。根据导管危险程度可分为 3 类：Ⅰ 类导管，包括气管插管导管或气管切开套管、脑室引流管、心包引流管、胸腔引流管、

T管引流管、动静脉导管、专科高危导管等；Ⅱ类导管，包括腹腔或盆腔引流管、深静脉置管导管、PICC、造瘘管、专科导管等；Ⅲ类导管，包括导尿管、鼻饲管、胃肠减压管、鼻空肠管等。

二、典型表现

导管滑脱一旦发生，可能造成不同程度患者机体组织损伤，增加患者痛苦，延长住院时间，引发医患矛盾，Ⅰ类导管滑脱严重者可危及患者生命。

三、预防措施

（1）放射科工作人员应认真评估患者意识状态及合作程度，对带有导管的患者进行导管滑脱风险评估，确定患者是否存在相关危险。

（2）做好评估与宣教，告知患者及家属检查过程中预防导管滑脱的注意事项，使其充分了解预防导管滑脱的重要性，取得配合。指导患者及家属正确穿脱衣物、上下检查床的方法，避免导管外力牵拉、受压，保持导管功能位置，防止脱出。

1）CVC/PICC：检查前评估患者CVC/PICC已妥善固定，无牵拉，记录导管外露刻度，检查后核对CVC/PICC导管外露刻度是否变化，如有，采取相应的处理措施。

2）气管导管：分为气管插管导管与气管切开套管，检查前均需评估固定材料适宜，导管固定牢固；与呼吸机连接时，妥善固定呼吸机导管；检查前后动态评估气管导管有无移位，气囊压力是否变化；痰液多者必要时做好吸痰护理。

3）留置导尿管：检查前评估患者留置导尿管固定良好，穿脱衣物时无牵拉。检查过程中妥善固定留置导尿管，确保无扭曲、受压、打折。检查后评估导管是否滑出，如有，采取相应的处理措施。

4）脑室引流管：检查前评估患者脑室引流管固定良好，无牵拉。检查中妥善放置脑室引流管并密切观察管道情况。检查后评估管道是否滑脱、移位，如有，采取相应的处理措施。

5）胸腔引流管：检查前评估患者胸腔引流管固定良好，无牵拉。检查中妥善放置胸腔引流管与引流瓶，根据情况合理夹闭胸腔引流管并密切观察管道情况。检查后及时打开胸腔引流管并妥善固定，若病情需要继续夹闭者可不打开，同时评估管道是否滑脱、移位，如有，采取相应的处理措施。

6）T管引流管、腹腔引流管、伤口引流管等：检查前评估患者引流管固定良好，无牵拉。检查中妥善放置引流管，根据病情与管道情况咨询临床医生后选择是否夹闭引流管。检查后及时打开引流管并妥善固定，若病情需要继续夹闭者可不打开，同时评估管道是否滑脱、移位，如有，采取相应的处理措施。

7）胃肠减压管、胃管、鼻空肠管：检查前评估管道固定良好，无牵拉。检查中妥善放置导管并密切观察管道情况。检查后评估管道是否滑脱、移位，如有，采取相应的处理措施。

（3）对意识不清、躁动、小儿等不配合的患者，在家属同意的情况下适当使用约束带，防止其将导管拔出，必要时根据医嘱给予镇静药，待患者镇静后再行检查。

（4）患者在影像学检查前、中、后，放射科工作人员都应注意将导管各连接处连接紧密、牢固，避免滑脱，保证患者导管处于功能状态，必要时可暂时夹闭导管，检查结束后，观察导管固定是否良好、位置有无改变、是否通畅、局部有无渗血等情况。

四、应急措施

（1）患者进行影像学检查时一旦发生导管滑脱，立即停止相关检查，工作人员立即到患者身边查看并通知本科室医师与急诊科医师，备好急救药品与器材给予对症处理，同时做好患者心理疏导。

（2）根据患者导管情况给予正确的紧急处理并密切观察患者病情变化及管道滑脱部位局部情况，详细记录并做好上报工作。

1）CVC/PICC：局部压迫止血，清除血迹，不可将滑脱导管送回，协助医师重新置管或送往急诊科进行对症处理。

2）气管导管：立即协助患者保持平卧位，吸痰并立即清除口腔分泌物，高流量吸氧或简易呼吸器辅助通气等，协助医师重新置管或送往急诊科进行对症处理。

3）留置导尿管：观察排尿有无异常，尿道有无受损。做好尿道部位的清洁护理。不可将滑脱尿管送回，必要时协助医师重新置管或送往急诊科进行对症处理。

4）脑室引流管：立即使用无菌纱布覆盖引流口，防止颅内积气。协助患者保持平卧位或健侧卧位，避免大幅度活动，不可将滑脱导管送回。立即联系医师进行对症处理。

5）胸腔引流管：立即用无菌纱布按压住引流口，不可将滑脱引流管送回，协助患者保持半坐卧位，不可活动。如果导管从接口处滑脱，立即用止血钳夹闭近端引流管防止气体进入胸腔并密切监测 SpO_2，观察患者有无呼吸困难，协助医师重新置管或送往急诊科进行对症处理。

6）T 管引流管、腹腔引流管、伤口引流管等：用无菌纱布覆盖引流口，不可将滑脱导管送回，协助医师重新置管或送往急诊科进行对症处理。

7）胃肠减压管、胃管、鼻空肠管：清洁口腔、面部，观察有无腹胀、呕吐等，协助医师重新置管或送往急诊科进行对症处理。

五、组织讨论

开展科内组织讨论、分析原因，确定改进措施。

六、处理流程

患者发生非计划性拔管时的处理流程见图 9-8-1。

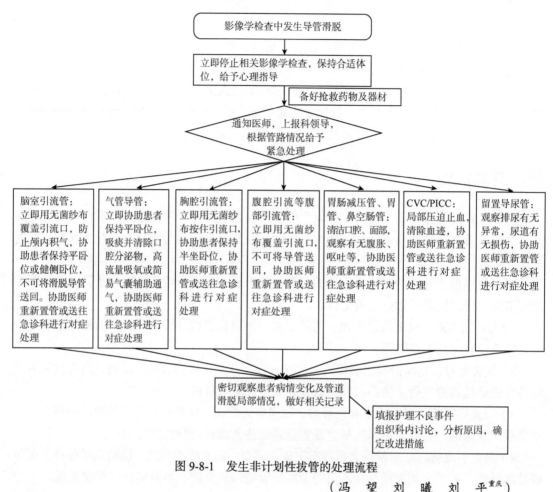

图 9-8-1　发生非计划性拔管的处理流程

（冯　望　刘　曦　刘　平^{重庆}）

第九节　跌倒/坠床的应急预案

一、患者发生跌倒的应急预案

（一）定义

跌倒是指部分人群可能因为自身身体状况欠佳，以及外界环境因素，如地面湿滑、座椅不结实等导致身体倒地。

（二）风险因素

（1）自身疾病导致，如头晕、衰弱、帕金森病等。

（2）老年人、儿童等特殊人群。

（3）药物影响，如神经系统药物、降压药等。

（4）外界环境因素，如地面湿滑、公共设施设置不合适、光线昏暗等。

（三）预防措施

（1）保持地面清洁干燥，地面湿滑时须放置防滑标识。

（2）保持通道畅通，区域内物品摆放整洁有规律。

（3）保持足够的照明，卫生间、走廊灯光不能太暗，转角位置必须开照明灯。

（4）提供便利设施及服务，营造安全就诊环境，区域内工作人员定时巡查地面是否保持平整、干燥，候诊椅等设施是否完好无损，及时发现问题，消除隐患。

（5）标识醒目：检查室门口、楼梯、坡度等区域张贴"小心跌倒"的提示语，提醒患者及家属防止滑倒及跌伤。

（6）加强医务人员培训，强化安全管理意识，提升防范意识和评估能力。

（7）工作人员注意观察及评估所在区域的患者及家属，根据 Morse 跌倒风险评估量表（表 9-9-1）筛查高危人群，对有跌倒风险的患者要特别加以防护并进行健康宣教，使患者及家属掌握防跌倒注意事项和方法。

表 9-9-1　Morse 跌倒风险评估量表

项目	评价标准	得分
跌倒史	近 3 个月内无跌倒史	0
	近 3 个月内有跌倒史	25
超过 1 个医学诊断	没有	0
	有	15
行走辅助	不需要/完全卧床/有专人扶持	0
	拐杖/手杖/助行器	15
	依扶家具行走	30
静脉输液/置管/使用特殊药物	没有	0
	有	20
步态	正常/卧床休息/轮椅代步	0
	虚弱乏力	10
	平衡失调/不平衡	20
认知状态	了解自己能力，量力而行	0
	高估自己能力/忘记自己受限制/意识障碍/躁动不安/沟通障碍/睡眠障碍	15

跌倒低危人群：<25 分；跌倒中危人群：25~45 分；跌倒高危人群：>45 分。

（四）应急措施

（1）一旦患者不慎跌倒，工作人员应立即到患者身边，询问、安慰患者，同时检查患者跌倒情况，请求同岗位技师和距离最近的护士协助处理。

（2）进一步判断患者的意识、受伤部位、伤情程度、全身状况等，初步判断跌倒原因，及时采取相应措施，降低损害程度，及时通知科室医生和护士长并根据情况联系急诊科及相关临床科室医务人员迅速到达现场。

（3）对疑有骨折或肌肉、韧带损伤的患者，根据摔伤的部位和伤情采取相应的搬运方法，用轮椅、平车或担架将患者转运至观察区；测量生命体征，请医师对患者进行检查，必要时遵医嘱进行 X 线检查及其他检查治疗。

（4）对于摔伤头部，出现意识障碍等危及生命的情况，应立即将患者转运至抢救室，严密观察病情变化，注意患者的意识、瞳孔、呼吸、血压等生命体征的变化，发现异常及时通知医师，迅速采取相应的急救措施。

（5）对于受伤程度较轻者，可搀扶其至候诊区安慰患者，测量血压、脉搏、呼吸，根据病情做进一步的检查和治疗。

（6）加强巡视，及时观察采取措施后的效果，直至病情稳定。准确、及时书写护理记录。

（7）向患者了解当时跌倒的情况，帮助患者分析跌倒的原因，向患者做宣教指导，增强患者的自我防范意识，避免再次跌倒。

（8）根据伤情必要时按不良事件上报程序报告。

（五）处理流程

患者发生跌倒时的处理流程见图 9-9-1。

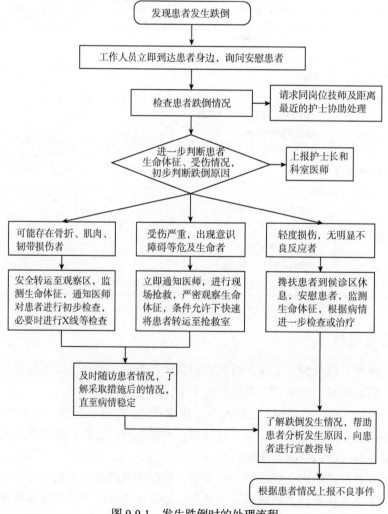

图 9-9-1 发生跌倒时的处理流程

二、患者发生坠床的应急预案

（一）定义

坠床是指患者在检查中不能控制的非故意地倒地或倒在其他较低平面上。意识不清、躁动不安、癫痫发作、不配合治疗的患者及婴幼儿容易发生坠床。

（二）风险因素

（1）患者在上下床时，由于检查床位置太高，容易发生坠床。

（2）在检查床移动时，由于床两侧没有挡板，对于意识不清、不配合、老年患者及婴幼儿容易发生坠床。

（3）检查过程中患者不能耐受，突然改变体位或下床容易发生坠床。

（三）预防措施

（1）检查时护理人员应告知患者，当检查床位于较高位置或机器未停止运转时不能坐立或离开检查床，防止坠床。

（2）对于躁动、婴幼儿等不能配合检查的患者，应在临床镇静后才可进行检查；镇静后检查时，须安排家属陪伴，防止患者翻身意外坠床。

（3）老年患者或行动不便患者，平卧或起立时，应注意搀扶，防止患者从检查床滑落。

（4）患者在检查床及病床间转运时，须注意将两床尽量靠近，以防患者在床间坠床。

（5）幽闭恐惧症患者避免做 MRI 检查，若病情需要，务必做好心理护理及防范措施。

（四）应急措施

（1）一旦患者不慎坠床，检查人员应立即到患者身边，询问、安慰患者，同时检查患者情况，请求同岗位技师和距离最近的护士协助处理。

（2）进一步判断患者的意识、受伤部位、伤情程度、全身状况等，初步判断坠床原因，及时通知科室医师和护士长，根据情况联系急诊科及相关临床科室医务人员迅速到达现场。配合临床医生迅速检查患者，观察患者全身情况和局部受伤情况，重点检查坠床时的着力点。

（3）对疑有骨折或肌肉、韧带损伤的患者，根据摔伤的部位和伤情采取相应的搬运方法，用轮椅、平车或担架将患者转运至观察区。监测生命体征，请医师对患者进行检查，必要时遵医嘱进行 X 线检查及其他检查治疗。

（4）对于摔伤头部，出现意识障碍等危及生命的情况，应立即将患者转运至抢救室，严密观察病情变化，注意患者的意识、瞳孔、呼吸、血压等生命体征的变化情况，发现异常立刻通知医师，迅速采取相应的急救措施。

（5）对于受伤程度较轻者，可将其搀扶至候诊区安慰患者，测量血压、脉搏、呼吸，根据病情进一步检查和治疗。

（6）与临床科室详细交接，及时观察患者采取措施后的效果，随访至患者病情稳定。

（7）及时将事情发生的经过如实报告护士长，护士长应立即了解患者病情，做好相应处理，防止事态扩大，及时向护理部报告。

（8）上报不良事件，科内组织讨论，提出改进措施。

（五）处理流程

患者发生坠床时的处理流程见图 9-9-2。

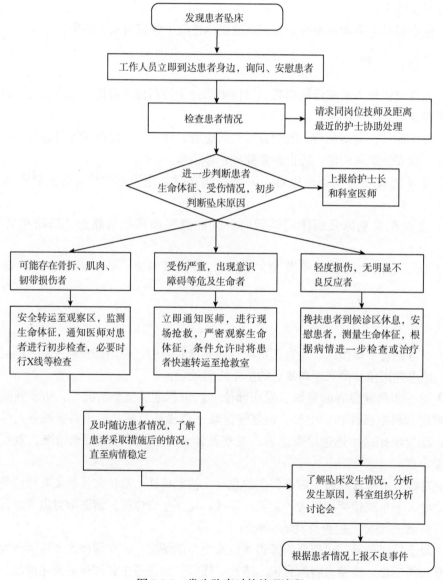

图 9-9-2　发生坠床时的处理流程

（程　琳　程伊莲　刘　平^{重庆}）

第十节　医疗设备故障后患者分流的应急预案

一、定义

医疗设备故障是指一般性设备故障，未造成事故和财产损失，仅影响患者正常检查秩序，科室通过分流、加班等方法能尽快保证患者恢复正常、安全、有序就检，提高服务质量。

二、预防措施

（1）科室加强大型检查设备安全管理，制订操作规程并做好使用者的培训，增强使用者安全意识及处理简单问题的能力。

（2）加强日常维护与保养，即做好三级保养。

1）影像设备一级保养：由设备使用人每天执行。首班技师上岗前，核查工作区域环境安全，检查影像设备、空调、氦压缩机、水冷机等运行情况，清点各类检查用品和设施是否齐全和正常。记录关键数据，包括温度、相对湿度、MRI液氦情况等。末班技师规整工作区域，保持检查室、操作室干净整洁，清点和归位各类检查用品和设施。如遇影像设备被对比剂或患者血液、秽物等污染，由当班技师和护士负责清理。

2）影像设备二级保养：设备科责任人按计划进行并监督完成情况，主要是检查有无异常（如异常报警、设备自检、指示灯等），局部检查和调整，同时做好记录。

3）影像设备三级保养：由设备厂家定期进行维护与保养，必要时更换或修复磨损件并做好记录。

三、应急措施

（1）当设备故障后立即停止操作，启动应急预案，做好沟通与解释，协助患者安全离开。

（2）发布设备故障消息，电话通知技师长、护士长、各前台护士、登记室等。

（3）各部门加强沟通、协调，及时分流，确保患者快速、有序、安全完成检查。

四、处理流程

医疗设备故障后患者分流流程见图9-10-1。

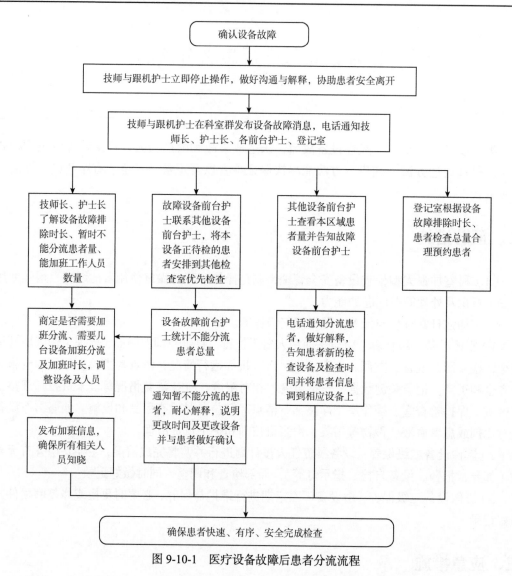

图 9-10-1 医疗设备故障后患者分流流程

（吴家会 刘 平[重庆] 程伊莲）

第十一节 铁磁性异物吸入磁体应急预案

一、定义

铁磁性异物吸入磁体是指检查前未严格执行操作规范，导致铁磁性异物被磁场强大的吸引力吸入磁体而引发的系列后果，如干扰信号影响成像质量、造成设备损坏、人员受伤等危险事故。

二、典型表现

发生铁磁性异物吸入时，患者常感觉有吸引力，铁磁性异物被吸出，电子类产品被损坏，磁卡被消磁等。

三、预防措施

（1）MRI 检查室工作人员须定期进行安全培训，树立安全意识，严格执行各项规章制度。定期组织科室人员专业学习及应急演练，提高应急处置能力。

（2）检查室及等候区设有"强磁场区域，禁止金属进入"等警示标志，循环播放磁场安全健康宣教视频等。

（3）预约时严格进行禁忌证筛查，了解患者具体情况，对患者及家属进行健康宣教以取得理解配合。

（4）检查前再次询问确认患者及需陪同进入的家属情况，取下所有金属物品。通过人工、金属探测仪、铁磁性探测系统等手段进行严格的安全检查，杜绝任何铁磁性物品进入磁体间。

（5）无法行走或危重患者应协助其转移至无磁轮椅或平车后再进入检查室。

（6）工作人员应站在进门的对侧进行操作，以便随时观察进入检查室的患者或家属有无携带金属物品。

四、应急措施

（1）发现铁磁性异物被吸入磁体，应立即终止检查，询问及检查患者有无受伤，协助患者退出磁体间。

（2）评估患者情况，若患者受伤应立刻通知医师进行对症处理并严密监测其生命体征，必要时协助转运患者至急诊抢救室或病房并做好交接。

（3）评估异物情况，在确保自身安全的前提下尝试取下铁磁性异物。

（4）异物较小，顺利取出后，检查舱体和线圈是否被损坏，设备是否能正常运行，视患者情况选择是否继续检查。

（5）异物较大或属于危险物品被吸入舱体不能取出时，应立即向科室领导上报并联系厂家工程师协助处理。

（6）安慰患者并将其他患者分流。

（7）上报不良事件，采取针对性整改措施。

五、处理流程

铁磁性异物吸入磁体时的处理流程见图 9-11-1。

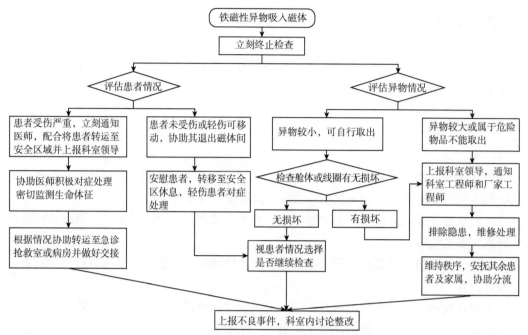

图 9-11-1　铁磁性异物吸入磁体时的处理流程

（程　琳　程伊莲　刘　平^{重庆}）

第十二节　检查患者/检查部位错误应急预案

一、定义

因工作人员信息核对不准确、没有进行有效查对或与扫描技师沟通不到位等原因可能导致出现检查患者错误、检查部位错误。

二、预防措施

（1）身份识别与核对内容应包括患者姓名、性别、年龄、ID 号（住院号/门诊号）、检查项目等。在检查前、中、后均需核对。

（2）预约登记时应仔细核对申请单检查项目与患者主诉是否一致，发现问题及时联系开申请单医师进行确认。

（3）检查准备时，仔细查对患者姓名、性别、年龄、ID 号、检查项目是否符合，信息无误后才可进行检查前准备。

（4）进入检查室后，再次核对患者身份和检查项目。检查室护士与扫描技师须进行双向核对后才能进行检查。

（5）检查结束后，再次核对患者身份和检查项目并告知检查后注意事项。

（6）应根据患者语言行为能力评估患者是否能进行有效核对，对于能有效沟通者实行双向核对法；对于昏迷、意识不清、语言沟通障碍等患者应由陪同家属进行核对；至少同时使用两种核对方式（推荐姓名+ID 号）核对信息，住院患者可查看手腕带信息。

（7）核对过程中，如发现患者回答与实际不符，应立刻停止操作重新核对。发现冒用他人身份检查的患者应及时制止并告知其危害。

三、应急措施

（1）及时发现错误且患者没有离开时

1）立刻联系患者并对患者及家属做好解释安抚。

2）立即联系信息科删除错误上传图像。

3）再次核对患者信息并重新检查。

（2）患者检查结束已经离开放射科时

1）立即电话联系信息科删除错误上传图像。

2）门诊患者可查询其预留的电话信息，通知其重新检查；住院患者则立刻联系相应科室，通知其重新检查。

3）如遇无法联系到的患者或放射科诊断组已经完成报告的情况下，还应立即通知诊断组删除错误报告并通知发片室人员，在患者取报告时通知其重新检查。

4）上报不良事件，采取针对性整改措施。

四、处理流程

检查患者/检查部位错误时的处理流程见图 9-12-1。

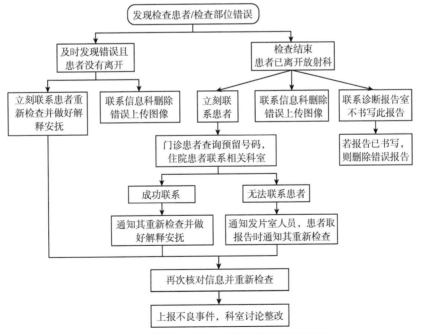

图 9-12-1　检查患者/检查部位错误的处理流程

（程　琳　程伊莲　刘　平 重庆）

第二部分

放射科护理质控管理规范及案例分享

第十章 放射科护理质控管理规范

护理质量（nursing quality）是指护理活动的特性满足要求的程度，即护理人员为服务对象提供的护理服务既要符合职业道德规范和操作流程，又要满足服务对象明确或潜在的要求。护理质量是衡量护理管理水平、护理人员核心能力、护理服务工作效果的重要内容。放射科护理质量主要体现在护士对患者实施各类影像学检查预约登记、检查前准备、检查中配合、检查后观察及全流程服务与安全管理的效果和程度。

护理质量管理的目标是提高患者的生命质量和生活质量。质量控制是护理管理的重要职能之一，通过完善护理质量管理机制，制定专科护理质量评价标准，落实护理质量管理措施以确保组织目标实现，及时预防和纠正护理工作偏差。

本章以全面质量管理为基础，以健全的质量管理体系为核心，制定完善的管理制度，结合临床实践建立合理、科学、切实、可行的质量评价标准。

第一节 放射科护理质量管理方案

一、放射科护理质量管理架构

成立质量控制小组，由护士长、各区域责任组长、教学组长、质量专员、工勤组长组成（图 10-1-1）。质量控制小组主要负责科室年度护理质量监控计划、监控形式及整改意见，根据要求每日、每周或每月进行护理质量检查和考评。每月由护士长核定成绩并结合护理部及医院专项护理质量小组检查的结果在全科护士会上总结讲评，分析存在的问题，提出改进措施，以促进护理质量持续改进。

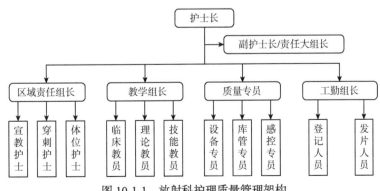

图 10-1-1 放射科护理质量管理架构

二、放射科护理质量管理内容

1. 基础质量管理 内容主要包含岗位职责、工作基本流程和专科护士在职教育管理（表 10-1-1），基础质量管理内容存在地区、医院级别及科室整体规划差异。

表 10-1-1 放射科护理基础质量管理内容

岗位职责	工作基本流程	专科护士在职教育管理
1. 护士长岗位职责	1. CT 检查室护士工作流程	1. 分层专科理论及操作培训计划
2. 组长岗位职责	2. CT 准备室护士工作流程	2. 相关培训记录
3. CT 检查室护士岗位职责	3. 安全注射对比剂操作流程	3. 相关考核资料
4. MRI 检查室护士岗位职责	4. MRI 室护士工作流程	
5. DSA 检查室护士岗位职责	5. CT 室导诊护士工作流程	
6. 工勤人员岗位职责	6. MRI 室导诊护士工作流程	

2. 环节质量管理 是整个服务过程中各环节的管理，列表包含专科护理质控标准、专科护理管理制度、医院感染质控管理、安全管理流程、风险评估及应急处理预案、专科急救管理（表 10-1-2）。

表 10-1-2 放射科护理环节质量管理内容

专科护理质控标准	专科护理管理制度	医院感染质控管理
1. 留置针穿刺操作标准	1. 交接班制度	1. 消毒灭菌和隔离制度
2. 高压注射操作标准	2. 查对制度	2. 医疗垃圾分类管理制度
3. CT 检查准备标准	3. 24 小时值班管理制度	3. 一次性耗材管理制度
4. MRI 检查准备标准	4. 急危重症患者检查制度	4. 医务人员手卫生管理制度
5. CT 检查体位摆放标准	5. 危急值报告制度	5. 特殊感染病例监测报告制度
6. MRI 检查体位摆放标准	6. 不良事件报告制度	6. 医院感染培训制度
7. CT 检查健康宣教标准	7. 对比剂管理制度	7. 职业暴露防护制度
8. MRI 检查健康宣教标准	8. 低值耗材管理制度	8. 标准预防措施
9. 护理投诉管理质量评价标准	9. X 线检查辐射防护管理制度	9. 无菌操作规范
10. 不良事件管理质量评价标准	10. 个人剂量监测仪佩戴和管理制度	10. 感染控制与考评制度
11. 病区环境管理质量评价标准	11. 磁场安全管理制度	
	12. 科室培训考核制度	

安全管理流程	风险评估及应急处理预案	专科急救管理
1. 碘/钆对比剂不良反应预防及处理流程	1. 患者发生对比剂过敏性休克应急预案	1. 急诊绿色通道管理
2. 碘/钆对比剂外渗预防及处理流程	2. 患者发生低血糖应急预案	2. 急危重症患者分级管理
3. 跌倒/坠床预防及处理流程	3. 患者发生晕厥应急预案	3. 急救药品/器材管理
4. MRI 检查患者安全管理流程	4. 患者发生呕吐/误吸应急预案	4. 专科抢救流程
	5. 患者发生心搏骤停应急预案	5. 专科急救培训
	6. 患者突发大咯血窒息应急预案	
	7. 患者发生跌倒/坠床应急预案	
	8. 患者发生癫痫应急预案	
	9. 患者发生非计划性拔管应急预案	
	10. 放射污染及事故应急预案	
	11. 医疗设备故障后应急预案	
	12. 医疗纠纷处理应急预案	
	13. 突发火灾的应急预案	
	14. 计划性停电和突然停电应急预案	
	15. 计划性停水和突然停水应急预案	
	16. 泛水应急预案	
	17. 地震应急预案	

3. 终末质量管理 采用的是专科质量评价指标，是护理基础质量与环节质量在质量问题的确定、改善目标的产生、改进过程的监测及举措效果评估的最终体现和结果，具备客观性、可观测性（表 10-1-3）。

表 10-1-3 放射科护理终末质量评价指标

项目	基本公式	合格率（%）
身份查对（患者姓名、ID、项目）正确率	$\dfrac{单位时间内患者身份查对正确人次}{同期患者总人次}\times100\%$	100
急救设备仪器药品完好率	$\dfrac{本科室急救仪器设备药品完好数}{本科室急救仪器设备药品总数}\times100\%$	100
消毒灭菌合格率	$\dfrac{单位时间内物品消毒灭菌合格数}{本科室采样检测总例数}\times100\%$	100
辐射防护正确率	$\dfrac{单位时间内患者辐射防护正确人次}{同期患者总人次}\times100\%$	100
健康教育知晓率	$\dfrac{单位时间内健康宣教知晓人次}{同期患者总人次}\times100\%$	≥95
留置针穿刺成功率	$\dfrac{单位时间内留置针一次性穿刺成功人次}{同期增强检查患者总人次}\times100\%$	≥96
临床医务人员满意度	$\dfrac{单位时间内临床医务人员满意人次}{同期临床科室填写问卷总人次}\times100\%$	≥93
患者满意度	$\dfrac{单位时间内患者满意人次}{同期患者总人次}\times100\%$	≥93
对比剂外渗发生率	$\dfrac{单位时间内发生对比剂外渗人次}{单位时间内增强检查人次}\times100\%$	≤0.5
对比剂外渗处理正确率	$\dfrac{单位时间内对比剂外渗正确处理人次}{单位时间内对比剂外渗发生人次}\times100\%$	100
金属异物吸入磁体发生率	$\dfrac{单位时间内金属异物吸入次数}{同期MRI检查人次}\times100\%$	0
跌倒/坠床发生率	$\dfrac{单位时间内患者跌倒/坠床人次}{同期患者总人次}\times100\%$	0
非计划性拔管发生率	$\dfrac{单位时间内非计划性拔管人次}{同期患者留置管路总例次}\times100\%$	0

（程 琳 李素兰 王小琳）

第二节 放射科护理质量管理综合评价标准

护理质量管理必须确立护理质量评价标准，评价标准可作为管理依据以便指导协调各项工作，同时也作为衡量护理工作优劣的准则。通过第一部分对放射护理临床实践的阐述，依据可衡量性、科学性、先进性、实用性、严肃性和相对稳定性原则制定了放射科护理质量管理综合评价标准（表 10-2-1）。

表 10-2-1　放射科护理质量管理综合评价标准

评价内容		分值	评价方式	扣分
组织体系 2分	1. 各级护理管理者岗位职责明确，有考核机制，定期组织考核	1	现场查看 查阅资料	
	2. 科室有完整的质量管理体系，建立有质量管理小组。小组成员职责明确，定期进行质量监控与评价，有数据分析和信息反馈，体现持续质量改进机制	1		
制度管理 10分	1. 有健全的专科护理工作制度与工作流程，各级护理人员知晓相关制度内容，在工作中有效落实	2	查阅资料 访谈护士	
	2. 有健全的护理核心制度，各级护理人员能熟练掌握并严格落实各项核心制度，科室有考核记录	2		
	3. 有护士分层管理、培训培养和绩效管理方案	1	查阅资料 随机抽查考核	
	4. 有在紧急或特殊情况下的护理人员调配方案	1		
	5. 有体现专业性和适用性的护理常规，有专科护理技术操作质量标准，各级护理人员按规范实施各项操作	2		
	6. 有突发事件及应急预案的处理流程；有培训、演练记录；有急危重症患者"绿色通道"急救流程；定期进行评价及改进	2		
行政管理 3分	1. 科室有年度护理管理目标及工作计划、季度护理工作安排、月度护理工作重点与小结，按时完成，有记录	1	查阅资料 访谈护士长	
	2. 按规定召开会议，有会议记录	1		
	3. 有护理不良事件上报流程，有讨论分析、整改记录	1		
护理文书管理 3分	1. 有专科护理文书如对比剂不良反应记录本和对比剂外渗记录表等	2	查阅资料	
	2. 定期进行护理质量评价、反馈与持续改进	1		
护理安全管理 10分	1. 严格落实患者身份识别制度： ①检查前核对；②检查中核对；③检查后再次核对	4	现场查看 查阅资料	
	2. 有预防坠床、跌倒、非计划拔管的应急预案	3		
	3. 护士知晓高压注射器故障处理方法	1		
	4. 护士知晓护理安全不良事件上报制度	2		
专科护理 15分	1. 严格查对患者信息，评估检查风险	3	现场查看 查阅资料	
	2. 协助患者摆放体位，预防跌倒、坠床，妥善安置管道，严防脱管	2		
	3. 按无菌技术要求准备高压注射器	1		
	4. 留置针穿刺：根据患者检查部位、检查项目选择合适的留置针型号及血管，留置针穿刺操作规范	3		
	5. 根据患者检查项目，向患者宣教检查中注意事项	2		
	6. 检查中严密观察患者情况，发现异常及时处理	2		
	7. 检查完毕进行相关知识宣教	2		
优质护理 2分	1. 依据《护士条例》等相关法律法规，规范护理工作	0.5	查阅资料 现场查看	
	2. 持续深化优质护理方案，能为患者提供全面、全程、专业、人性化的护理服务	1		
	3. 每月开展对患者满意度调查，患者提出的建议有反馈，满意度调查结果有分析、整改并记录	0.5		

续表

	评价内容	分值	评价方式	扣分
教学管理 5分	1. 有针对不同层级的带教计划（实习、规培、进修、新护士），教学计划完整、目标明确	1	查阅资料 现场查看	
	2. 有相关教学手册，带教记录书写及时、完整、规范	1		
	3. 学生排班规范，实行一对一带教，老师现场带教规范、符合要求	1		
	4. 定期组织专题讲座及教学查房，记录及时、完整、规范	1		
	5. 出科考核记录及时、完整、规范	1		
科研管理 2分	1. 有关于论文投稿、登记备案的流程方案	1	查阅资料	
	2. 有鼓励科研产出的绩效奖励考核制度	0.5		
	3. 有保障科研诚信的管理制度	0.5		
人员培训 10分	1. 科室有护理人员分层培训计划	2	查阅资料 现场查看	
	2. 科室内每月有组织业务学习或护理查房至少一次，培训内容符合专科需求，与计划相符，有完整的培训记录	3		
	3. 有符合专科需求的考核计划，有理论试卷，有操作考核评分标准。对考核有分析、整改措施及效果评价，对考核不合格的人员进行再培训及考核并有记录，体现持续改进	5		
环境管理 3分	1. 布局合理，标识完整、清楚、准确	0.5	现场查看	
	2. 候检区及检查室整洁有序	0.5		
	3. 机房温湿度适宜，温度保持在18～22℃，相对湿度为40%～60%	0.5		
	4. 物品定点放置，设施摆放规范	0.5		
	5. 消防通道通畅，全员知晓应急预案	1		
院感控制管理 10分	1. 有符合科室特点的医院感染管理制度，有负责本科室内医院感染管理工作的联络员并开展工作	1	查阅资料	
	2. 各区域手卫生设施设备齐全，维护到位，有手卫生相关要求（手清洁、手消毒、外科洗手操作规程等）的宣教、图示，工作人员手消毒操作规范	1	现场查看 随机抽查	
	3. 有突发传染病应急预案、检查流程、隔离防护制度，工作人员知晓并遵循落实	1	查阅资料 随机抽查	
	4. 有预检分诊制度，发现传染病或疑似传染病患者可及时采取相应的隔离预防措施，设置专用检查机房	1		
	5. 有多重耐药菌传播的预防与控制措施，工作人员知晓并遵循落实	1		
	6. 有不同区域的环境清洁和消毒方案，清洁消毒方法正确，符合《医疗机构环境表面清洁与消毒管理规范》WS/T512—2016的要求	1		
	7. 医疗废物按规范分类收集，容器合格，标识清楚，按规定进行交接并保存记录	1		
	8. 按医院感控科要求定期监测环境卫生，达到Ⅲ类环境要求，记录齐全，定期分析和改进	1	查阅资料	
	9. 有职业暴露、职业安全防护管理措施，处置及上报流程，工作人员知晓并遵循	1		
	10. 有医院感染知识教育培训考核计划和执行结果并实时记录	1		

评价内容		分值	评价方式	扣分
物品管理 5分	1. 无菌物品依据《无菌物品使用安全管理规范》及有关法律法规按有效期先后摆放于阴凉干燥的储物柜内,无菌、非无菌物品严格区分,各类物品放置整齐规范,标识清晰	1	查阅资料 现场查看	
	2. 物品供应充足、及时	1		
	3. 库房干净整洁,温湿度适宜(按医院二级库房管理规范执行),不得存放私人物品	1		
	4. 定期检查清点物品有效期,使用前检查包装有无破损、失效	1		
	5. 危化品有目录、定基数,定位放置,标识醒目,两种易燃品不得同柜存放	1		
药品管理 10分	1. 对比剂定点存放,距地面不小于10cm、距墙面不小于30cm存放,标识明显,有出入库记录或使用记录,定期盘存	1	现场查看 查阅资料	
	2. 备用药品保存有基数,责任到人,建立登记本,班班交接,用后及时补充,使用记录规范,交接班者签名清晰	1		
	3. 高警示药品单独存放,有醒目标识,专人专管,建立登记本,班班交接,使用记录规范,交接班者签名清晰	2		
	4. 急救车做到"五定":定数量品种、定点放置、定期检查维修、定期消毒灭菌、定专人管理,保证完好率100%	2		
	5. 麻醉药品、一类精神药品实行"五专"管理	2		
	6. 药品按有效期先后摆放,近效期药品优先使用,有明显标识或及时更换	1		
	7. 无药品过期、混放、沉淀、变色、内包装破裂等现象	1		
仪器设备 管理 5分	1. 仪器、设备账物相符、库存合理	1	现场查看 查阅资料	
	2. 每天使用前检查机器,查看相关指标是否处于功能状态;使用后检查并清洁机器,使其保持功能状态	1		
	3. 各种仪器设备均设专人负责保管、清洁、安全等工作并有专用记录本,记录使用、故障情况	1		
	4. 急救设备完好率100%	1		
	5. 检查区域应有设备带或备用氧气筒和电动吸引器	1		
辐射防护管理 5分	1. 认真学习国家放射卫生法规、标准,持放射工作人员证上岗	1	查看资料	
	2. 定期健康体检、个人剂量监测和参加放射防护知识培训	1		
	3. 按规定佩戴个人剂量计,个人剂量计当量检测符合《职业性外照射个人监测规范》(GBZ 128-2016)相关规定,定期参加放射防护知识培训	1		
	4. 对患者的非检查部位及陪同家属有屏蔽防护措施,定期进行屏蔽效果监测	1.5	现场查看	
	5. 放射防护相关警示标志醒目,警示灯正常	0.5		
得分			评阅者签名:	

(程 琳 李 雪 刘 平重庆)

第三节　放射科各区域护理质量考核评价标准

　　放射科各区域质量考核评价标准是衡量 CT、MRI、X 线、登记室等岗位影像学检查服务质量的准则，也是规范影像学检查诊疗行为的依据。本节根据放射科各区域特点制定放射科 CT 检查护理质量考核评价标准、放射科 MRI 检查护理质量考核评价标准、放射科 X 线检查护理质量考核评价标准、放射科登记室护理质量考核评价标准（表 10-3-1～表 10-3-4），可用于全面评价放射科各岗位全流程护理质量与安全管理的效果和程度。

表 10-3-1　放射科 CT 检查护理质量考核评价标准

评价内容		分值	评价方式	扣分标准	扣分
规章制度 20分	1. 岗位责任制落实情况	3	现场查看	迟到、早退、脱岗等每发现 1 人次扣 3 分	
	2. 岗位核心制度建立情况	5	现场查看 查阅资料 访谈护士	1. 岗位制度不完善，缺 1 项扣 2 分 2. 随机抽查 2 名护士对岗位核心制度掌握情况，1 人不熟悉扣 1～3 分	
	3. 查对制度落实	3	现场查看	未严格执行查对制度每人扣 3 分	
	4. 危急值管理	2	现场查看	每次不规范或未落实扣 1～2 分	
	5. 放射防护管理	2	现场查看	1. 工作时未佩戴剂量监测牌每人次扣 1 分 2. 未做好受检者的辐射防护每人次扣 1 分	
	6. 不良事件管理	5	现场查看 查阅资料	1. 未按规范流程处理扣 3 分 2. 病情严重者未及时联系医师或急诊科扣 5 分 3. 未及时做好相关记录扣 3 分 4. 未及时开展患者随访扣 3 分 5. 未填写不良事件上报系统扣 3 分	
抢救技术 20分	1. "绿色通道"管理	5	访谈临床	未满足临床科室急危重症患者检查"绿色通道"，经举报查实扣 2～5 分	
	2. 急救器材管理	5	现场查看 查阅资料	1. 急救器材保养良好，处于备用状态，性能不好或损坏扣 3 分 2. 每班交接有记录，无记录扣 2 分	
	3. 急救药物管理	5	现场查看 访谈护士	1. 急救药物每班交接有记录，无记录扣 1 分 2. 急救药品均在效期内，发现过期 1 例扣 5 分 3. 抽查急救药物相关知识，不熟悉扣 1～5 分	
	4. 对比剂不良反应处理	5	现场查看 访谈护士	1. 抽查急救处理流程，不熟悉扣 2～5 分 2. 抢救记录不完善，发现 1 例扣 3 分	
人员管理 10分	1. 人员资质	5	现场查看 查阅资料	1. 护士执业证书证件有效，1 人过期扣 2 分 2. 护士独立上岗前有资质审核，发现 1 人不合格扣 3 分	
	2. 人员配置	5	现场查看	人员配置合理，严格落实带教制度，无实习生单独顶岗，发现 1 人扣 2～5 分	

续表

	评价内容	分值	评价方式	扣分标准	扣分
专业质量 50分	1. 风险管理	20	现场查看 访谈患者	1. 抽查护士对 CT 检查的适应证和禁忌证不熟悉，1 人不合格扣 2~4 分 2. 检查前未仔细询问患者是否存在 CT 检查禁忌证并告知注意事项，未询问扣 1~3 分，未告知注意事项扣 1~3 分，既未询问又未告知扣 6 分 3. CT 增强检查前有知情同意书告知并签字，未告知每人次扣 2~5 分，未签字每人次扣 2~3 分，既未告知又未签字扣 10 分	
	2. 图像质量	30	现场查看 访谈患者	1. 未根据检查项目规范摆放体位，每例扣 1 分 2. 呼吸训练（随机抽查 10 位需要呼吸训练的患者，未训练每人扣 1 分） 3. 肠道准备（随机抽查 10 位需要肠道准备患者，未达标每人扣 1 分） 4. 金属异物取出（随机抽查 10 位需要进行异物取出的患者，未达标每人扣 1 分）	
得分：			评阅者签名：		

表 10-3-2　放射科 MRI 检查护理质量考核评价标准

	评价内容	分值	评价方式	扣分标准	扣分
规章制度 20分	1. 岗位责任制，落实情况	3	现场查看	迟到、早退、脱岗等每发现 1 人次扣 3 分	
	2. 严格执行查对制度	3	现场查看	未执行查对制度每人扣 3 分	
	3. 磁场安全管理	2	现场查看	1. 未做好检查前禁忌证筛查每人次扣 1 分 2. 发现铁磁性物品进入磁场每人次扣 2 分	
	4. 危急值管理	2	现场查看	每次不规范或未落实扣 1 分	
	5. 对比剂不良反应、外渗等不良事件管理	5	现场查看 访谈护士	1. 未按流程处理扣 3 分 2. 病情严重者未及时联系医师或急诊科扣 5 分 3. 未及时做好相关记录扣 3 分 4. 住院患者未及时与临床科室沟通扣 3 分，门诊患者未及时随访扣 3 分 5. 未填写不良事件上报系统扣 3 分	
	6. 不良事件管理	5	现场查看 查阅资料	1. 未按规范流程处理扣 3 分 2. 病情严重者未及时联系医师或急诊科扣 3 分 3. 未及时做好相关记录扣 3 分 4. 未及时开展患者随访扣 3 分 5. 未填写不良事件上报系统扣 3 分	
抢救技术 20分	1. 及时满足急诊需求	5	现场查看 访谈护士	1. 未满足急诊需求每次扣 3 分 2. 被临床科室举报经查实扣 3 分	
	2. 急救器材管理	5	现场查看	1. 急救器械保养良好，处于备用状态，性能不好或损坏扣 3 分 2. 每日交接有记录，无记录扣 1 分	
	3. 急救药物管理	5	现场查看 访谈护士	1. 急救药物每日交接有记录，无记录扣 1 分 2. 抽查急救药物相关知识，不熟悉扣 1~5 分	

续表

评价内容		分值	评价方式	扣分标准	扣分
抢救技术 20分	4. 对比剂不良反应处理	5	访谈护士 现场查看	1. 抽查急救处理流程，不熟悉扣2分 2. 抢救记录不完善，发现1例扣3分	
人员管理 10分	1. 护士任职资格和工作技能达标	5	现场查看	1. 护士执业注册有效期内，岗前培训考核合格 2. 经过专业培训后上岗并确保每年至少接受一次安全培训，一处不符扣2分	
	2. 层级搭配排班符合要求	2	现场查看	弹性排班符合要求，层级搭配合理，一处不符扣1分	
	3. 护士着装仪表符合礼仪规范	3	现场查看	仪表端庄，衣帽整洁，使用文明用语，一处不符扣1分，累计扣分	
专业质量管理 50分	1. 检查前仔细询问筛查禁忌证和铁磁性物品	10	访谈患者 查看记录	1. 未询问筛查每次扣5分 2. 发生铁磁性异物吸入磁场每次扣5分	
	2. 增强MRI前有风险告知并签字	10	访谈患者 查看记录	1. 未告知每次扣5分 2. 未签字每次扣5分 3. 既未告知又未签字扣10分	
	3. 检查前评估患者，检查中严密观察病情变化	10	访谈患者 查看记录	1. 未评估每次扣5分 2. 未观察每次扣5分 3. 既未评估又未观察扣10分	
	4. 影像质量	10	现场查看 随访患者	1. 体位摆放不当每例扣1分 2. 呼吸训练率（随机抽查10位需要呼吸训练的患者，未训练每人扣1分） 3. 胃肠道准备率（随机抽查10位需要进行胃肠道准备的患者，未宣教每人扣1分） 4. 异物取出率（随机抽查10位患者，异物取出未达标每人扣1分）	
	5. 无菌操作原则	5	现场查看	现场查看留置针穿刺与高压注射器操作，一处不符合规范扣1分，至扣完为止（考核留置针穿刺、血管选择、高压注射器连接管操作、一看二摸三感觉四告知）	
	6. 标准防护	2	访谈护士	现场提问职业暴露处理流程，回答不全酌情扣0.5～1分	
	7. 一次性医疗用品管理	3	现场查看 访谈护士	1. 反复使用一次性医疗用品扣3分 2. 一次性医疗用品过期扣3分	

得分：　　　　　　　　　　评阅者签名：

表10-3-3　放射科X线检查护理质量考核评价标准

评价内容		分值	评价方式	扣分标准	扣分
规章制度 20分	1. 岗位责任制落实情况	3	现场查看	迟到、早退、脱岗等每发现1次扣3分	
	2. 岗位核心制度建立情况	5	现场查看 查阅资料 访谈护士	1. 岗位制度不完善，缺1项扣2分 2. 随机抽查1名护士对岗位核心制度掌握情况，1人次不熟悉扣1～3分	
	3. 查对制度落实	3	现场查看	未严格执行查对制度1次扣3分	
	4. 危急值管理	2	现场查看	管理不规范或未落实扣1～2分	

续表

	评价内容	分值	评价方式	扣分标准	扣分
规章制度 20分	5. 放射防护管理	2	现场查看	1. 工作时未佩戴剂量监测牌1次扣1分 2. 未做好受检者的辐射防护1次扣1分	
	6. 不良事件管理	5	现场查看 查阅资料	1. 瞒报或漏报1次扣5分 2. 未按规范流程处理扣2分 3. 未及时完善相关记录扣2分 4. 未按照要求对患者随访扣1分	
抢救技术 20分	1. "绿色通道"管理	5	访谈临床	未满足临床科室急危重症患者检查"绿色通道",经举报查实扣2~5分	
	2. 急救器材管理	5	现场查看 查阅资料	1. 急救器材保持良好,处于备用状态,性能不好或损坏扣3分 2. 每班交接有记录,无记录扣2分	
	3. 急救药物管理	5	现场查看 访谈护士	1. 急救药物每班交接有记录,无记录扣1分 2. 药品均在效期内,发现过期1次扣5分 3. 抽查急救药物相关知识,不熟悉1次扣1~5分	
	4. 对比剂不良反应及并发症处理	5	现场查看 访谈护士	1. 病情严重者未及时联系医师或急诊科扣3分 2. 抽查急救处理流程,不熟悉扣2~5分 3. 抢救记录不完善1例扣2分	
人员管理 10分	1. 人员资质	5	现场查看 查阅资料	1. 护士执业证件有效,1人过期扣2分 2. 护士独立上岗前有资质审核,1人不合格扣3分	
	2. 人员配置	5	现场查看	人员配置合理,严格落实带教制度,无实习生单独顶岗,发现1次扣2~5分	
专业质量 50分	1. 风险管理	20	现场查看 访谈患者	1. 抽查护士对X线检查的适应证和禁忌证不熟悉,1次扣2~4分 2. 检查前未充分评估患者病情及检查配合能力扣1~3分 3. 检查前未仔细询问患者是否存在X线检查禁忌证并告知注意事项,未询问扣1~3分,未告知注意事项扣1~3分,既未询问又未告知扣6分	
	2. 图像质量	30	现场查看 访谈患者	1. 未根据X线检查项目规范摆放体位,每例扣2分 2. 呼吸训练:随机抽查1~2名需要呼吸训练的患者,未训练每人扣3分 3. 胃肠道准备:随机抽查1~2名需要胃肠道准备患者,未达标或未与临床沟通每人次扣2分 4. 金属异物取出:随机抽查2~3名X线检查患者,照射部位如有影响检查的异物未取出,每人扣1分	

得分: 　　　　　　　　评阅者签名:

表10-3-4　放射科登记室护理质量考核评价标准

	评价内容	分值	评价方式	扣分标准	扣分
服务质量 25分	1. 着装整齐,衣帽整洁,佩戴胸牌,字迹清晰	5	现场查看 随机抽查	一项不符合或不正确,扣1~5分,直至扣完条目分值	
	2. 热情接待患者,微笑服务,文明用语,耐心解答问题	5			
	3. 主动与患者沟通,了解其需求并给予帮助解决	5			
	4. 保护患者隐私,不公开患者个人病史、资料	5			
	5. 认真查对费用,不得出现多计、漏计现象	5			

续表

评价内容		分值	评价方式	扣分标准	扣分
评估 20分	1. 按规章制度核实患者身份	5	现场查看 随机抽查	一项不符合或 不正确，扣1～ 5分，直至扣完 条目分值	
	2. 查阅患者病史，筛选禁忌证和高风险人群	5			
	3. 筛查对比剂高风险人群并签署知情同意书	5			
	4. 评估检查申请单是否有标注特殊要求，有特殊要求者，给予标注	3			
	5. 评估患者是否能配合检查，是否需要镇静	2			
预约流程 55分	1. 编号要准确，一人一个唯一编码管理	5	现场查看 随机抽查 访谈患者 访谈	一项不符合或 不正确，扣1～ 5分，直到扣完 条目分值	
	2. 登记室环境、物品放置符合规范	5			
	3. 核对检查申请单，包括患者相关信息、检查项目、既往史	5			
	4. 核对患者是否有历史检查，有历史检查者，结合现病史，进一步核对检查项目是否正确	5			
	5. 核对患者扫描部位是否植入金属固定支架，有金属植入物者，在登记系统及检查申请中给予标注	5			
	6. 核对患者是否置入引流管，携带引流管者，告知其在路途中及行影像诊疗检查中妥善固定	5			
	7. 核对患者是否带有动态心电图和动态血压监测仪，若是，嘱咐其监测结束后，将监测仪取下，才可行影像诊疗检查	5			
	8. 第三方工勤人员代替患者预约，须在登记系统和检查单中，给予标注	5			
	9. 无名氏及总值班签字的患者先检查，检查后及时追查费用，追查费用务必落实到个人	5			
	10. 根据患者检查类型、部位、目的做好个性化健康指导	5			
	11. 每日所有检查单要及时查账后分类装订保存	5			
得分：			评阅者签名：		

（程　琳　曾小红　李玉梅　刘　平^{重庆}）

第四节　放射科护理文书质量考核评价标准

护理文书是医疗文件的重要组成部分，是护士在观察、评估、判断患者护理问题，以及为解决患者问题而执行医嘱、护嘱或实施护理行为过程中形成的全部文字、符号、图表等资料的总和，是评价护理质量、护理管理质量、护士专业能力及处理医疗纠纷时重要的法律依据，也是护理教学、科研的重要资料来源之一。

放射科护理文书：患者知情同意书、对比剂外渗交接记录、对比剂不良反应交接记录、对比剂及备用药品清点记录及抢救药品/物品清点交接记录、患者抢救记录、医院感染相关记录（医疗垃圾处置记录、消毒灭菌登记记录、特殊感染患者检查记录、环境检查结果登记记录等）、护理设备维护保养记录及各种交接记录本等。需由具备放射科资质的护理人员按规定格式填写，书写应客观、真实、准确、及时、规范、完整、签全名；严禁篡改、伪造、隐匿、毁坏护理文书；规范使用医学术语、简写及缩写，字迹清晰、工整，语句通顺，描述准确，标点符号正确。

为规范护理人员行为，提高放射科护理文书质量、护理管理质量、护士专业能力及法律意识等，我们根据《医疗事故处理条例》《关于在医疗机构推行表格式护理文书的通知》及放射科护理工作特点制定了放射科护理文书质量考核评价标准（表10-4-1）。

表10-4-1 放射科护理文书质量考核评价标准

评价内容		分值	评价方式	扣分标准	扣分
对比剂使用知情同意10分	1. 患者的基本信息：姓名、性别、年龄、登记号。登记完全，无漏项	1	现场查看随机抽查访谈患者	一项不符合或不正确，扣1～4分，直至扣完条目分值	
	2. 禁忌证：对比剂重度过敏史、甲状腺功能亢进、过敏性哮喘、糖尿病，体内金属植入物、严重肾功能不全等	4			
	3. 可能发生的结局告知：对比剂过敏样反应、对比剂外渗、甲状腺功能亢进、哮喘发作、肌酐值升高、金属植入物移位、热损伤、基础疾病变化	3			
	4. 患者或家属签字	1			
	5. 日期、时间	1			
对比剂不良反应交接记录15分	1. 患者信息：姓名、性别、年龄、门诊/住院/登记号、诊断、过敏史、联系电话	2	现场查看随机抽查访谈患者	一项不符合或不正确，扣1～5分，直至扣完条目分值	
	2. 检查信息：检查部位，对比剂名称、批号、用量，高压注射的流速，发生时间、地点	3			
	3. 不良反应临床表现	3			
	4. 处理措施	5			
	5. 结果及去向	1			
	6. 记录者签全名	1			
对比剂外渗交接记录10分	1. 患者信息：姓名、性别、年龄、登记号	1	现场查看随机抽查访谈患者	一项不符合或不正确，扣1～3分，直至扣完条目分值	
	2. 检查信息：检查部位、对比剂名称、高压注射的流速	3			
	3. 外渗信息：外渗时间、部位、量、肿胀范围、伴随症状	3			
	4. 处理信息：对比剂外渗处理、随访情况、患者结局	2			
	5. 记录者签全名	1			
对比剂及备用药物交接记录10分	1. 药品名称、数量（现存量、使用量、剩余量）相符，标识清楚、均在有效期内	3	现场查看随机抽查访谈患者	一项不符合或不正确，扣1～3分，直至扣完条目分值	
	2. 均遵医嘱使用	3			
	3. 药品不足时去向明确并及时补足	2			
	4. 交接双方签全名	2			
患者抢救记录15分	1. 患者信息登记齐全：姓名、性别、年龄、登记号	2	现场查看	一项不符合或不正确，扣1～5分，直至扣完条目分值	
	2. 症状描述：发病日期、时间，发病原因、疾病症状、疾病变化	3			
	3. 医嘱完整、药物使用方法、使用剂量有记录，及时签字、正确执行并签全名	3			
	4. 处理方式：用药记录正确，用药时间记录清楚、抢救措施描述规范，记录者签全名	5			
	5. 患者结局：填写不全/未填写	2			

续表

	评价内容	分值	评价方式	扣分标准	扣分
抢救药品和物品清点交接记录 10分	1. 药品和物品的名称、数量与记录本上的名称和数量一致	2	现场查看	一项不符合或不正确，扣1~2分，直至扣完条目分值	
	2. 车内药品和物品摆放与封面图一致	2			
	3. 药品和物品均在有效期，失效期药品和物品按要求记录	2			
	4. 药品使用与医嘱一致	2			
	5. 交接者签全名，护士长至少每两周督查1次并签名	2			
医院感染相关记录 10分	1. 医疗垃圾种类、重量记录完整，有清运人员与交接护士双签字	2	现场查看	一项不符合或不正确，扣1~3分，直至扣完条目分值	
	2. 灭菌消毒记录：日期、消杀时间、消杀方式、实施者签全名	3			
	3. 特殊感染患者检查登记：患者信息（姓名、年龄、性别、检查号）、检查时间、消杀时间、消杀方式、消杀结束时间，执行者签全名	3			
	4. 环境监测结果登记：按院感要求在规定时间完成监测并按要求粘贴监测结果	2			
常用仪器设备维护保养记录 10分	1. 设备名称与数量与记录本一致	2	现场查看	一项不符合或不正确，扣1~2分，直至扣完条目分值	
	2. 设备均在质检期	2			
	3. 除颤仪每天有监测结果	2			
	4. 除颤仪每月有二级维护记录	2			
	5. 记录者每天签名，护士长每两周督查1次并签全名	2			
孕妇X线或CT检查知情告知 10分	1. 患者信息：姓名、性别、年龄、登记号、身份证号		现场查看随机抽查访谈患者	一项不符合或不正确，扣1~3分，直至扣完条目分值	
	2. 疾病资料：妊娠月份、患者病情、需要采取的检查措施、患者可能受到的伤害（如辐射剂量、噪声、对比剂造成的不良反应等）、胎儿可能面临的结局（如致畸、对比剂进入胎儿体内等）	3			
	3. 家属：姓名、性别、年龄、身份证号，家属是否了解患者病情及检查可能带来的结局	3			
	4. 签字：患者/家属签字正确、无遗漏	2			
得分：			评阅者签名：		

（赵俐红　李　雪　刘　平重庆）

第五节　放射科感染控制质量管理评价标准

　　为进一步规范放射护理人员相关操作，保证感控规范与安全，按照2018年版国家卫生健康委员会中华人民共和国卫生行业标准《医院感染预防与控制评价规范》（WS/T592—2018）等行业标准相关要求，制定放射科感染控制质量管理评价标准。本标准主要包括环境管理、手卫生管理、医疗用品/设备/器械管理、医疗废物管理、无菌物品管理等（表10-5-1）。

表 10-5-1 放射科感染控制质量管理评价标准

	评价内容	分值	评价方式	扣分标准	扣分
环境管理 30分	1. 按照医院感染防控要求做好检诊区管理和陪检人员管理，保持影像学检诊区域内环境整洁、干燥，无卫生死角	4	现场查看	检诊区或陪检区不符合要求扣1~4分	
	2. 检查室尽量开窗通风，通风不良时使用空气消毒机进行空气消毒。地面用500mg/L含氯消毒液拖地，作用30分钟后再用清洁拖把拖干净，每天至少2次。发现明显污染时，应立即用1000mg/L含氯消毒液覆盖作用30分钟后擦拭，再用清水清洁地面。每季度或每半年对空气菌落生长数进行采样检测	5		每项不符合扣1分，未采样检测扣1分，扣完为止	
	3. 操作室、检查室内物体表面用500mg/L的含氯消毒液或消毒湿巾擦拭，每天至少2次，特别应加强门把手、水龙头的消毒。当受到明显污染时，先用吸湿材料去除可见的污染物，再消毒清洁	5		未消毒或操作不规范每次扣1分，扣完为止	
	4. 每季度对物体表面采样进行平均菌落数监测	4		未监测每次扣2分	
	5. 空气消毒如果采用紫外线消毒，须按紫外线消毒灯的使用要求执行，保持紫外线灯表面清洁，每周用75%乙醇纱布擦拭一次并记录，发现灯管表面有灰尘、油污等时，应随时擦拭，定期进行效果监测并有记录	4	随机抽查	未按标准执行每项扣1分	
	6. 疑似或确诊特殊感染受检患者按感染类别进行接诊与处置	4		接诊与处置不规范扣1~4分	
	7. 清洁工具分区专用、标识清楚，使用后用500mg/L含氯消毒液消毒浸泡30分钟，取出清水冲洗干净，干燥备用	4	现场查看	每项不符合扣1分，扣完为止	
手卫生管理 20分	1. 设有专用洗手池、非接触式开关水龙头，洗手池旁有手卫生流程图和干手用品，有按压式洗手液，有垃圾桶	5	现场查看	每项不符合扣1分，扣完为止	
	2. 速干手消毒剂在有效期内使用	4		发现过期每瓶扣1分，扣完为止	
	3. 医护人员接触患者前、进行无菌操作前、接触患者后、体液暴露后、接触患者周围环境后，应洗手或用速干手消毒剂消毒双手	5	随机抽查	未规范洗手每人扣1分，扣完为止	
	4. 洗手和卫生手消毒须按六步洗手法	3		未执行标准洗手法每人扣1分	
	5. 每月进行手卫生依从性调查及分析；每季度对医护人员手指采用进行菌落监测	3	现场查看	未进行调查及分析扣2分，未进行菌落监测每次扣1分	
医疗用品、设备、器械管理 30分	1. 高压针筒/连接管应一人一筒/管，禁止一筒/管多用	3	随机抽查	不符合扣3分	
	2. 检查设备、高压注射器、监护仪、抢救仪器据使用说明书进行清洁、消毒	4	现场查看	每项不符合扣1分	
	3. 血压袖带的清洁消毒方法：①不耐受的血压袖带被血液、体液、分泌物等污染及患者终末消毒，应及时清洁并可用75%乙醇或符合要求的消毒湿巾擦拭消毒；②多重耐药菌感染患者使用的血压袖带每天至少用75%乙醇或符合要求的消毒湿巾擦拭消毒两次；③如有特殊要求则按血压袖带使用说明进行清洁消毒；④血压袖带的连线应及时清洁并可用75%乙醇、消毒湿巾擦拭消毒或500mg/L含氯消毒液擦拭后再清水擦拭，干燥保存备用；⑤能耐湿的血压袖带每周更换清洗消毒一次，干燥保存备用	5	现场查看	不符合扣1~5分	

续表

评价内容	分值	评价方式	扣分标准	扣分
4. 各种诊疗、护理用品使用后,按医院感染管理、医疗废物管理要求进行处理	3	现场查看	每项不符合扣1分	
5. 治疗车上物品应摆放有序,上层有序放置清洁与无菌物品,下层放置使用后物品;治疗车应配备速干手消毒剂,每天进行清洁与消毒,遇污染随时进行清洁与消毒,无菌物品和非无菌物品分开放置	5	现场查看	每项不符合扣1分	
6. 检查床建议使用一次性垫巾,一人一用一换,如使用被褥、体位垫等间接接触患者的用品,应定期清洗与消毒,被污染时应及时更换、清洗与消毒	4	现场查看	每项不符合扣1分	
7. 各种消毒液须按产品说明书注明开启、失效的日期与时间	3	现场查看	未注明效期每次扣1分,扣完为止	
8. 开启的无菌液体须注明开启日期时间,抽出的药液须注明抽吸时间	3		每项不符合扣1分	
1. 正确分类与收集医疗废物,包装物、容器统一合规,感染性医疗废物置黄色废物袋内,锐器置于锐器盒内	3	随机抽查	每项不符合扣1分	
2. 医疗废物满3/4时及时封存,封口方式合规,标签注明科室、日期、类别,有需要的应予以特别说明等	3	随机抽查	每项不符合扣1分	
3. 隔离的(疑似)传染病患者或隔离的非传染病患者产生的医疗废物应使用双层包装物包装并及时密封	3	随机抽查	每项不符合扣1分	
4. 有交接核对登记记录(资料保存>3年)	1	现场查看	无记录扣1分	
1. 接收无菌物品的器具干燥洁净、标记清晰,接触无菌物品前洗手或手消毒,接收无菌物品后及时存放于专用柜内,无菌物品柜内干燥洁净,分类放置、存放标签清晰	4		每项不符合扣2分	
2. 交接无菌物品应双方当面核对质量及数量,否则不予交接	1	现场查看	未当面核对扣1分	
3. 无菌物品存储空间的环境符合要求:标识清晰,环境清洁,物品存放离地≥20cm,离墙≥5cm,离顶≥50cm,温度≤24℃,相对湿度≤70%	3		不符合要求每项扣1分	
4. 有专人或专岗人员负责检查无菌物品,可建立近效期无菌物品登记本	2		无专人负责扣2分	

得分: 　　　　　　　　　　　　　　评阅者签名:

(邓 虹 刘 平重庆)

第六节 放射科护理职业礼仪与执业行为质量评价标准

护理人员职业礼仪反映了护理队伍的整体素质,为进一步规范护理职业礼仪及执业行为,树立放射科护理人员的良好职业形象,促进护理服务质量改进和提升,提高患者满意度和就医体验,增强医院核心竞争力,我们制定了放射科护理职业礼仪与执业行为质量评价标准(表10-6-1),该标准分别从着装要求、仪表规范及行为举止三个方面提出考核要求,主要用于护理人员在执业场所的服务礼仪与行为规范的质量监控和评价依据。

表 10-6-1 放射科护理职业礼仪与执业行为质量评价标准

	评价内容	分值	评价方式	扣分标准	扣分
着装要求 25分	1. 工作服整洁干净合身；内穿低领服装，内穿衣物不露在工作服外；裤脚不得反折	5	现场查看 随机抽查	一项不符合 或不正确， 扣1~5分， 直至扣完条 目分值	
	2. 护士鞋清洁，鞋面无污渍，无破损；裤装穿浅色袜子，裙装穿肉色袜子	3			
	3. 工作牌：规范佩戴工作牌上岗，卡面整洁，标识图案完整，照片清晰，不可用饰物遮挡	5			
	4. 执行特殊操作时，依据具体要求佩戴一次性圆帽。佩戴圆帽时头发应全部罩在帽子里，接缝线放在后面，边缘要整齐	4			
	5. 执行无菌操作时，口罩、手套等穿戴规范	5			
	6. 不得穿工作服到食堂或餐厅就餐或外出购物	3			
仪表规范 20分	1. 头发颜色为黑色或棕色。短发不过肩，刘海不过眉，中长发扎于脑后，可佩戴黑色发卡或发网；头发不佩戴夸张饰物	8	现场查看 随机抽查	一项不符合 或不正确， 扣1~8分， 直至扣完条 目分值	
	2. 女性上班化淡妆，男士颜面适当修饰，胡须及时修剪	4			
	3. 指甲短，不染有色指甲；不戴手镯、手链、戒指；每侧耳最多可戴一个耳钉；眼镜架简洁、素雅；佩戴项链简洁、大方；皮肤外露处不准文身	8			
行为举止 55分	1. 精神饱满，举止端庄大方，站、坐、走、蹲姿符合规范要求	5	现场查看 随机抽查 访谈患者 访谈	一项不符合 或不正确， 扣1~8分， 直至扣完条 目分值	
	2. 语言温和，使用礼貌用语，做到微笑服务	5			
	3. 接听电话礼貌用语，自报科室名称；传呼电话应轻声转达	4			
	4. 严格执行首问负责制，对患者提出的问题应耐心及时解答、不推诿、不敷衍	5			
	5. 工作中始终做到"四轻"（说话轻、走路轻、操作轻、关门轻），保持检查区域安静	8			
	6. 实施爱心沟通法				
	（1）沟通前先自我介绍	3			
	（2）沟通时告知和解释（内容通俗易懂）、语言语调恰当、恰当使用肢体语言、目光注视	5			
	（3）沟通时关注患者反应、征求患者意见、患者提出疑问有解答、注意保护患者隐私	8			
	7. 操作失败时有道歉	3			
	8. 主动礼让患者，对有困难的患者主动提供帮助	4			
	9. 科室接待来访者，护士应站立并主动问好、热情迎接	5			
得分：			评阅者签名：		

（郭雯曦 刘 平^{重庆}）

第七节 放射科检查宣教质量管理评价标准

放射科影像学检查宣教质量管理评价标准是衡量影像学检查健康宣教质量的准则，是规范影像学检查宣教护士护理行为的依据，通过影像学检查健康宣教标准制定放射科 CT 检查宣教质量管理评价标准（表 10-7-1）和放射科 MRI 检查宣教质量管理评价标准（表 10-7-2）。

表 10-7-1　放射科 CT 检查宣教质量管理评价标准

	评价内容	分值	评价方式	扣分标准	扣分
制度管理 20分	1. 有检查健康宣教具体内容	5	查看资料	缺一项/不准确/不符合扣 2～5 分，扣完为止	
	2. 护理人员熟悉各种检查项目宣教内容	5	随机抽查		
	3. 护理人员熟练掌握各种检查项目的护理操作标准	5	现场查看		
	4. 护理人员熟悉各种检查项目的准备要点	5	随机抽查		
检查前 40分	1. 向患者做自我介绍，指引检查室所在位置	2	现场查看	不符合扣 1～2 分	
	2. 根据检查项目，评估患者是否需要空腹	3		未评估或评估不到位扣 1～3 分	
	3. 告知患者专项检查相关准备及特殊训练方法	3	问：询问患者是否知晓检查准备事宜	未告知或告知不全面扣 1～3 分	
	4. 对于着装不符合检查要求的患者，指导其更换合适的检查服，取下检查部位金属饰物等	3	现场查看	不符合扣 1～3 分	
	5. 指导增强患者签署检查相关知情同意书	5	查：查看知情同意书是否填写完整并签字	未签字或签字不完整扣 2～5 分	
	6. 核对患者检查信息，排查增强检查患者禁忌证、对比剂过敏史、血管情况、肾功能、哮喘病史等	5	问：询问患者是否知晓检查禁忌证	不符合扣 2～5 分	
	7. 为增强检查患者预埋留置针，固定规范	5	看：随机抽查增强检查患者留置针穿刺固定情况		
	8. 指导胸腹部检查患者有效呼吸配合、腹部检查患者正确饮水（急腹症除外）	3	查：是否进行呼吸训练，是否个性化饮水	未正确指导扣 1～3 分	
	9. 正确指导患者增强检查前水化	3	查：是否合理水化		
	10. 冠状动脉 CTA 检查前静息 20～30 分钟，监测心率、血压，遵医嘱正确服用调节心率药物	5	查：是否已调节好心率	未正确评估与指导扣 1～5 分	
	11. 备齐辐射防护用品	3	查：防护用品是否备齐	未备齐扣 1～3 分	
检查中 20分	1. 协助患者取检查体位，体位摆放正确，妥善固定患者管路，合理保暖，防止坠床；辐射防护措施正确	5	看：正在检查的患者相关检查护理配合是否正确	每项不符合扣 1 分，扣完为止	
	2. 正确连接高压注射器（一看二摸三感觉四询问），告知患者检查中可能出现的身体感受（发热、口腔异味、尿意感等）	3	看：是否规范使用高压注射器，是否观察患者情况		
	3. 检查过程中严密观察患者情况，告知患者检查中不适及时呼救或抬手示意	3	现场查看		
	4. 根据检查项目要求指导患者检查中配合内容：呼吸配合	3	现场查看		
	5. 意识不清、病情危重或不能独自配合者，须做好陪检者辐射防护	3	查：是否做好防护措施		
	6. 有外渗风险者，提前告知，合理降压、降低对比剂推注流速	3	查：有无外渗风险提示及降速处理		
检查后 20分	1. 询问患者感受，检查穿刺点有无外渗	3	现场查看	未询问或检查扣 1～3 分	
	2. 协助患者安全离开检查室，指导增强检查患者移步至观察区观察，有不适及时告知医护人员	3	看：是否宣教注意事项	未指导扣 3 分	
	3. 指导增强检查患者结束观察 30 分钟后拔针	2		未指导扣 2 分	

	评价内容	分值	评价方式	扣分标准	扣分
检查后 20 分	4. 拔针后指导患者正确按压方法	2	问：询问患者是否知晓； 查：患者按压情况	未指导扣 2 分	
	5. 告知增强检查患者进行多形式个性化水化，病情允许 24 小时内饮水不少于 100ml/h	5	查：检查患者掌握情况	未告知或告知不完全扣 2～5 分	
	6. 告知患者迟发性不良反应、极迟发性不良反应表现及处置流程	3	问：询问患者是否知晓迟发性不良反应、极迟发性不良反应的处置方式	未告知或告知不完全扣 1～3 分	
	7. 告知患者领取报告的时间、地点	2	查：检查患者知晓情况	未告知扣 2 分	
得分：			评阅者签名：		

表 10-7-2 放射科 MRI 检查宣教质量管理评价标准

	评价内容	分值	评价方式	扣分标准	扣分
制度 管理 20 分	1. 有检查健康宣教具体标准内容	5	查看资料	缺一项/不准确/不符合扣 2～5 分，直至扣完条目分值	
	2. 护理人员熟悉各种检查项目宣教内容	5	随机抽查		
	3. 护理人员熟练掌握各种检查项目的护理操作标准	5	现场查看		
	4. 护理人员熟悉各种检查项目的准备要点	5	随机抽查		
检查前 40 分	1. 向患者做自我介绍并指引检查室所在位置	2	问：询问患者是否知晓	不符合扣 1～2 分	
	2. 根据检查项目，评估患者是否需要空腹	2	查：检查患者准备情况	未评估或评估不到位扣 1～2 分	
	3. 核对患者检查信息，排查检查禁忌证：体内是否有植入物及植入物性质	5		不符合扣 1～5 分	
	4. 排查是否有幽闭恐惧症、高热、精神异常等	3		未排查扣 1～3 分	
	5. 查看患者生命体征是否平稳，有无行动障碍	2		未查看扣 1～2 分	
	6. 增强患者排查检查禁忌证、对比剂过敏史、血管情况、肾功能等	5		未排查扣 1～5 分	
	7. 告知患者 MRI 检查禁忌事项；对于着装不符合检查要求的患者，指导其更换检查服，取下随身金属饰物等	5	问：询问患者入室前需要取下的物品	不符合扣 1～5 分，扣完条目分值为止	
	8. 指导患者签订检查相关知情同意书	5	查：查看知情同意书是否填写完整并签字		
	9. 为增强患者预埋留置针，固定规范	5	看：随机抽查增强患者留置针穿刺固定情况		
	10. 指导胸腹部检查患者有效呼吸配合，腹部检查患者禁食、禁饮	3	问：胸腹部检查患者是否进行呼吸训练；腹部检查患者是否禁食、禁饮	不符合扣 1～3 分，扣完为止	
	11. 需要家属陪同者排除家属进入 MRI 室禁忌证	3	问：患者家属陪同需要取下哪些随身物		
检查中 20 分	1. 协助患者取检查体位，体位摆放正确，妥善固定患者管路，合理保暖，进行听力保护、防止坠床	5	看：正在检查的患者相关检查护理配合是否正确	不符合扣 1～5 分，扣完条目分值为止	

续表

	评价内容	分值	评价方式	扣分标准	扣分
检查中 20分	2. 正确连接高压注射器（一看二摸三感觉四询问），告知患者检查中身体感受	3	看：是否规范使用高压注射器，是否观察患者情况	不符合扣1~5分，扣完条目分值为止	
	3. 检查过程中严密观察患者情况，告知患者检查中不适及时呼救或抬手示意	3	现场查看		
	4. 根据检查项目要求指导患者检查中配合内容：呼吸配合	3			
	5. 意识不清、病情危重或不能独自配合者，需要做好陪检者噪声防护及金属异物排除	3	查：陪检者准备情况		
	6. 有外渗风险者，提前告知，合理降压、降低对比剂推注流速	3	查：有无外渗风险提示及降速处理		
检查后 20分	1. 询问患者感受，观察穿刺点有无外渗	3	现场查看	未询问扣1~3分	
	2. 协助患者安全离开检查室，指导增强患者移步至观察区观察，有不适及时告知医护人员	2	看：是否交代注意事项	未指导扣1~2分	
	3. 指导增强患者检查结束观察30分钟后拔针	3		未指导扣1~3分	
	4. 拔针后指导增强患者正确按压方法	2	问：患者是否知晓正确按压方法	未指导扣1~2分	
	5. 告知增强患者进行多形式个性化水化，病情允许24小时内饮水不少于100ml/h	5	问：患者是否知晓检查后24小时内饮水不少于100ml/h	未告知或告知不全扣2~5分	
	6. 告知患者迟发性不良反应、极迟发性不良反应表现及处置流程	3	问：患者是否知晓发生迟发反应、极迟发性不良反应的处置方式（须立即联系或就近就医）	未告知或告知不完全扣1~3分	
	7. 告知患者领取报告的时间、地点	2	随机抽查患者知晓情况	未告知扣2分	
得分：			评阅者签名：		

（刘　平^{重庆}）

第八节　放射科病区环境管理质量评价标准

放射科病区环境质量管理评价标准是衡量影像学检查环境质量的准则，是规范影像学检查诊疗环境的依据，我们通过放射科病区环境质量管理规范制定了放射科 CT 检查环境管理质量评价标准（表 10-8-1）和放射科 MRI 检查环境管理质量评价标准（表 10-8-2）。

表 10-8-1　放射科 CT 检查环境管理质量评价标准

	评价内容	分值	评价方式	扣分标准	扣分
环境制度 15分	1. 有 CT 检查室管理制度	5	现场查看 查阅资料	缺一项/不准确/不符合扣2~5分，扣完为止	
	2. 有环境、设施设备消毒隔离制度	5	现场查看 查阅资料		
	3. 有环境卫生监测标准	5			

评价内容		分值	评价方式	扣分标准	扣分
环境布局 10分	1. 建筑布局符合要求	5	看：查看工作用房、辅助用房配套合理布局；检查室符合辐射防护建筑要求	不符合扣1~5分，扣完条目分值为止	
	2. 区域分区合理	5	看：查看检查点是否按要求分区		
环境管理 40分	1. 检查室内环境清洁、舒适安全；室内陈设规范、物品定位放置安全、有序	5	看：查看各室用物摆放是否整齐规范；无菌物品是否规范放置，射线防护用品是否放置规范	不符合扣1~5分，扣完条目分值为止	
	2. 水电使用安全	2	看：查看是否无明火、高功率非医用电器使用		
	3. 检查区整洁、有序，无烟味、异味	5	看：查看各区是否整洁，无烟味、异味		
	4. 工作秩序井然，电话接听及时，呼叫规范	3	听：接听电话是否及时、呼叫规范		
	5. 检查区内标识清晰、规范、准确	5	看：分区墙上张贴公布内容是否与规范/要求一致；是否保持张贴物整洁、温馨和及时更新		
	6. 安全通道畅通，消火栓无遮挡	5	看：安全通道有无杂物		
	7. 知晓消防设施的位置和使用方法	5	询问检查区内消火栓、灭火器位置和数量，火灾紧急报警装置的位置；抽查一名护士演示灭火器的使用方法；抽查消防应急预案		
	8. 检查设备应急暂停按键正常	5	查：检查设备是否完好；紧急呼叫后的响应速度是否快速		
	9. 扫描室操作时防护门保持屏蔽	5	看：查看扫描时是否屏蔽；是否有辐射安全提示		
感染控制 35分	1. 着装、操作规范	5	看：工作人员着装是否规范；是否执行无菌操作；是否佩戴剂量牌；是否执行查对制度，是否规范操作，是否有较强无菌观念	不符合扣1~5分，扣完条目分值为止	
	2. 手卫生规范	5	查：检查是否严格执行手卫生规范；是否配置手消毒液；速干手消毒液是否在有效期内，余量是否充足，出液是否正常；手卫生的时机和方法是否正确		
	3. 熟知职业暴露的处理流程	5	问：询问护士职业暴露处理流程		
	4. 消毒用品齐全，存放规范	5	看：消毒用品有效期；放置位置		
	5. 检查室每日空气消毒至少一次，有记录	5	现场查看 查阅资料		
	6. 检查床、高压注射器每日清洁擦拭消毒	5	现场查看		
	7. 医疗废物管理规范	5	看：医疗废物是否分类放置，是否由专人管理，是否有交接登记本；对特殊感染检查是否按相应消毒技术规范接诊处置		
得分：			评阅者签名：		

表 10-8-2　放射科 MRI 检查环境管理质量评价标准

	评价内容	分值	评价方式	扣分标准	扣分
环境制度 15分	1. 有 MRI 检查室管理制度	5	现场查看 查阅资料	不符合扣 1～5 分，扣完条目 分值为止	
	2. 有环境、设施设备消毒隔离制度	5			
	3. 有环境卫生监测标准	5			
环境布局 10分	1. 建筑布局符合要求	5	看：工作用房、辅助用房配套是否合理布局；MRI 室防护屏蔽是否符合要求；扫描室面积是否符合屏蔽防护与设备安装要求	不符合扣 1～5 分/项，扣完条 目分值为止	
	2. 区域分区合理	5	看：检查区域是否按要求分区		
环境管理 40分	1. 检查室内环境清洁、舒适安全；室内陈设规范、物品定位放置、安全、有序	5	看：备用物摆放是否整齐规范；无菌物品是否规范放置	不符合扣 1～5 分，扣完条目 分值为止	
	2. 水电使用安全	2	禁止使用高功率电器及点燃明火，查看有无明火、高功率非医用电器使用		
	3. 检查区安静、整洁、有序，无烟味、异味	5	看：各区环境是否整洁；候诊椅摆放是否整齐；走廊是否清洁；有无人员吸烟；公用卫生间是否清洁、无异味、地面无水渍 听：护士说话轻、走路轻、开关门轻、操作轻		
	4. 工作秩序井然，电话接听及时，呼叫规范	3	听：接听电话是否及时、是否呼叫规范		
	5. 检查区内标识清晰、规范、准确	5	看：分区墙上张贴公布内容是否与规范/要求一致；是否保持张贴物整洁、温馨和及时更新		
	6. 安全通道畅通，消火栓无遮挡	5	看：查看安全通道有无杂物		
	7. 知晓消防设施的位置和使用方法	5	询问检查区内消火栓、灭火器位置和数量，火灾紧急报警装置的位置；抽查一名护士演示灭火器的使用方法；抽查消防应急预案		
	8. 检查设备应急暂停按键正常	5	查：设备是否完好；紧急呼叫后的响应速度是否快速		
	9. 扫描室门保持屏蔽	5	看：扫描室门是否屏蔽；是否有安全警示等提示标识；扫描间内无磁用品放置是否规范		
感染控制 35分	1. 着装、操作规范	5	看：工作人员着装是否规范；是否执行无菌操作；是否执行查对制度，规范操作	不符合扣 1～5 分，扣完条目 分值为止	
	2. 手卫生规范	5	查：是否严格遵循执行手卫生规范；是否按配置手消毒液；速干手消毒液是否在有效期内，余量是否充足，出液是否正常；手卫生的时机和方法是否正确		
	3. 熟知职业暴露的处理流程	5	问：护士职业暴露处理流程		

续表

评价内容		分值	评价方式	扣分标准	扣分
感染控制 35分	4. 消毒用品齐全，存放规范	5	看：消毒用品有效期；放置位置	不符合扣1～5分，扣完条目分值为止	
	5. 检查室每日空气消毒至少一次，有记录	5	现场查看 查阅资料		
	6. 检查床、高压注射器每日清洁擦拭消毒	5	现场查看		
	7. 医疗废物管理规范	5	看：检查医疗废物是否分类放置，是否由专人管理，是否有交接登记本；对特殊感染检查是否按相应消毒技术规范接诊处置		
得分：			评阅者签名：		

（刘　平^{重庆}）

第九节　放射科护理技术操作评价标准

　　为进一步规范放射科护理人员护理操作，指导临床实践，提高护理人员操作技术水平，保证其技术操作的规范与安全，我们按照国家卫生健康委员会《三级医院评审标准》（2022年版）、《静脉治疗护理技术操作规范》（WS/T433—2023）等行业标准相关要求，参照我国高等护理专科教材、医学影像检查技术学教材、《影像增强检查静脉输注工具规范应用专家共识》等，对放射科护理最常用的护理技术操作进行梳理、编撰制定本标准，用以指导放射护理实践操作。

　　本标准主要包括留置针穿刺操作评价标准、高压注射器操作评价标准、放射科 CT 检查体位摆放技术评价标准、放射科 MRI 检查体位摆放技术评价标准。表 10-9-1～表 10-9-5 简述了各项操作流程、要点、步骤及评分细则。

表 10-9-1　留置针穿刺操作评价标准

姓名：		得分：		考核老师：		年	月	日
项目			得分	扣分细则			扣分	备注
操作准备 10分	1. 护士准备：着装整洁（衣、帽、鞋）仪表端庄，戴口罩、洗手		4	一项不符合要求扣1分				
	2. 用物准备：检查申请单、留置针、预充液（或0.9%氯化钠注射液5～10ml）、肝素帽、透明敷料、一次性止血带、一次性治疗巾、胶布、皮肤消毒液、棉签、垫枕、治疗盘、弯盘；无菌手套、速干手消毒液、锐器盒、医用垃圾桶、生活垃圾桶、笔		6	物品准备不全，每项扣1分 物品摆放乱扣1分 物品未在有效期扣1分				
操作评估 10分	1. 自我介绍（开始计时）；核对患者信息和检查项目		5	未自我介绍扣2分 未核对扣2分 住院患者未核对腕带扣1分				

项目		得分	扣分细则	扣分	备注
操作评估 10分	2. 向患者解释操作目的，评估患者病史、对比剂不良反应史、过敏史、身体状况、配合程度，筛查高危因素等。评估操作环境、光照情况	5	未解释操作目的扣2分 未评估患者扣2分 未评估环境扣1分		
操作要点 70分	1. 携用物至床旁，核对信息，安置合适体位，评估患者皮肤及血管条件，小垫枕置于穿刺部位下方，铺治疗巾，根据患者检查项目选择合适型号留置针，取出留置针，连接预充液排气备用	6	未核对扣1分 体位不合适扣1分 未评估血管扣1分 未置垫枕扣1分 未排气扣1分 留置针型号不合适扣1分		
	2. 评估患者局部皮肤及血管情况，在穿刺点上方10cm处扎止血带，确认穿刺部位，松止血带，戴无菌手套	5	未评估血管扣1分 压脉带捆扎位置不当扣1分 未及时松压脉带扣1分 未戴手套扣1分		
	3. 消毒：以穿刺点为中心，消毒范围直径≥8cm，待干	2	消毒不符合要求扣2分		
	4. 再次核对患者信息及检查项目，距进针点10cm处扎止血带（时间不超过2分钟），再次消毒皮肤，待干，将留置针与预充液连接紧密，再次排气并检查。取下针套，旋转松动外套管，调整针尖斜面	8	未核对扣1分 穿刺部位不合适扣2分 未再次消毒扣2分 未再次排气扣1分 未旋转松动外套管扣1分 未调整针尖斜面扣1分		
	5. 穿刺方法：嘱患者握拳，绷紧皮肤，右手持留置针针翼，针尖保持向上，在血管上方使针头与皮肤成15°～30°角进针，见回血后，降低角度，沿静脉走行继续进针1～2mm，将针芯后撤2～3mm，持针座将针芯与导管全部送入血管	16	穿刺手法不正确扣5分 一次穿刺不成功扣5分 送针手法不正确扣2分 未后撤针芯扣2分 未全部送入扣2分		
	6. 试通畅：松止血带，嘱患者松拳，推注预充液（或0.9%氯化钠注射液5～10ml），判断导管是否位于血管中，确认穿刺成功	5	未松止血带扣2分 未松拳扣1分 未试通畅扣2分		
	7. 撤除针芯：固定两翼，迅速将撤出的针芯抽出放入锐器盒中，脉冲式正压推注预充液（或0.9%氯化钠注射液5～10ml），判断穿刺成功夹闭管夹	5	撤针芯方法不正确扣2分 封管方法不正确扣2分 针芯未放锐器盒扣1分		
	8. 正确固定：以穿刺点为中心用无菌透明敷贴无张力固定，穿刺点正对敷贴中央，透明敷贴与接头和皮肤充分黏合，妥善固定延长管、预冲管，标注穿刺日期和时间，脱下手套	6	敷贴固定不正确扣2分 固定不妥扣1分 未注明扣2分 未脱手套扣1分		
	9. 再次核对：核对患者信息、检查项目	3	未核对患者信息扣2分 未核对检查项目扣1分		
	10. 交代注意事项，引导患者到检查地点候检，与接诊护士及操作技师交接	4	未交代注意事项扣1分 未指引患者扣1分 未交接扣2分		
	11. 整理用物，医疗废物分类处理；洗手	10	未整理用物扣2分 医疗废物未分类扣2分 分类不正确每一项扣1分 未洗手扣2分		

续表

项目		得分	扣分细则	扣分	备注
综合评价 10分	1. 态度、沟通技巧；整体性、计划性	6	态度不认真扣2分 沟通技巧欠佳扣2分 整体性、计划性欠佳扣2分		
	2. 时间10分钟	4	超时1分钟内扣1分 超时1~2分钟扣2分 超时2分钟以上扣4分		

表 10-9-2　插瓶式高压注射器（泵）操作评价标准

姓名：		得分：	考核老师：		年	月	日

项目		得分	扣分细则	扣分	备注
操作准备 10分	1. 护士准备：着装整洁（衣、帽、鞋）仪表端庄，戴口罩、洗手	4	一项不符合要求扣1分		
	2. 用物准备：检查申请单、高压注射器、治疗盘、弯盘、高压注射管路及附件、对比剂、0.9%氯化钠注射液、抢救车、速干手消毒液、剪刀、医用垃圾桶、生活垃圾桶、锐器盒	6	物品准备不全，每项扣1分 物品摆放乱扣1分 物品未在有效期扣1分		
患者评估 20分	1. 自我介绍；核对患者信息和检查项目	5	未自我介绍扣2分 未核对患者信息扣2分 住院患者未核对腕带扣1分		
	2. 协助患者上检查床，按检查要求取安全、舒适位	5	未注意患者安全扣2分 未帮患者取舒适体位扣2分 未根据情况协助患者扣1分		
	3. 向患者解释操作目的、评估患者病史、用药史、过敏史、身体状况、穿刺部位情况、配合程度。按检查项目要求评估检查前准备完善情况（如胃肠道准备、膀胱充盈、水化等），评估操作环境、光照情况	10	未解释操作目的扣2分 未评估患者扣2分 未再评估检查前准备扣4分 未评估环境扣2分		
操作要点 60分	1. 核对患者信息	2	未核对扣2分		
	2. 长按开机按钮，直到注射器操作屏幕开启。打开注射器开关，屏幕出现对比度调节按钮，打开泵门	4	开机顺序错误扣2分 未打开泵门扣2分		
	3. 安装系统管路（内管）和患者管路（外管）	6	一处感应部位未卡好扣1分 未关闭泵门扣2分		
	4. 安装对比剂和0.9%氯化钠注射液	6	对比剂与 0.9%氯化钠注射液安装不到位扣2分 违反无菌操作扣2分		
	5. 排气：按手动排气/推注功能键，长按开始/暂停键，直至气泡完全排出	5	排气方法错误扣2分 排气不完扣3分		
	6. 再次核对患者信息，连接患者留置针，打开留置针封管夹，试水，开始正常注射程序	12	未查对扣2分 未打开留置针封管夹扣2分 违反无菌操作扣2分 未试水扣2分 开启注射程序不正确扣2分 未预估检查床移动范围扣2分		
	7. 再次核对患者信息、检查项目等	2	未再次核对扣2分		
	8. 指导注射药物过程中可能出现的不适症状及应对措施	6	未指导可能出现的不适症状及应对措施各扣3分		

续表

项目		得分	扣分细则	扣分	备注
操作要点 60分	9. 注射完成后，核对患者信息	2	未再次核对扣2分		
	10. 撤卸：取下所有液体瓶，长按开门键，机器自动排出残留的液体后退出内管，开门，取下内、外管毁形后放入医用垃圾桶。关闭注射器和终端电源，注射器充电	5	撤卸步骤不正确扣1分 未排除残留液体扣1分 未关注射器和电源扣2分 注射器未充电扣1分		
	11. 整理用物，医疗废物分类处理；洗手	10	未整理用物扣2分 医疗废物未分类放置扣2分 分类不正确每一项扣1分 未洗手扣2分		
整体评价 10分	1. 操作熟练、流程顺畅；整体性、计划性	6	操作不熟练、不流畅扣3分 整体性、计划性欠佳扣3分		
	2. 操作中与患者沟通良好、注意人文关怀	4	沟通技巧欠佳扣2分 人文关怀欠佳扣2分		

表10-9-3 双筒高压注射器操作评价标准

姓名：　　　　　　得分：　　　　　　考核老师：　　　　　　　年　　月　　日

项目		得分	扣分细则	扣分	备注
操作前准备 10分	1. 护士准备：着装整洁（衣、帽、鞋），仪表端庄，戴口罩、洗手	4	一项不符合要求扣1分		
	2. 用物准备：检查申请单、高压注射器、治疗盘、弯盘、注射管路及附件、对比剂、0.9%氯化钠注射液、抢救车、速干手消毒液、剪刀、医用垃圾桶、生活垃圾桶、锐器盒	6	物品准备不全，每项扣1分 物品摆放乱扣1分 物品未在有效期扣1分		
患者评估 20分	1. 自我介绍；核对患者信息和检查项目	5	未自我介绍扣2分 未核对患者信息扣2分 住院患者未核对腕带扣1分		
	2. 协助患者上检查床，按检查要求取安全、舒适体位	5	未注意患者安全扣2分 未帮助者取舒适体位扣2分 未根据情况协助患者扣1分		
	3. 向患者解释操作目的，评估患者病史、用药史、过敏史、身体状况、穿刺部位情况、配合程度。按检查项目要求评估检查前准备完善情况（如胃肠道准备、膀胱充盈、水化等），评估操作环境、光照情况	10	未解释操作目的扣2分 未评估患者扣2分 未再评估检查前准备扣4分 未评估环境扣2分		
操作要点 60分	1. 核对患者信息	2	未核对扣2分		
	2. 开机：打开屏幕开机按钮，直至指示灯点亮，进入安全界面，点击"继续"进入操作主页面	4	开机顺序错误扣2分 未进入操作主页面扣2分		
	3. 机头向上，将针筒插入注射头，机器自动排气至0ml位置	4	针筒未卡好扣2分 针筒未自动排气扣2分		
	4. 用吸药管或吸药插针抽吸所需对比剂和0.9%氯化钠注射液，A筒抽吸对比剂，B筒抽吸0.9%氯化钠注射液。抽吸药液完成后，连接三通连管，较短一端连接A筒，较长一端连接B筒	6	药水吸反扣3分 三通长短管接反扣3分		
	5. 排气：机头朝上排尽针筒及连接管内空气。排尽空气后，将注射头朝下	6	排气不完全扣3分 注射头未朝下扣3分		

续表

项目		得分	扣分细则	扣分	备注
操作要点 60分	6. 再次核对患者信息，连接患者留置针，打开留置针封管夹，试水，设置好注射方案后，先按下屏幕上的"锁定"和"备妥"键，设备提示是否已经排气，按"确认"键后进入准备状态	12	未查对扣2分 未打开留置针封管夹扣2分 违反无菌操作扣2分 未试水扣2分 开启注射程序不正确扣2分 未预估检查床移动范围扣2分		
	7. 再次核对患者信息、检查项目等	2	未再次核对扣2分		
	8. 交代注射药物过程中可能出现的不适症状及应对措施	6	未交代可能出现的不适症状及应对措施各扣3分		
	9. 注射完成后，核对患者信息	2	未再次核对扣2分		
	10. 保持机头朝下，将患者留置针与连接管断开毁形、卸下针筒放入医用垃圾桶，活塞会自动回缩，机器复原	6	机头未朝下扣2分 拆卸顺序不正确扣2分 机器未复原扣2分		
	11. 整理用物，医疗废物分类处理；洗手	10	未整理用物扣2分 医疗废物未分类放置扣2分 分类不正确每一项扣1分 未洗手扣2分		
整体评价 10分	1. 操作熟练、流程顺畅；整体性、计划性	6	操作不熟练、不流畅扣3分 整体性、计划性欠佳扣3分		
	2. 操作中与患者沟通良好，注意人文关怀	4	沟通技巧欠佳扣2分 人文关怀欠佳扣2分		

表10-9-4　放射科CT检查体位摆放技术评价标准

姓名：　　　　　　　　　　得分：　　　　　　考核老师：　　　　　　　　年　　　月　　　日

项目			评定标准	分值	扣分细则	扣分
操作前准备 5分			1. 按规定着装、洗手、戴口罩	2	不符合者扣2分	
			2. 用物准备（速干手消毒液、一次性垫巾、铅防护用品、检查申请单）	3	准备不充分扣3分	
操作程序和方法 80分	检查前		1. 查对申请单、姓名、性别、年龄、检查部位等是否相符	2	未查对扣2分	
			2. 洗手，进入检查室	3	未洗手扣3分	
			3. 反向查对受检者姓名，住院患者查看腕带	4	未查对扣4分	
			4. 铺设一次性床单	5	未更换扣5分	
			5. 将检查床升降至合适高度，协助受检者躺下（平车送入的受检者应将检查床升降至与平车平行）	5	未正确执行扣5分	
			6. 检查受检部位是否有金属异物或其他可能影响图像质量的物品，如有应协助其取下	10	未执行扣10分，执行不全扣5分	
			7. 根据检查部位摆放体位（受检者位于检查床中心，摆位准确）	10	摆位错误扣10分，摆位不正确扣5分	
			8. 根据检查要求交代注意事项，如检查时保持不动，根据需求进行呼吸训练	5	未告知者扣5分	
			9. 高度敏感部位予以辐射防护	10	未辐射防护扣10分，防护不到位扣5分	

续表

项目		评定标准	分值	扣分细则	扣分
操作程序和方法 80分	检查中	1. 进入操作间，与技师双向核对受检者姓名、性别、年龄、检查部位	5	未核对者扣5分	
		2. 洗手	3	未洗手扣3分	
		3. 观察扫描进度，再次确认检查部位是否正确，有无影响图像质量的异物，受检者情况是否良好	5	未观察扣5分	
	检查后	1. 检查完毕，进入检查室，再次查对姓名及腕带	5	未查对扣5分	
		2. 协助受检者下床，指导注意事项	5	未指导扣5分	
		3. 洗手，终末处理	3	未洗手及处理扣3分	
整体评价与人文关怀 15分		1. 临床思维：处置灵活，不违背原则，有辐射防护意识	5	操作流程欠合理扣2分 防护意识不强扣3分	
		2. 人文关怀：体现人文关怀	5	人文关怀欠佳扣2分	
		3. 伦理：尊重患者、注意保暖、安全、隐私保护	5	对患者安全意识不强扣3分 隐私保护不到位扣2分	

表 10-9-5　放射科 MRI 检查体位摆放技术评价标准

姓名：		得分：　　　　　　考核老师：		年　　　月　　　日	
项目		评定标准	分值	扣分标准	扣分
操作前准备 5分		1. 按规定着装、洗手、戴口罩	2	不符合者扣2分	
		2. 用物准备（速干手消毒液、一次性垫巾、检查申请单、检查部位相应线圈）	3	准备不充分扣3分	
操作程序和方法 80分	检查前	1. 查对申请单、姓名、性别、年龄、检查部位等是否相符	2	未查对扣2分	
		2. 洗手，到达检查室门口	3	未洗手扣3分	
		3. 反向查对受检者姓名，住院患者查看腕带	4	未查对扣4分	
		4. 进行安全检查，检查受检人身上有无金属异物，受检部位有无影响图像质量的物品，如有则协助其取下	10	未执行扣10分 未成功排除扣5分	
		5. 铺设一次性床单	5	未更换扣5分	
		6. 将检查床升降至合适高度，协助受检者躺下（应将检查床升降至与送入受检者的无磁平车平行）	5	未正确执行扣5分	
		7. 根据检查部位摆放体位（受检者位于检查床中心，摆位正确）	10	摆位错误扣10分 摆位不正确扣5分	
		8. 根据检查要求指导患者注意事项，如检查时保持不动、根据需求进行呼吸训练等	5	未告知扣5分	
		9. 安放线圈，禁止线圈接触患者裸露皮肤，指导患者双手双脚不可交叉以免形成闭合回路	10	未放置线圈扣10分，放置绞圈不规范扣5分	
	检查中	1. 进入操作间，与技师双向核对受检者姓名、性别、年龄、检查部位	5	未核对者扣5分	
		2. 洗手	3	未洗手扣3分	
		3. 观察扫描进度，再次确认检查部位是否正确，有无影响图像质量的异物，受检者情况是否良好	5	未观察扣5分	
	检查后	1. 检查完毕，进入检查室，再次查对姓名及腕带	5	未查对扣5分	
		2. 协助受检者下床，指导注意事项	5	未指导扣5分	
		3. 洗手，终末处理	3	未洗手及处理扣3分	

续表

项目	评定标准	分值	扣分标准	扣分
整体评价与人文关怀 15分	1. 临床思维：处置灵活，有原则，有磁场安全意识	5	操作流程欠合理扣2分 磁场安全意识不强扣3分	
	2. 人文关怀：体现人文关怀	5	人文关怀欠佳扣2分	
	3. 伦理：尊重患者、注意保暖及安全、隐私保护	5	对患者安全意识不强扣3分 隐私保护不到位扣2分	

（黄超琼　田小红　刘　平^{重庆}）

第十节　放射科护理教学质量管理评价标准

教学质量考核评价标准可用于教学质量监控和评价机制的完备性，促进教学质量改进和提升。我们根据放射科教学特点制定了小讲座考核评价标准（表 10-10-1）及教学查房评价标准（表 10-10-2）如下。

表 10-10-1　放射科护理教学小讲座考核评价标准

科室：		主讲教师：			
讲座题目：		得分：			
类别	项目	评分标准	分值	得分	备注
教学态度 15分	教书育人	精神饱满，仪表端庄，注意言传身教	5		
	备课情况	备课认真，教案规范，讲稿内容新颖，具有影像学专科护理特色。熟悉讲授内容，能脱稿流畅授课	10		
教学方法 85分	科学性	教学内容符合教学大纲要求。基本概念和基本理论清楚准确，讲授内容精练无误	10		
	目的性	教学目标明确，重点突出，难点讲透	10		
	联系实际	联系放射科的临床护理特点，举例恰当，讲授生动	10		
	联系相关学科	联系放射影像护理学科的内容进行讲授，帮助学员理论联系实际，融会贯通	10		
	先进性	在复习专业理论知识的基础上，适当介绍影像护理新进展及学术动态	5		
	外语教学	联系本专题的内容适当运用专业外语词汇，介绍学员阅读相关外文资料	5		
	语言	普通话比较标准。语言清晰，声音响亮，语速适中。表达简洁、流畅、抑扬顿挫	10		
	板书或PPT	板书、挂图清楚，板书设计合理，PPT 运用恰当，能突出重点和解决难点，PPT 内容清楚，文字简洁，便于记录	10		
	条理性	讲授思路清晰，层次清楚，分析透彻，论述严谨，逻辑性强，教学环节完整	5		
	直观性	注意恰当运用表情、手势，注意使用直观教具，授课生动具有吸引力	5		
	启发性	注意引导学员独立思考，师生互动好，能激发学员兴趣，学员上课注意力集中，讨论或回答问题态度积极	5		
意见	本次讲座的突出特点、存在的问题及需要改进的意见和建议：				
评价人签名：			年　　月　　日		

表 10-10-2　放射科护理教学查房评价标准

科室：		主讲教师：			
讲座题目：		得分：			
流程		质量标准	分值	得分	备注
查房前准备 10分		1. 查房物品及教具准备恰当	2		
		2. 环境利于教学查房	1		
		3. 教师准备充分，能引导查房顺利开展	4		
		4. 参加查房者有适当的准备	3		
查房方法与过程 65分	主题选择 6分	1. 选题恰当、具体，结合专科特点	3		
		2. 根据查房对象学习层次选择查房主题	3		
	查房方法 6分	1. 根据主题选择恰当的查房方法	3		
		2. 符合查房对象的学习层次	3		
	病例汇报 10分	1. 查房导入简明扼要，查房分工明确	2		
		2. 结合所给病例，查房目标明确且符合临床护理的需求	2		
		3. 汇报者能脱稿汇报病例，重点突出，语速适当，表达清晰	3		
		4. 教师能补充并完善病史资料，引导学生思维，重点突出	3		
	护理分析 28分	1. 针对所选病例具体问题具体分析	5		
		2. 对参加查房人员的回答给予及时、正确的反馈，突出重点，讲清难点	8		
		3. 分析讨论结合临床实际，护理问题有针对性，护理措施得当，无科学性错误	5		
		4. 具备应变能力，及时解决查房中提出的各种问题，全过程体现教与学，师生互动好	5		
		5. 讨论内容结合本学科学术动态和新进展	5		
	概括总结 15分	1. 能结合教学目标，重点突出，达到目标要求	5		
		2. 能引导学生制订新的学习目标和内容，激发学生的自学热情	2		
		3. 及时恰当评价分析讨论内容，点评客观公正	5		
		4. 学生准备充分，积极参与讨论，老师及时给予指导和反馈意见	3		
教学态度 8分		1. 举止端庄，情绪饱满，站姿挺拔，走姿规范	2		
		2. 态度严谨、认真，语言规范、亲切	3		
		3. 关爱患者、关爱学生，体现赏识教育	3		
教学组织 12分		1. 查房主题清晰，组织查房过程流畅、连贯	3		
		2. 查房过程中注重培养学生综合分析与解决问题的能力	3		
		3. 查房中能运用批判性思维，以问题为中心启发学生思考	3		
		4. 查房程序安排合理，对重点、难点问题时间分配把握适当	2		
		5. 团队合作，配合默契	1		
教学效果 5分		1. 学生通过查房得到启发，提高了分析问题、解决问题的能力，教学目标得到实现	3		
		2. 增加团队协作能力，查房气氛活跃	2		
评价人签名：			年　　月　　日		

（王小琳　程伊莲）

第十一章　放射科护理质量持续改进管理及案例分享

第一节　护理质量持续改进管理

一、相关概念

质量持续改进（continuous quality improvement，CQI）是指为满足或超过消费者的期望值所提供的与高品质商品或服务相关的质量改进过程。1999 年美国医疗机构评审联合委员会（the joint commission on accreditation of health care organization，JCAHO）将质量持续改进定义为"实现一个新水准运作的程序，而且质量是超前水平的"。现在，CQI 被广泛用于医疗质量管理中，它强调团队参与意识，通过收集并分析资料来阐明整个系统的功能，进而为患者提供适当、有效、充足的照顾，以满足患者的需求，强调监督照顾的全过程。2016 年，我国《医疗质量管理办法》明确定义医疗质量管理工具是指为实现医疗质量管理目标和持续改进所采用的措施、方法和手段，如全面质量管理（total quality control，TQC）、PDCA 循环、品管圈（quality control circle，QCC）等。

护理质量持续改进是护理质量管理永恒的主题，主要包括两个方面：一是针对护理过程中出现的、各级管理者检查发现的或患者投诉的问题等，应组织力量分析原因予以改进；二是主动地、前瞻性地针对护理服务过程寻求改进的项目，识别潜在的患者需求，比较国内外护理发展的方向和目标，寻求改进措施并予以落实。护理质量持续改进一般遵循 PDCA 循环，常见的质量管理方法，如品管圈、根本原因分析（root cause analysis，RCA）、失效模型（failure mode&effect criticality analysis，FMEA）等基本都包含这个步骤。

二、PDCA 循环

PDCA 循环是美国质量管理专家沃特·阿曼德·休哈特（Walter A.Shewhart）首先提出的，由戴明采纳、宣传后得以普及，所以又称戴明循环。PDCA 分别是英文单词 Plan（计划）、Do（实施）、Check（检查）和 Action（校正）的第一个字母，是一种程序化、标准化、科学化的管理方式，是全面质量管理反映质量管理客观规律和运用反馈原理的系统工作方法，在质量管理中得到广泛运用并取得了很好的效果，因此，PDCA 循环被称为质量管理的基本方法。

PDCA 循环包括了质量系统活动必须经历的 4 个阶段 8 个步骤（图 11-1-1）。

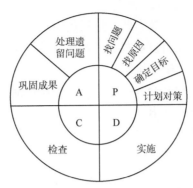

图 11-1-1　PDCA 循环的 4 个阶段 8 个步骤

1. 计划阶段（P）　包含 4 个步骤。

（1）找问题：调查分析质量现状，找出存在的问题。在调查时强调用数据说话，可运用统计分析表、排列图、直方图、控制图等统计分析工具来发现质量问题。

（2）找原因：分析产生质量问题的各种原因和影响因素，包括人员、设备、材料、方法和环境因素等，找出主要原因。

（3）确定目标：确定改善目标。

（4）计划对策：针对主要原因研究对策，制订明确具体的执行计划，即回答"5W1H"内容：为什么要这样做（Why）？做什么（What）？谁来做（Who）？什么时候做（When）？在什么地方做（Where）？怎样做（How）？

2. 实施阶段（D）　按预定计划具体组织实施的过程，即运行计划措施中的具体内容。

3. 检查阶段（C）　根据计划和目标，检查计划执行情况和实施效果并及时总结计划执行过程中的经验教训，明确效果，找出问题。检查也可能发现原先制订的计划所存在的问题。

4. 校正阶段（A）　是对检查的结果进行处理，一是巩固成果，对成功的经验加以肯定并予以标准化或制订操作规范、流程等，便于医务人员在以后工作中有所遵循；二是处理遗留问题，对于没有解决的问题转入下一循环中解决。

全面质量管理要求质量改进工作应当持续进行。PDCA 也是循环运用的，每一次的应用都是在前一次的基础上改进超越，工作质量将跃上一个更高的水平。这就是质量管理持续改进的过程，也是护理质量管理必须遵循的工作方法。

三、品管圈

品管圈（QCC）是由在相同、相近或有互补性质工作场所的人们自发组成数人一圈的活动团队，团队成员通过团体合作，集思广益，按照一定的活动程序，活用科学统计工具及品管手法，解决工作现场、管理、文化等方面所发生的问题及课题。

上述定义可从以下几个方面来解释：

活动小组：由同一工作现场或工作性质相关联的人员组成，上至公司高层、中层管理干部、技术人员、基层管理人员，下至普通员工，一般 5～12 人。人数太少，方案对策不全面；人数太多，意见难以统一，效率低，效果反而不明显。

自发小组活动：由各级员工自发组成，公司高层领导不宜强制员工实施品管圈活动，只提供实施品管圈的活动条件和奖励机制。

活动主题：每次品管圈活动都会有一个主题，围绕产品生产、技术攻关、工艺改良、质量改进、工作流程改造等方面提出，主题范围广泛多样。

活动目的：每次活动都是为了改进组织或部门工作的某个方面，目的是提高效率、效果和效益，降低成本或减少差错等。

活动方法：应用一种或几种相结合的现代组织管理科学统计技术和工具解决问题。

以问题解决型品管圈为例，活动分为计划、实施、检查、校正（PDCA）4 个阶段 10 个步骤，对应关系见图 11-1-2。

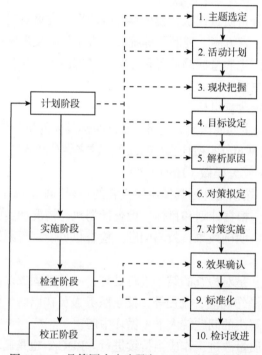

图 11-1-2　品管圈十个步骤与 PDCA 的对应关系

1. 计划阶段　分为主题选定、活动计划、现状把握、目标设定、解析原因、对策拟定 6 个步骤。

（1）主题选定：根据目前护理问题实际需求，通过文献检索选择主题，选好主题后具体定义与说明"衡量指标"并详细介绍选择该主题的理由，列出衡量指标的计算方法。

（2）活动计划：拟定活动期限、内容、实施过程等，确定实施日程、计划及监控进度等。

（3）现状把握：根据小组讨论结果对工作现状进行归纳总结并绘制流程图，根据"三现原则"（到现场、针对现状、做现实观察）以制订检查表的方式收集客观资料，对收集到的资料加以整理。

（4）目标设定：首先须设定改善目标，内容表达式为完成期限+目标项目+目标值，通常设定目标期限为 3 个月，根据问题的大小考虑目标达成的可能性，通常应用图表进行表达。

（5）解析原因：通过分析找出产生问题的原因，鼓励全体成员发表自己的观点，设想护理过程中可能产生问题的所有原因，制作特性要因图（鱼骨图），一一列出所有问题，确定大要因，然后选取相应的大要因进一步细化确定中小要因。

（6）对策拟定：采用头脑风暴法进行问题分析和讨论，按照"可行性、经济性、圈能力"等指标进行相应评分，选定有效对策。

2. 实施阶段　实施前应召集全体人员进行培训和说明，实施过程中，密切关注监测效果。若效果不佳，重新调整计划后再实施。每名成员对品管圈活动的理解程度及是否能正确实施计划将决定该项活动的成败。

3. 检查阶段　全部对策实施完毕后，对一个阶段所得到的数据及相应成果进行确认，采用柱状图、柏拉图等图表表示有形成果，采用文字、雷达图等形式表示无形成果。

4. 校正阶段　若实施对策取得效果后，应持续维持并予以固化，按照改善后的操作方法执行，活动结束后对实施步骤进行分析讨论，找出实施过程中存在的优缺点。

四、根本原因分析

根本原因分析（RCA）是一种回溯性失误分析工具。使用 RCA 可了解造成失误的过程及根本原因，进而完善流程，以期通过系统层面的改善在未来减少失误的发生。RCA 是一项结构化的问题处理法，本质是从系统层面或流程层面探讨导致医疗照护失效的源头，而不是只关注问题的表征。RCA 的实施分为 4 个阶段 8 个步骤，各阶段要点见图 11-1-3。

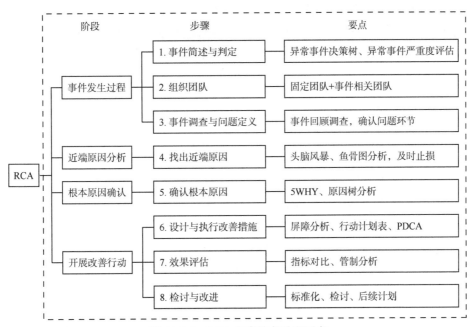

图 11-1-3　RCA 的实施各阶段要点

1. 事件发生过程阶段（What）

（1）事件简述与判定：通过异常事件决策树（incident decision tree，IDT）和异常事件严重度评估（severity assessment code，SAC）对 RCA 的必要性进行评估，在判断事件满足 RCA 适用条件后，再启动 RCA。

（2）组织团队：RCA 团队应当是跨学科的，包括固定团队与事件相关团队两部分。不同的 RCA 阶段，团队构成需要进行相应的变化，但核心成员应尽可能保持稳定。小组的团队构成规模以 5～10 人为最佳。

（3）事件调查与问题定义：事件调查需要事先收集相关资料，以免重要的细节随着时间被淡忘；回顾调查后对所有信息进行整理；资料收集的来源包括目击者说明、观察资料与物证、书面文件等；资料收集的类别包括人员、地点、记录、流程、设备等。问题定义可使用 5W 法帮助完成，即事件（What）、何时（When）、何地（Where）发生，影响哪些人员（Who），为何需要进行 RCA（Why）。

2. 近端原因分析阶段（Why） 针对确认的问题点，罗列可能的近端原因，可按照个人因素、团体因素、沟通因素、工作因素、患者因素等将近端原因分类，运用头脑风暴、鱼骨图等进行分析。

3. 根本原因确认阶段（How） 针对上一步骤中列出的多种原因，基于逻辑推理逐项分析，进行归类和删减。可使用 5WHY 法从事件问题点和近端原因着手，逆向推理分析，寻找根本原因，进而确认根本原因之间的关系。

4. 开展改善行动阶段（Action）

（1）设计与执行改善措施：拟定改善措施过程中，可采用头脑风暴法充分调动成员的积极性，罗列出尽可能完善的改善措施清单，随后对所有改善措施进行评估和备选。对策表可以按照 5W1H 的方式展示，最终把所有需要实施的对策进行整合并制订详细的对策实施行动计划表，明确具体的实施人、实施时间和实施地点。实施前要进行充分说明和培训，以确保对策实施的正确性，实施过程中要严格按照实施计划逐条进行并评价措施的有效性。

（2）效果评估：是否达到预期效果必须通过数据指标确认，再将数据转化为能够用来评估改善效果的信息。若持续进行的效果评估，表明团队没有实现目标改善，需要重新确认根本原因，重新回顾改善措施，确定风险降低策略，设计改善方案，实施纠正措施方案并随时对该计划的有效性进行衡量。

（3）检讨与改进：当改善效果达成，即可把成功改善措施进行标准化并进行推行，使改善效果能长期稳定地维持，标准化包括标准化流程、标准化操作、标准化监控、确定其他能够进行改善的领域。此外，还须在实施之后，进行检讨与改善，对改善过程进行全盘性的反省和评价，明确残留的问题或新发生的问题，将今后的计划具体整理出来，定期检查追踪标准化措施的执行情况。可使用改善推移图定期核查是否维持了预期的效果。

本节为我们详细介绍了质量持续改进的相关方法，包括 PDCA、QCC、RCA 等，在各种方法的实际操作中也会应用头脑风暴、柱状图、折线图、鱼骨图、柏拉图、雷达图、表格等方式。在实际工作中可以多种方法结合使用，以期达到最好的效果。接下来的内容将以放射科护理质量管理中的常见案例，详细阐释 PDCA、QCC、RCA 等质量管理工具的具体应用方法，便于护理人员更好地了解与使用。

（彭　倩　陈光英）

第二节　基于 PDCA 提高 MRI 检查前金属异物排查合格率

一、计划阶段（Plan）

（一）主题选定

1. 本期护理质量持续改进主题　提高 MRI 检查前金属异物排查合格率。

2. 衡量指标

$$MRI\ 检查前金属异物排查合格率=\frac{同期金属异物排查合格人数}{统计周期内所有行MRI检查的患者人数}\times 100\%$$

3. 主题定义　统计周期内行 MRI 检查前金属异物排查合格人数与同期行该类检查患者总数的比例。MRI 扫描是临床应用较为广泛的影像学检查手段，在检查前，因患者自身原因、工作人员及环境干扰等相关因素的综合影响，导致金属异物被误带入磁体间，不仅会影响 MRI 检查的图像质量，还有可能给患者带来巨大伤害，降低患者对护理工作的满意度和信任感。

4. 选题背景　MRI 检查是目前临床常见的影像学检查手段。由于其特殊的强磁场检查环境，金属异物进入磁场，会干扰磁场形成核磁伪影，影响患者的正确诊断，可能导致重复扫描，也可能导致患者局部组织热损伤，甚至引起严重的医疗安全事故。这不仅使患者的医疗费用增加，同时影响患者就医体验甚至带来人身伤害，导致医患纠纷。《三级医院评审标准（2022 年版）实施细则》第三部分第二章第一百二十一节也明确提出：按照有关规定建立临床检验、病理和医学影像环境保护及人员职业安全防护制度，遵照实施并准确记录。同时《磁共振成像安全管理中国专家共识》也提出要求患者进入 MRI 检查前必须进行安全筛查，去除所有金属附属物（不含兼容 MRI 检查的身体置入物）与含金属颗粒的化妆品及有金属饰物的衣服。因此，如何提高 MRI 检查前金属异物排查合格率，保障检查安全、提高 MRI 检查图像质量一直是放射科护理质控管理工作的重点。

5. 选题理由　通过该项目的有效改善，为患者提供安全的医疗服务，获取高质量影像图像及精准的诊断报告，使患者得到及时有效的科学诊疗，进而构建良好的医患关系，提高患者对医院的信任度。还可通过项目持续改善，优化影像学检查诊疗全流程管理，为医务人员营造安全的执业环境，增强团队协作精神与凝聚力，提高医疗服务质量和患者满意度。

（二）活动计划拟定（表11-2-1）

表 11-2-1 活动计划表

What	When																																		Who	Where	How
步骤	2023 年 3 月		2023 年 4 月				2023 年 5 月				2023 年 6 月				2023 年 7 月				2023 年 8 月				2023 年 9 月				2023 年 10 月				2023 年 11 月				负责人	开会地点	品管工具
	3	4	1	2	3	4	1	2	3	4	1	2	3	4	1	2	3	4	1	2	3	4	1	2	3	4	1	2	3	4	1	2	3	4			
主题选定	-----																																		护士 A	学习室	头脑风暴
计划拟定		-------																																	护士 B	学习室	甘特图
现况把握			-------																																护士 C	学习室	柏拉图
目标设定				----																															护士 A	学习室	直方图
要因分析					----																														护士 B	学习室	鱼骨图
对策拟定							-------																												所有成员	学习室	头脑风暴
对策实施											-------------------																								护士 D	学习室	头脑风暴
效果确认																											-------								护士 E	学习室	柏拉图
标准化																															----				护士 F	学习室	小组讨论
检讨与改进																																-------			护士 A	学习室	小组讨论

计划线 ------ 实际线 ——

（三）现况把握

1. 现况介绍　根据国内外相关报道，目前，金属异物进入磁场主要与患者及家属对MRI检查环境的特殊性不了解，部分工作人员未严格进行金属异物筛查有关，而不良事件的发生，会造成患者人身伤害、财物损失及医疗设备损坏。为了防止金属异物进入磁场导致不良事件发生，通过对某院放射科MRI检查患者金属异物带入磁场的原因进行调查、分析，小组成员制订了标准化的工作流程，磁场的安全管理制度，以提高MRI检查前金属异物进入磁场的合格率。

2. 改善前工作流程（图11-2-1）

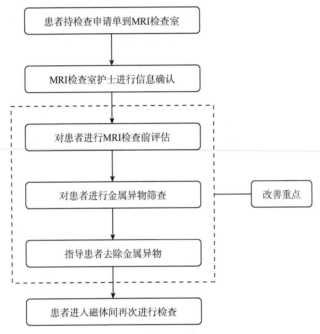

图 11-2-1　改善前工作流程

3. 查检表（表11-2-2，表11-2-3）

表 11-2-2　查检表（1）

Who：负责收集资料的组员	护士B
When：收集数据时间	2022 年 11 月 1 日至 2023 年 2 月 28 日
Where：收集数据地点	MRI 检查室
What：收集对象	放射科进行 MRI 检查的患者
Why：收集数据的目的	金属异物进入磁场发生率现况把握
How：收集数据的方法	每日质控表记录金属异物进入磁场的例数和种类
How many：收集期间完成 MRI 检查人数	其间共完成 MRI 检查 23 137 例

表 11-2-3 查检表（2）

带入磁场的金属异物类别	发生数（次）	百分比（%）	累计百分比（%）
硬币	41	24	24
衣服金属装饰	38	23	47
皮带	36	21	68
钥匙	30	18	86
发夹	9	5	91
金属别针	8	5	96
打火机	6	4	100
合计	168	100	100

4. 改善前柏拉图（图 11-2-2）

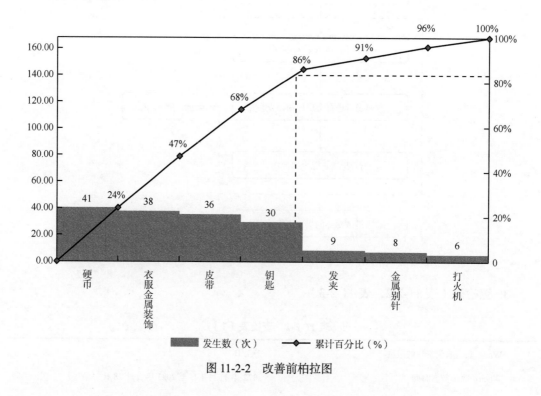

图 11-2-2 改善前柏拉图

（四）目标设定（图 11-2-3）

1. 目标值=现况值+改善值

　　=现况值+（标准值–现况值）×改善重点×圈能力

　　=99.27%+（1–99.27%）×86%×80%

　　=99.77%

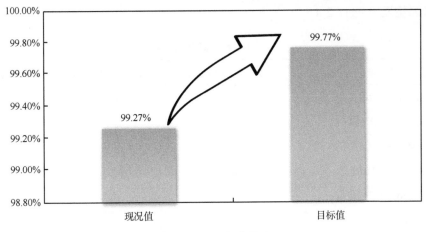

图 11-2-3　目标值设定

2. 设定理由　改善前通过现况把握，确定金属异物进入磁场的总例数为 168 例，根据二八法则，改善前现况把握柏拉图分析前 4 项累计占比 86%，为本次活动改善重点。圈能力是基于品管圈每一个成员就管理目标对自己能力进行 531 评分法评估而推算的，本次小组成员，计算出圈能力为 80%。改善幅度则为（目标值–现况值）/现况值=0.5%。

（五）要因分析

1. 原因分析　用鱼骨图进行原因分析（图 11-2-4）。

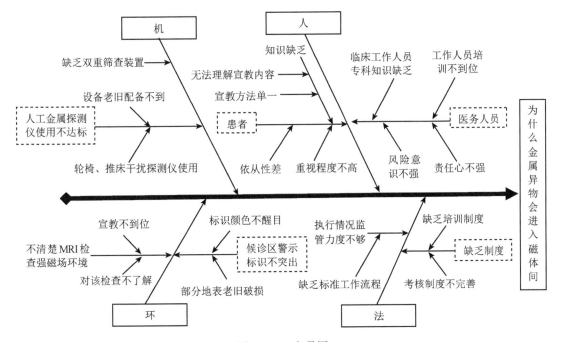

图 11-2-4　鱼骨图

2. 真因验证（表 11-2-4）

表 11-2-4 真因验证表

主要因素	发生数（次）	占比（%）	累计百分比（%）
检查相关知识宣教不到位	22	31	31
工作人员安全风险意识不强	17	24	55
金属探测仪使用依从性不高	11	16	71
候诊区警示标识不清晰	9	13	84
患者对 MRI 检查不了解	5	7	91
工作人员培训不到位	4	6	93
轮椅、推床干扰探测仪使用	2	3	100
合计	70	100	100

（六）对策拟定（表 11-2-5）

表 11-2-5 对策拟定表

What	Why	How	评分					Who	对策
问题	真因	对策方案	可行性	经济性	效益性	总分	选定	提案人	编号
金属异物进入磁体间	工作人员安全风险意识不强	制订MRI检查患者安全管理方案	40	40	40	120	是	护士A	对策群组一
		制订专项考核制度	38	40	40	118	是	护士A	
		组织工作人员培训及考核	48	40	34	112	是	护士A	
	宣教方法单一，患者及家属无法完全理解	制作 MRI 检查宣教手册及视频	36	32	40	108	是	护士B	对策群组二
		制作宣教二维码置于登记室	40	38	32	110	是	护士B	
		宣教前移至预约登记时进行	34	40	40	114	是	护士C	
	金属探测仪使用依从性不高	更换人工金属探测仪	40	32	40	112	是	护士D	对策群组三
		配备专用充电器和电池	40	38	40	118	是	护士E	
		定期维护和升级，保证设备的性能和精度	32	36	40	108	是	护士C	
		制订人工金属探测仪使用的标准化流程	40	40	38	118	是	护士E	
	候诊区警示标识不清晰	检查区域外设置醒目的警示标识	40	36	32	108	是	护士E	对策群组四
		更换老旧、破损标识	36	32	36	104	是	护士F	
		增加隔离带，限制人员进入	38	38	32	108	是	护士G	

注：全体圈员就每一评价项目，依据可行性、经济性、效益性进行对策选定。评价标准：优5分、可3分、差1分，全员共8人，总分120分，以二八法则为依据，96分以上为有效对策。

二、实施阶段（Do）

根据真因拟定的对策群组实施（表 11-2-6～表 11-2-9）。

表 11-2-6　对策群组一

对策群组一	对策名称	完善培训、考核制度，组织工作人员培训及考核
	真因	工作人员安全风险意识不强

对策内容：

1. 加强临床工作人员的专科知识培训，加强新进员工及实习同学的安全制度培训、增强工作人员的安全意识
2. 制订 MRI 检查患者安全管理方案
3. 完善专项考核制度
4. 制订标准化的工作流程

对策处置：

1. 通过确认该对策为有效对策，继续实施
2. 制订 MRI 检查的标准化工作流程

对策实施：

Who：全科成员

When：2023 年 6 月至 2023 年 9 月

Where：放射科学习室及 MRI 检查室

对策效果：

1. 制订 MRI 检查患者安全管理方案
2. 开展 4 次工作人员安全专项培训
3. 培训后工作人员的安全专项考核得分由改善前的 91.78 分上升至 98.61 分

安全专项考核得分（分）

	改善前	改善后
	91.78	98.61

表 11-2-7　对策群组二

对策群组二	对策名称	检查前采取多种宣教方法对患者及家属进行宣教
	真因	宣教方法单一，患者及家属无法完全理解宣教内容

对策内容：

1. 查阅相关文献后制作 MRI 检查宣教手册及视频
2. 候诊区滚动播放 MRI 检查宣教视频
3. 制作 MRI 检查宣教二维码置于登记室
4. 从预约登记开始对患者进行宣教，指导患者观看 MRI 检查宣教视频及宣教手册

对策处置：

通过确认该对策为有效对策，继续实施

对策实施：

Who：全科成员

When：2023 年 6 月至 2023 年 9 月

Where：所有 MRI 检查候诊区域

对策效果：

1. 录制一份 MRI 检查的科普宣教视频
2. 制作一份图文并茂的 MRI 检查宣教手册
3. 通过多种宣教方法，患者对 MRI 检查健康宣教知识的知晓率由改善前的 93.41% 上升至 99.16%

患者对健康宣教知识的知晓率

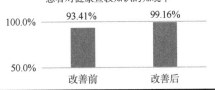

	改善前	改善后
	93.41%	99.16%

表 11-2-8　对策群组三

对策群组三	对策名称	提高工作人员使用人工金属探测仪的依从性
	真因	人工金属探测仪的使用依从性不高

对策内容：

1. 引入先进的人工金属探测仪
2. 各岗位配备专用电池及专用电池充电器
3. 定期维护和升级，保证设备的性能和精度

对策处置：

通过确认该对策为有效对策，继续实施
制订金属探测仪使用标准化流程

对策实施：

Who：全科成员

When：2023 年 6 月至 2023 年 9 月

Where：MRI 检查室

对策效果：

金属探测仪使用率由改善前的 92% 上升至 99%

金属探测仪使用率

	改善前	改善后
	92%	99%

表 11-2-9　对策群组四

对策群组四	对策名称	MRI 候诊区更换醒目的警示标识
	真因	候诊区警示标识不清晰

对策内容：

1. 重新设计制作醒目标识张贴于候诊区
2. 及时更换候诊区环境中的老旧地标
3. MRI 检查室入口增加隔离带限制进入

对策处置：

通过确认该对策为有效对策，继续实施

对策实施：

Who：全科成员

When：2023 年 6 月至 2023 年 9 月

Where：MRI 检查室候诊区域

对策效果：

候诊区张贴清晰标识、警示效果明显

患者对 MRI 检查安全管理知信行问卷测评得分由改善前的 91.42 分上升至 99.61 分

患者对MR检查安全管理知信行问卷测评得分（分）

	改善前	改善后
	91.42	99.61

三、检查阶段（Check）

效果确认

1. 有形成果　某院放射科 2023 年 6 月至 2023 年 9 月行 MRI 检查的总例数为 25 736，其中进入磁体间的金属异物有 25 例，发生率为 99.90%。

（1）改善后数据收集（表 11-2-10）。

表 11-2-10　改善后数据收集

带入磁场的金属异物类别	发生数（次）	百分比（%）	累计百分比（%）
硬币	9	36	36
衣服金属装饰	6	24	60
皮带	5	20	80
钥匙	2	8	98

续表

带入磁场的金属异物类别	发生数（次）	百分比（%）	累计百分比（%）
发夹	2	8	96
打火机	1	4	100
金属别针	0	0	100
合计	25	100	100

（2）改善前后柏拉图（图 11-2-5，图 11-2-6）。

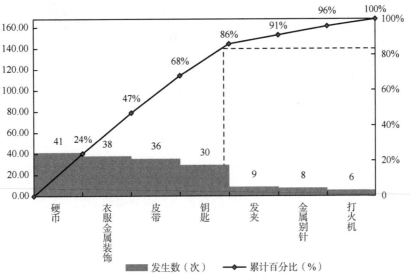

图 11-2-5　改善前柏拉图

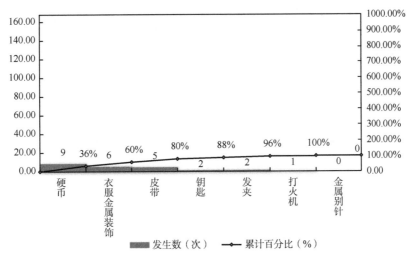

图 11-2-6　改善后柏拉图

（3）目标达成率（图 11-2-7）。

目标达成率=（改善后–改善前）/（目标值–改善前）×100%

=（99.90%–99.27%）/（99.77%–99.27%）×100%

=126%

$$进步率=（改善后-改善前）/改善前×100\%$$
$$=（99.90\%-99.27\%）/99.27\%×100\%$$
$$=63\%$$

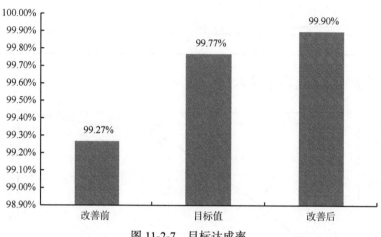

图 11-2-7　目标达成率

2. 无形成果

团队成员通过该项目的实施，在团队协作能力、沟通协调能力、工作责任心、专业知识储备能力、和谐度等多个维度都较前有明显提升。采用雷达图评分表（表 11-2-11）与雷达图（图 11-2-8）进行评价如下。

表 11-2-11　雷达图评分表

项目	改善前		改善后		活动成长
	总分	平均分	总分	平均分	
团队协作能力	21	2.6	39	4.9	2.3
专业知识储备能力	25	3.1	39	4.9	1.8
工作责任心	20	2.5	37	4.6	2.1
改进手法	17	2.1	31	3.9	1.8
沟通协调能力	25	3.1	38	4.8	1.7
和谐度	18	2.3	34	4.3	2

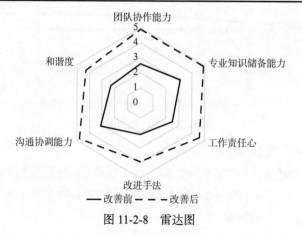

图 11-2-8　雷达图

四、校正阶段（Action）

1. 标准化　优化 MRI 检查前金属异物去除流程图（图 11-2-9）。

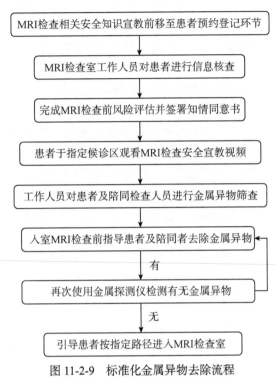

图 11-2-9　标准化金属异物去除流程

2. 检讨与改进（表 11-2-12）。

表 11-2-12　检讨与改进表

活动项目	优点	缺点及今后努力方向
主题选定	小组成员能切合临床实际工作，提出自己迫切需要解决的问题	结合科室实际情况，发现新问题
活动计划选定	能按步骤进行，按时完成	把制订任务计划的能力运用到实践中
现况把握与目标设定	收集数据全面	调查时间过长
要因分析	分析流程中每个环节，找出问题重点	加强对品管工具使用的熟练程度
对策拟定	群策群力，对策针对性强	思路局限，改善范围有限
对策实施	团结协作，积极实施对策	须持续、主动地实施对策
效果确认	量化效果，使效果可评价	保持改进，持续有效
标准化	可行性高，易于实施	仍需要细化
圈员运作情况	小组成员积极性高，分工合作	充分调动小组成员积极性
残留问题	—	信息化宣教须进一步优化

（张　瑜　陈光英）

第三节　基于 QCC 降低碘对比剂静脉外渗发生率

一、选定主题

1. 护理质量持续改进主题　降低碘对比剂静脉外渗发生率

2. 衡量指标

$$碘对比剂静脉外渗发生率=\frac{单位时间内CT增强扫描患者发生碘对比剂静脉外渗例数}{同期行CT增强扫描患者的总例数}\times100\%$$

3. 主题定义　单位时间内行 CT 增强扫描患者发生碘对比剂静脉外渗人数与同期行该类检查患者总数的比例。

CT 增强检查是疾病诊断、鉴别诊断、治疗效果判定等常用检查方法之一。在检查期间，受患者自身原因、工作人员及碘对比剂理化性质等相关因素综合影响，较易出现碘对比剂外渗。对比剂外渗不仅会给患者带来一定伤害，还有可能影响图像质量，降低患者对护理工作的满意度和信任感。

4. 选题背景　随着医学影像技术的发展，CT 增强检查可以提供许多诊断信息，已成为临床上最重要的影像学检查手段之一。CT 增强检查时需要注射一定量的对比剂到外周浅静脉中，以产生较高的时间分辨率，使受检器官与组织具有动脉期、静脉期和延时期的对比，为诊断提供准确的信息。但通过高压注射器从外周浅静脉注射对比剂时，由于注射流速快、压力高，并且碘对比剂本身具有渗透压高、黏滞度大、浓度比较高的理化特性，容易发生对比剂静脉外渗，进而对患者局部组织造成一定的损伤，增加患者痛苦及医疗费用，同时还严重影响患者就医体验及满意度，激化医患矛盾，导致医患纠纷。尽管临床有多种预防措施，但总体不够规范和细致，在操作流程和注射技术方面还需要进一步优化。

5. 选题理由

（1）对患者而言，可以减少反复穿刺，减少碘对比剂外渗给其带来的痛苦。

（2）对医务人员而言，加强关于碘对比剂静脉外渗的相关知识学习，可提高对比剂外渗的预防能力与处理技巧。

（3）对医院而言，减少因对比剂外渗而引起的医患纠纷，提高图像质量，可提高患者的就医体验与满意度。

二、活动计划

团队拟定了明确的工作计划，预计利用 12 个月时间完成，内容包括现状把握、目标设定、要因分析、对策拟定、对策实施和检讨、效果确认及标准化等并对整个质量改进过程进行检讨。明确人员分工，结合不同能级特点，严格实施计划，以甘特图形式制订活动计划表（表 11-3-1）。

表 11-3-1　甘特图式活动计划表

主题	What 日期/旬数	When (2022.01–2022.12)	Who 负责人	Where 开会地点	How 品管工具
P	主题选定		全体成员	学习室	头脑风暴
P	计划拟定		护士A	学习室	头脑风暴 甘特图
P	现状把握		护士C	学习室	查检表 柏拉图
P	目标设定		护士B	学习室	条形图
P	要因分析		全体成员	学习室	鱼骨头 柏拉图
P	对策拟定		全体成员	学习室	头脑风暴 小组讨论
D	对策实施与检讨		护士E	学习室	PDCA
C	效果确认		护士F	学习室	柏拉图 雷达图
A	标准化		全体成员	学习室	头脑风暴 小组讨论
A	检讨与改进		全体成员	学习室	小组讨论
A	成果发表		全体成员	学习室	小组讨论

计划线 ---------　　实际线 ———

三、现状把握

1. 现状介绍 国内外关于碘对比剂静脉外渗的研究报告显示，大多数外渗情况发生与工作人员、操作技能、患者自身等有关，但在风险评估和操作流程等细节上仍有很多争议。为了降低碘对比剂静脉外渗发生率，本案例通过对碘对比剂静脉外渗患者进行现状调查，分析其影响因素，为临床护理人员规范操作、优化流程，降低碘对比剂静脉外渗发生率提供借鉴。

2. 与主题相关的工作流程图（图 11-3-1）

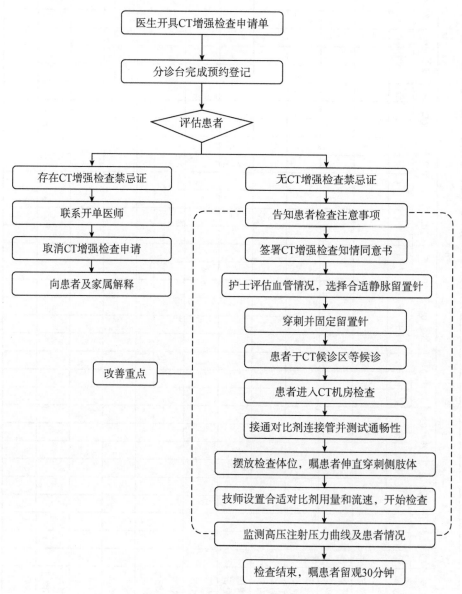

图 11-3-1 与主题相关的工作流程

3. 查检表（表 11-3-2，表 11-3-3）

表 11-3-2　查检表（1）

调查时间	2021 年 4 月至 2021 年 12 月
调查地点	某医院放射科
调查方式	自制查检表
调查者	全体圈员
调查静脉穿刺总次数	49 890 次
碘对比剂静脉外渗次数	115 人
碘对比剂静脉外渗发生率	0.23%

表 11-3-3　查检表（2）

项目	例数（例）	百分比（%）	累计百分比（%）
护士对患者穿刺血管的评估能力不足	43	38	38
对比剂注射流速设置不合适	21	18	56
护士穿刺技术差	21	18	74
检查中患者穿刺部位未伸直	11	10	84
扫描中动态观察不到位	8	7	91
同一根血管盲目反复穿刺	7	6	97
留置针固定不恰当	4	3	100
合计	115	100	100

4. 改善前柏拉图（图 11-3-2）

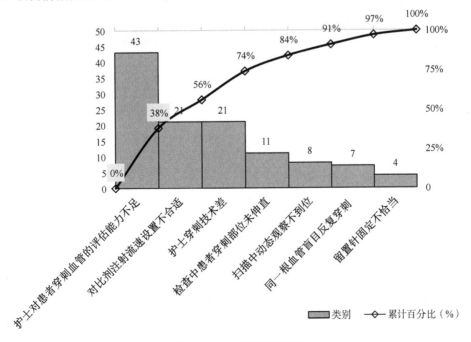

图 11-3-2　改善前柏拉图

四、目标设定

1. 目标值设定（图 11-3-3）

目标值=现况值–（现况值×改善重点×圈能力）

=0.23%–（0.23%×84%×80%）

=0.075%

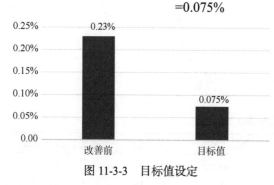

图 11-3-3　目标值设定

2. 设定理由　改善前通过现状把握，某医院放射科行 CT 增强扫描患者共 49 890 例，发生碘对比剂静脉外渗共 115 例。根据二八法则，改善前现况柏拉图分析显示前 4 项护士对患者穿刺血管的评估能力不足、对比剂注射流速设置不合适、护士穿刺技术差、检查中患者穿刺部位未伸直累计占比 84%，为本期活动改善重点。圈能力是基于品管圈每一个成员就管理目标对自己能力进行 531 评分法评估而推算的，本次品管圈圈能力为 80%。改善幅度：改善重点（84%）×圈能力（80%）=0.67%

五、要因分析

1. 原因分析　用鱼骨图进行原因分析（图 11-3-4）

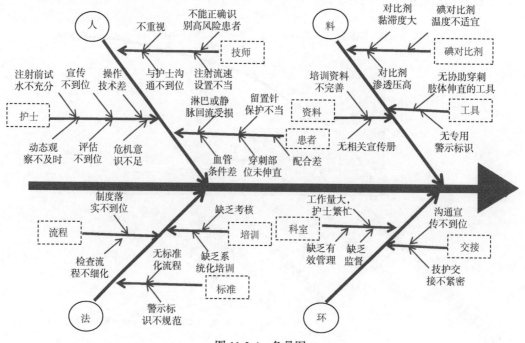

图 11-3-4　鱼骨图

2. 真因验证（表 11-3-4，表 11-3-5，图 11-3-5）　收集 2022 年 1 月 10 日至 2022 年 3 月 6 日发生碘对比剂静脉外渗的数据并对上述 7 个要因进行真因验证，汇总结果如下。

表 11-3-4　真因验证表（1）

调查时间	2022 年 1 月 10 日至 2022 年 3 月 6 日
调查地点	某医院放射科 CT 室
调查方式	自制查检表
调查者	全体圈员
调查静脉穿刺总次数	9386 次
对比剂外渗次数	23 人
对比剂外渗率	0.25%

表 11-3-5　真因验证表（2）

项目	发生例数（例）	百分比（%）	累计百分比（%）
护士对患者穿刺血管的评估能力不足	6	26	26
护士穿刺技术差	5	22	48
检查中患者穿刺部位未伸直	4	17	65
对比剂注射流速设置不合适	3	13	78
扫描中动态观察不到位	2	9	87
同一根血管盲目反复穿刺	2	9	96
留置针固定不当	1	4	100
合计	23	100	100

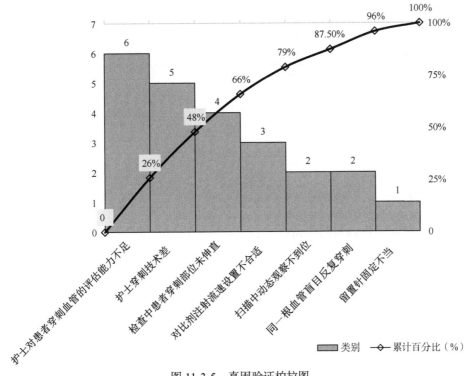

图 11-3-5　真因验证柏拉图

验证结论：通过绘制真因验证表对真因进行验证并对数据结果进行分析，根据二八法则，最终确定四大真因：护士对患者穿刺血管的评估能力不足、护士穿刺技术差、检查中患者穿刺部位未伸直、对比剂注射流速设置不合适。

六、对策拟定（表 11-3-6）

表 11-3-6　对策拟定表

原因分析	对策方案	评分			总分	采纳	对策编号	提案人
		可行性	经济性	效益性				
1. 护士对患者穿刺血管的评估能力不足	1. 制作图文宣传手册，按照对比剂输注血管选择原则，尽量选粗、直、弹性好、易于固定的血管进行穿刺	50	50	50	150	√	对策群组一	护士 A
	2. 进行穿刺之前，让患者尽量换上宽松的病员服	40	45	45	130	√		护士 A
	3. 在不影响诊断的情况下尽量选择偏小号留置针进行穿刺	43	48	40	131	√		护士 A
	4. 尽量选择肘正中部位的血管进行穿刺	41	43	45	129	√		护士 D
	5. 如采用腕部静脉进行穿刺，需要让患者将手表及手镯等物品取下	45	40	45	130	√		护士 D
	6. 避免同一根血管盲目反复穿刺	38	45	42	125	√		护士 H
	7. 向血管条件差的患者做好沟通解释工作	48	45	45	138	√		护士 H
2. 护士穿刺技术差	1. 查阅文献，建立留置针穿刺专项培训与考核制度	45	45	45	135	√	对策群组二	护士 C
	2. 做好与患者及家属的沟通，特别是对于无法配合的患者，应加强宣教	40	40	45	125	√		护士 C
	3. 正确评估血管情况，识别高风险患者	40	43	40	123	√		护士 J
	4. 加强年轻护士的培训学习，组织留置针穿刺技能比赛	40	43	38	121	√		护士 B
	5. 固定专人、专岗穿刺留置针	30	33	30	93	×		护士 E
3. 检查中患者穿刺部位未伸直	1. 加强对新进护士、年轻护士的培训，避免选择患者关节活动部位进行血管穿刺	40	45	43	128	√	对策群组三	护士 I
	2. 候诊时嘱患者尽量减少穿刺部位的活动，如有不适尽早通知护士	40	40	40	120	√		护士 E
	3. 加强对患者及家属的宣教，检查中尽量保持穿刺侧肢体伸直，必要时可使用自制关节固定托臂架协助其安置体位	38	42	42	122	√		护士 F

续表

原因分析	对策方案	评分			总分	采纳	对策编号	提案人
		可行性	经济性	效益性				
4. 对比剂注射流速设置不合适	1. 正确评估血管情况，识别高风险患者	48	48	46	142	√	对策群组四	护士 F
	2. 在高风险患者申请单上粘贴"外渗高风险"标识	50	50	50	150	√		护士 E
	3. 做好对技师的培训，使其能识别并重视标有高风险警示标识的患者	46	46	46	138	√		护士 H
	4. 护士与技师加强沟通，做好高风险患者的交接	45	34	46	125	√		护士 H
	5. 增加 PDA（个人数字助理）信息化评估工具，备注外渗风险级别	45	40	45	130	√		护士 D
	6. 根据患者的年龄、体重指数、检查部位、导管管径及含碘对比剂种类设定最佳推注时间和流速	40	45	45	130	√		护士 G
	7. 管道接通之后充分试注水，试注水时护士须陪同观察，密切关注患者是否存在局部疼痛肿胀等情况	48	45	45	138	√		护士 G

注：全体成员根据每一评价项目，依据可行性、经济性、效益性进行对策选定。评价标准：优 5 分、可 3 分、差 1 分，圈员共 10 人，总分 150 分。根据"二八法则"得分在 80%（120 分）以上为可实行对策。

七、对策实施与评价（表 11-3-7～表 11-3-10）

表 11-3-7　对策群组一

对策群组一	对策名称	充分评估，尽量选择粗、直、弹性好、易于固定的血管进行穿刺
	主要原因	护士对患者穿刺血管的评估能力不足

改善前：
1. 选择的穿刺部位较为随意，部分为远心端血管
2. 患者所穿衣服较多，不易显露出穿刺处血管

对策内容：
1. 制作图文宣传手册，按照对比剂输注血管选择的原则，尽量选粗、直、弹性好、易于固定的血管进行穿刺
2. 进行穿刺之前，让患者尽量换上宽松的病员服
3. 在不影响诊断的情况下尽量选择偏小型号留置针进行穿刺
4. 避免对同一根血管盲目反复穿刺
5. 如采用腕部静脉进行穿刺，需要让患者将手表及手镯等物品取下
6. 向血管条件差的患者加强做好沟通解释工作

对策处置：
1. 通过效果确认，该对策为有效对策，可减少对比剂外渗发生次数
2. 将上述规范列入专科护理临床工作指引

对策实施：
在放射科进行 CT 增强检查的患者
负责人：护士 B
实施时间：2022 年 3 月 10 日至 2022 年 10 月 8 日
实施地点：放射科

对策效果确认：
对策群组一实施后，护士对患者穿刺血管的评估达标率由改善前的 92% 上升至 96%

续表

对策群组一	对策名称	充分评估，尽量选择粗、直、弹性好、易于固定的血管进行穿刺
	主要原因	护士对患者穿刺血管的评估能力不足

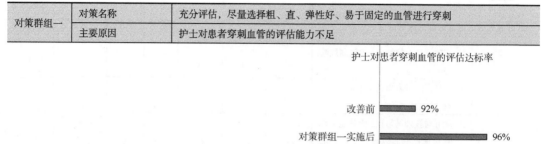

护士对患者穿刺血管的评估达标率

改善前 92%
对策群组一实施后 96%

表 11-3-8 对策群组二

对策群组二	对策名称	培训护士静脉留置针穿刺技巧
	主要原因	新护士、年轻护士穿刺经验不足

改善前：

1. 护士对对比剂静脉外渗的风险评估及预防意识不足
2. 对年轻护士进行留置针的穿刺技能培训不到位
3. 未建立规范化的留置针穿刺培训与考核制度

对策内容：

1. 查阅文献，建立留置针穿刺的专项培训与考核制度
2. 做好与患者及家属的沟通，特别是对于无法配合的患者，应加强宣教
3. 正确评估血管情况，识别高风险患者
4. 加强年轻护士的培训学习，组织留置针穿刺技能比赛

对策处置：

1. 通过效果确认，该对策为有效对策，可减少碘对比剂外渗发生次数
2. 将上述规范列入专科护理临床工作指引

对策实施：

放射科进行 CT 增强检查的患者

负责人：护士 C

实施时间：2022 年 3 月 10 日至 2022 年 10 月 8 日

实施地点：放射科

对策效果确认：

对策群组二实施后，护士留置针穿刺技术考核平均分由改善前的 91 分上升至 97 分

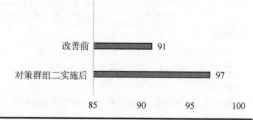

护士留置针穿刺考核技术平均分（分）

改善前 91
对策群组二实施后 97

表 11-3-9 对策群组三

对策群组三	对策名称	协助患者妥善安置高压注射静脉穿刺部位
	主要原因	穿刺部位未伸直

改善前：

1. 医务人员意识不足，培训不到位
2. 对患者的健康宣教不到位

对策内容：

1. 加强对新进护士、年轻护士的培训，避免选择患者关节活动部位进行血管穿刺

对策实施：

在放射科进行 CT 增强检查的患者

负责人：护士 E

实施时间：2022 年 3 月 10 日至 2022 年 10 月 8 日

实施地点：放射科

续表

对策群组三	对策名称	协助患者妥善安置高压注射静脉穿刺部位
	主要原因	穿刺部位未伸直

2. 候诊时嘱患者尽量减少穿刺部位的活动，如有不适尽早通知护士

3. 加强对患者及家属的宣教，检查中尽量保持穿刺侧肢体伸直，
   必要时可使用自制关节固定托臂架协助其安置体位

对策处置：

1. 通过效果确认，该对策为有效对策，可减少碘对比剂静脉外
   渗发生次数

2. 上述规范列入专科护理临床工作指引

对策效果确认：

对策群组三实施后，患者对高压注射静脉穿刺部位安置合
格率由改善前的92%上升至98%

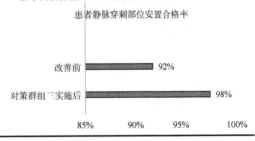

表 11-3-10　对策群组四

对策群组四	对策名称	正确识别高风险患者并根据检查项目设置合适的高压注射流速
	主要原因	对比剂注射流速设置不合适

改善前：

1. 针对外渗高风险患者，护士未贴警示标识

2. 护士疏于与技师交接外渗高风险患者

3. 技师未根据患者具体情况设置合理的注射流速

对策内容：

1. 正确评估血管情况，识别高风险患者

2. 在高风险患者申请单上粘贴"外渗高风险"标识

3. 做好对技师的培训，使其能识别并重视标有高风险警示标
   识的患者

4. 护士与技师加强沟通，做好高风险患者的交接

5. 增加 PDA 信息化评估工具，备注外渗风险级别

6. 根据患者年龄、体重指数、检查部位、导管管径及含碘对
   比剂种类设定最佳推注时间和流速

7. 管道接通之后充分试注水，试注水时护士须陪同观察，密
   切关注患者是否存在局部疼痛肿胀等情况

对策处置：

1. 通过效果确认，该对策为有效对策，可减少对比剂外渗发
   生例次数

2. 将上述规范列入专科护理临床工作指引

对策实施：

在放射科进行 CT 增强检查的所有患者

负责人：护士 A

实施时间：2022 年 3 月 10 日至 2022 年 10 月 8 日

实施地点：放射科

对策效果确认：

对策群组四实施后，技术人员对外渗风险评估知信行评分
由改善前的 93 分上升至 99 分

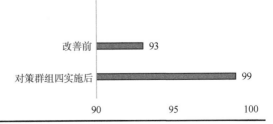

八、效果确认

1. 有形成果 措施实施期间共收集某医院放射科行 CT 增强检查 68 985 人次信息，其中发生碘对比剂静脉外渗的人次为 43 例，发生率为 0.062%。

（1）改善后数据收集（表 11-3-11）

表 11-3-11 改善后数据收集

项目	发生例数（例）	百分比（%）	累计百分比（%）
护士对患者穿刺血管的评估能力不足	15	35	35
对比剂注射流速设置不合适	7	16	51
护士穿刺技术差	7	16	67
扫描中动态观察不到位	5	12	79
同一根血管盲目反复穿刺	5	12	91
检查中患者穿刺部位未伸直	3	7	98
留置针固定不恰当	1	2	100
合计	43	100	100

（2）改善前后柏拉图（图 11-3-6，图 11-3-7）

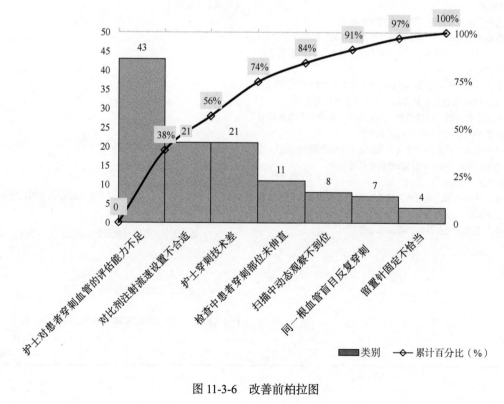

图 11-3-6 改善前柏拉图

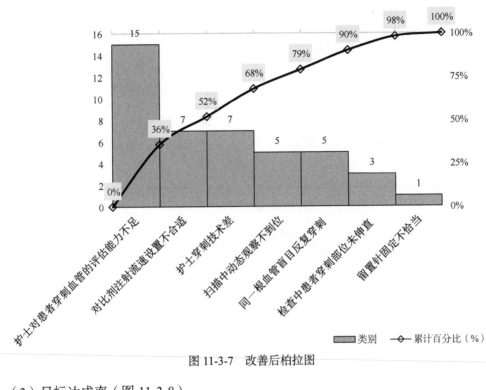

图 11-3-7　改善后柏拉图

（3）目标达成率（图 11-3-8）

目标达成率=（改善后−改善前）/（目标值−改善前）×100%

$$=（0.062−0.23）/（0.075−0.23）×100\%$$

$$=−0.168/−0.155×100\%$$

$$=108.39\%$$

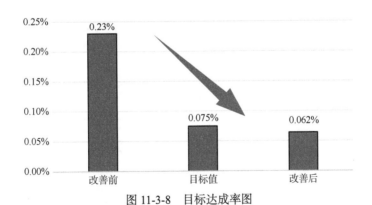

图 11-3-8　目标达成率图

2. 无形成果（表 11-3-12，图 11-3-9）

表 11-3-12　雷达图评分（分）

项目	改善前		改善后		活动成长
	总分	平均	总分	平均	
责任与荣誉感	31	2.8	49	4.5	1.7

续表

项目	改善前		改善后		活动成长
	总分	平均	总分	平均	
解决问题能力	31	2.8	44	4	1.2
积极性	29	2.6	49	4.5	1.9
和谐度	30	2.7	44	4	1.3
沟通技巧	34	3.1	49	4.5	1.4
质管工具应用	15	1.4	40	3.6	2.2
凝聚力	34	3.1	52	4.7	1.6

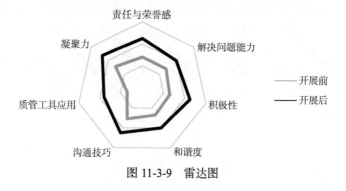

图 11-3-9　雷达图

九、标准化

碘对比剂外渗管理流程和对比剂外渗预防流程图（图 11-3-10，图 11-3-11）。

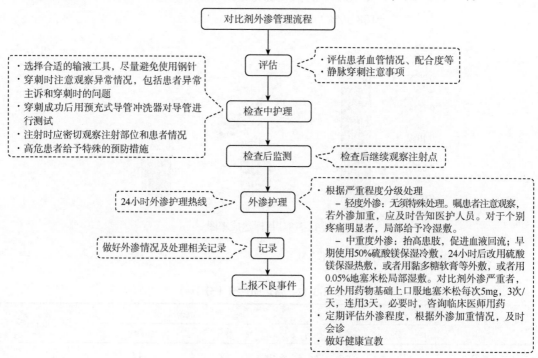

图 11-3-10　对比剂外渗管理流程

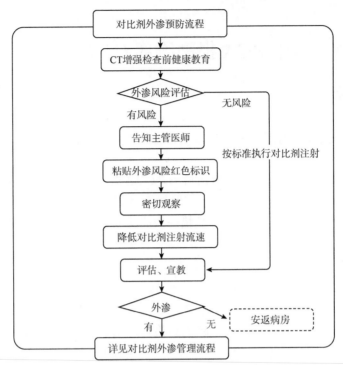

图 11-3-11　对比剂外渗预防流程

十、检讨与改进（表 11-3-13）

表 11-3-13　检讨与改进

活动项目	优点	缺点或今后努力方向
主题选定	对患者而言，可减少碘对比剂外渗带来的痛苦；对医务人员而言，加强关于碘对比剂静脉外渗的相关知识学习，可提高对发生碘对比剂外渗的预防能力与处理技巧；对医院而言，减少因为对比剂外渗而引起的医患纠纷，提高图像质量，可以改善患者的就医体验与提高满意度	期望挑战增进效率及提高工作质量
活动计划拟定	根据实施过程中的具体情况，制订活动计划	计划实施过程中会遇到一些计划以外的事情，需要及时更新计划
现况把握	制作查检表，全员行动，认真查检	应将影响因素剖析再深入广泛
目标设定	设定目标与工作相一致	应相信自己的改善能力
要因分析	根据实际情况进行解析	根据实际情况进行解析
对策拟定	根据真因制订有效的对策	根据真因制订有效的对策
对策实施与检讨	每人由各个角度观点去拟定对策，以最有效简单的方法达成效果	今后将更严格切实保持各项对策的实施，改善成果才能更好落实
效果确认	实施期间能定期抽查并以数据显示，以获得实际的改善效果	讨论如何才能不再回到改善前的状态，制订管理办法并更深入确认效果是否真正维持
标准化	简易可行，使之成为常态化工作	部分对策将推行至全院水平开展以加强改善效果
圈会运作情形	辅导员和全体圈员团结合作，凝聚力强	要和其他团队合作，加强沟通
残留问题	—	各项对策的实施需要落到实处，以信息化为抓手的专科质量监测还需要继续完善

（钟小宁　陈光英）

第四节　基于 RCA 提高胸部 CT 检查一次成功率

一、主题选定

1. 本期持续质量改进主题　提高胸部 CT 检查一次成功率。

2. 衡量指标

$$胸部 CT 扫描一次成功率 = \frac{单位时间内胸部CT总例次数 - 重复扫描例数}{同期胸部CT总例次数} \times 100\%$$

3. 主题定义　单位时间内胸部 CT 扫描一次成功人数与同期行该类检查患者总例次数的比例。

胸部 CT 检查时因为金属伪影、运动伪影、呼吸伪影、扫描不全等导致图像质量不佳、不能满足临床疾病诊断的要求时，需要重复扫描以获得高质量的图像。

4. 选题背景　胸部 CT 因其高空间和高密度分辨率的优势，已成为肺部疾病常用检查方式。随着影像学检查技术的升级，胸部 CT 检查采用了低辐射剂量扫描法，可以进一步显示某些病变的细微征象，但其 X 线剂量仍远高于胸部 DR 平片。为获取高质量的扫描图像，满足临床影像诊断需求，通常需要在胸部 CT 检查前，由护士指导患者进行一系列规范化的扫描前准备工作，包括去除检查部位带金属的衣物及饰品，进行规范化的呼吸训练等。但在实际检查中仍然存在着因患者没有按照要求做到金属异物摘除或屏气不充分造成呼吸运动伪影而严重影像图像质量需要再次进行扫描的情形，这不仅使患者的辐射剂量至少增加了 1 倍，同时也增加了其他患者的等待时间，影响检查流程的顺畅性，降低了工作效率。因此，如何提高胸部 CT 检查一次成功率，有效减少患者辐射剂量，提高检查效率，改善患者体验，一直是放射科护理质控管理工作的重点。

某医院放射科整理 2021 年 10 月至 2022 年 2 月 25 896 例患者胸部 CT 检查的情况，发现重复扫描例次达 2008，重复扫描率为 7.75%，一次性成功率为 92.25%。

二、事件简述与判定

案例 1：患者杨某，女，48 岁，2022 年 3 月 15 日，因"反复咳嗽咳痰 1 个月"到放射科进行胸部 CT 检查，检查中技师发现患者胸部金属伪影，体位护士查看发现患者未取下带有金属扣的内衣，遂嘱其更换衣服后重新完成检查。

案例 2：患者李某，男，35 岁，2022 年 3 月 22 日，因"肺小结节随访"到放射科行胸部 CT 检查，放射科诊断医师发现图像呼吸运动伪影重，无法观察肺部病灶，不能出具诊断报告，告知技师联系患者返回放射科重新完成检查。

案例 3：患者张某，女，65 岁，2022 年 3 月 8 日，因"肺癌术后"复查到放射科行胸部 CT 检查，患者不能配合闭气，扫描结束后技师实时查看图像模糊，遂协调患者分诊到双源 CT 启用快速扫描模式重新完成检查。

通过异常事件决策树（图 11-4-1）发现胸部 CT 重复扫描非岗位人员蓄意行为，岗位人员是按照科室现行的技术流程对患者进行胸部 CT 扫描的,并且胸部 CT 重复扫描不只存在于个别岗位人员,是普遍事件。因此胸部 CT 重复扫描非个人问题,可判定为系统问题。适宜采用 RCA 质量改善工具对问题进行分析与改进。

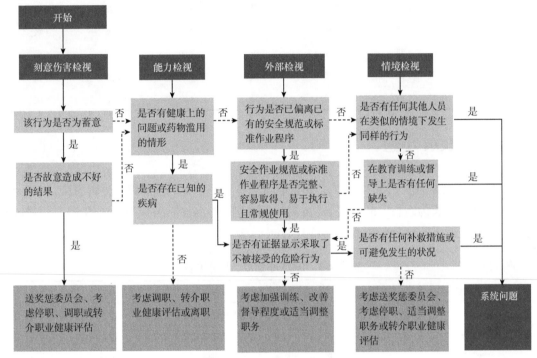

图 11-4-1　异常事件决策树

通过事件严重度评估(表 11-4-1),根据胸部 CT 重复扫描发生的频率与造成的临床结果(表 11-4-2),可判断该事件为 3 级,发生频率高,即数周会发生一次或多次,胸部 CT 扫描没有一次成功则面临重复扫描才能明确疾病诊断的情形,患者接收的辐射剂量会相应增加,需要重点关注并进行改善。

表 11-4-1　事件严重度评估

严重	重度	中度	轻度	轻微
因非疾病因素死亡或有以下状况:	因非疾病因素造成永久功能丧失,或有以下情况:	因非疾病因素造成永久性功能障碍或有以下情况:	因非疾病因素导致医疗照护增加,包括以下情况:	虽发生意外事件,但是未造成任何伤害也无须额外的医疗照护
1. 手术部位或患者身份错误 2. 院内自杀 3. 器物或物料留置患者体内需要手术移除 4. 血管内空气栓塞致死或导致严重神经学后遗症 5. 输血相关的溶血反应 6. 药物使用错误致死 7. 产妇致死或因生产所致的严重后遗症 8. 新生儿遗失或抱错 9. 法律规定的其他情形	1. 因医疗意外致容貌毁损 2. 心智障碍患者走失 3. 对患者或医院员工发生身体或语言恐吓或威胁事件	1. 因医疗意外事件造成住院时间延长 2. 因医疗意外事件需要后续手术处置	1. 再评估或诊断 2. 额外的医疗处置 3. 转至其他医疗机构	

表 11-4-2　事件发生频率与临床结果评估表

发生频率	临床结果					
	死亡	极重度	重度	中度	轻度	无伤害
数周	1 级	1 级	2 级	3 级	3 级	4 级
一年数次	1 级	1 级	2 级	3 级	4 级	4 级
1~2 年一次	1 级	2 级	2 级	3 级	4 级	4 级
2~5 年一次	1 级	2 级	2 级	4 级	4 级	4 级
5 年以上	2 级	3 级	3 级	4 级	4 级	4 级

三、组建 RCA 小组

RCA 小组要求成员人数<10 人，并且成员具有较好的批判性思维、逻辑思维。本次组建了以科室护士长为组长，5 名护士，1 名影像技师，1 名诊断医师为成员的 RCA 小组并对每名成员进行了明确分工（表 11-4-3）。

表 11-4-3　RCA 小组成员与分工表

团队角色	姓名	职称/学历	分工
组长	护士长	副主任护师/本科	团队运作、指导实施
副组长	护士 A	主管护师/研究生	项目实施、汇总分析
成员	护士 B	主管护师/本科	项目实施、汇总分析
成员	护士 C	护师/本科	项目实施、数据收集
成员	护士 D	主管护师/本科	项目实施、数据收集
成员	护士 E	主管护师/本科	项目实施、数据收集
成员	影像技师	主管技师/研究生	项目实施、质控分析
成员	诊断医师	副主任医师/研究生	项目实施、质控分析

四、事件调查与问题定义

（1）通过放射科异常事件记录表、放射科实时质量控制记录表、放射科回顾质量控制记录表、放射科月度质量控制记录表及放射科图像质量专项质控微信工作群进行胸部 CT 重复检查记录收集，主要对发生胸部 CT 重复扫描的患者信息及事件当事人信息进行收集并整理汇总。

（2）通过对胸部 CT 重复扫描当事人信息进行整理汇总后排序，由组长组织 2~3 名团队成员首先对胸部 CT 重复扫描发生次数最多的前 3 位事件当事人进行访谈，了解事件发生经过并记录。

（3）运用时间线及流程图对代表事件的始末进行整理，组员间开展头脑风暴，确认每件代表事件的问题环节（表 11-4-4）。

表 11-4-4　胸部 CT 重复扫描代表事件始末记录表

代表事件	时间	事件经过	问题环节
1	2022 年 3 月 15 日 10：05	护士对某女性患者进行口头宣教，询问其是否穿戴有金属附属物内衣并嘱咐患者更衣	1. 该患者未按照护士的宣教内容进行检查前准备 2. 准备护士对患者依从性未进行检查 3. 体位护士与技师未在扫描前再次确认患者是否按要求更衣
	2022 年 3 月 15 日 10：12	胸部 CT 定位像扫描完成后技师发现患者胸部 CT 图像有金属伪影	
	2022 年 3 月 15 日 10：13	护士查看患者发现金属伪影为内衣附属金属物所致，随后再次指导患者到更衣室脱去内衣	
	2022 年 3 月 15 日 10：20	患者按要求更衣后重新完成胸部 CT 扫描	
	2022 年 3 月 15 日 10：21	护士了解其未按要求更衣的原因为：患者认为所穿贴身内衣是不含金属的，所以并未更换	
2	2022 年 3 月 22 日 8：50	放射科医师发现某患者胸部 CT 图像呼吸运动伪影明显，无法观察肺部病灶，不能出具诊断报告，通知技师联系患者重新完成 CT 检查	1. 检查前护士未针对患者病情进行个性化的呼吸训练 2. 技师和护士摆放好体位后，疏于对患者进行再次呼吸训练，未评估患者呼吸配合情况
	2022 年 3 月 22 日 14：20	护士对患者进行呼吸训练评估，发现其闭气不佳，于是指导患者采用捏鼻法闭气并与扫描技师交接该患者的闭气方式	
	2022 年 3 月 22 日 14：25	技师采用捏鼻屏气口令，再次完成胸部 CT 扫描，质控技师当场查看图像质量合格	
3	2022 年 3 月 22 日 15：00	某患者分诊在 64 排 CT 完成胸部 CT 扫描，技师查看图像发现呼吸伪影重，无法诊断，遂再次查看并对患者进行呼吸训练，发现仍不能配合屏气，遂协调该患者到双源 CT 完成扫描	检查前护士未对患者进行呼吸训练及病情评估，对患者呼吸配合情况不了解，未能进行及时协调
	2022 年 3 月 22 日 15：30	双源 CT 岗位技师启用快速扫描模式完成对该患者的胸部 CT 扫描，质控技师当场查看图像质量合格	
4	2022 年 3 月 22 日 11：30	质控技师查看图像发现某患者肺底未扫描完整，通知患者重回放射科检查	1. 患者行胸部 CT 断层扫描时的吸气幅度比定位像扫描时大，导致扫描范围不完整 2. 检查前未进行呼吸训练指导及强调注意事项 3. 扫描结束后技师疏于对采集图像及时查对
	2022 年 3 月 22 日 14：30	患者返回放射科重新完成胸部 CT 检查	

五、找出近端原因

1. 头脑风暴法　组织 RCA 小组召开会议，开展组员间头脑风暴，分析导致胸部 CT 重复扫描事件发生的直接原因。

2. 利用鱼骨图对事件进行分析（图 11-4-2）。

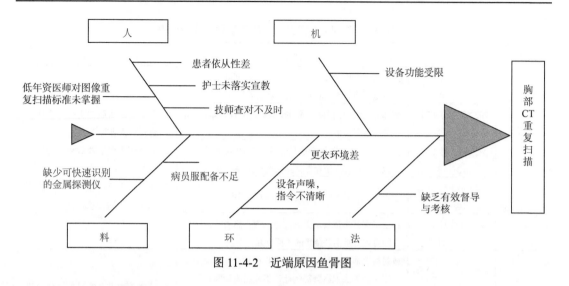

图 11-4-2　近端原因鱼骨图

3. 找出事件的近端原因

（1）胸部金属异物未去除，产生金属伪影，影响图像诊断，需要重新完成扫描。

（2）患者神志不清，扫描时身体移动产生运动伪影，影响图像诊断，需要重新完成扫描。

（3）患者呼吸配合不佳，产生呼吸伪影，影响图像诊断，需要重新完成扫描。

（4）扫描范围不完整，部分肺组织漏扫，影响疾病诊断，需要重新完成扫描。

4. 及时止损　成立 RCA 小组对该问题进行详细分析，针对相应问题明确责任人，一对一衔接进行妥当处理。

六、确认根本原因

利用 "5WHY" 分析法将之前列举的近端原因进行提问，找到近端原因的原因，从近端原因推导出根本原因（图 11-4-3），即如果这个原因排除后是否还会发生类似事件，"是"为近端原因，"否"为根本原因。

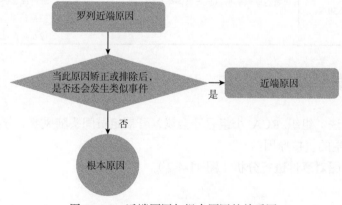

图 11-4-3　近端原因与根本原因的关系图

RCA 小组成员通过查阅资料、现场论证、小组讨论，利用"5WHY"分析法寻找出事件根本原因（图 11-4-4）。

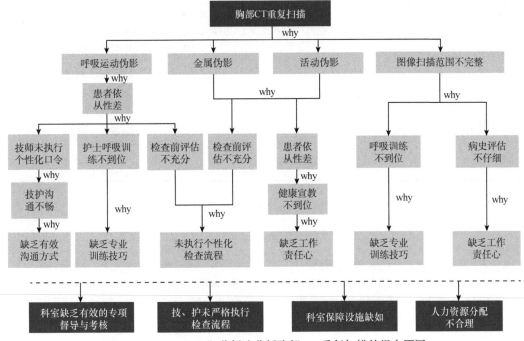

图 11-4-4　"5WHY"分析法分析胸部 CT 重复扫描的根本原因

七、设计与执行改善措施

1. 设计改善措施
（1）科室成立并组织专项督导与培训考核。
（2）技、护执行标准统一的检查流程。
（3）保障科室设施供应。
（4）合理分配人力资源。

2. 执行改善措施及评价（表 11-4-5～表 11-4-8）

表 11-4-5　对策群组一

对策群组一	对策名称	科室成立并组织医技护一体化专项督导与培训考核小组
对策内容： 1. 科室形成医、技、护闭环质控管理体系，即扫描技师对准备护士检查前患者准备完好情况与呼吸训练合格情况进行质控，影像诊断医师对技师胸部 CT 图像采集质量进行质控，科室住院总汇总每月医、技、护质控的相关内容，在全科质控会公布，各专业组针对该专项问题的整改情况进行原因分析，进行持续跟踪并与个人当月绩效挂钩 2. 组织培训，即围绕图像质量标准、扫描规范、检查前个性化准备与标准呼吸训练流程进行全科培训，以实现医、技、护同质化		对策实施： Who：全科成员 When：2022 年 6 月—2022 年 7 月 Where：放射科学习室 负责人：护士 A

续表

对策群组一	对策名称	科室成立并组织医技护一体化专项督导与培训考核小组
对策处置： 通过确认该对策为有效对策，继续实施		对策效果： 改善后，工作人员对胸部 CT 图像扫描规范的知晓率由实施前的 94%提升到实施后的 99%。 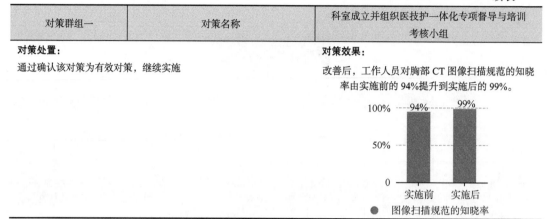 ● 图像扫描规范的知晓率

表 11-4-6　对策群组二

对策群组二	对策名称	技护执行标准统一的检查流程
对策内容： 1. 科室制订统一的检查流程并对全科人员进行培训 2. 利用信息化手段对检查流程进行约束：建立智能化风险预警评估系统，护士利用移动数据采集器一键扫描患者影像学检查信息条码，将评估以后的患者特殊情况录入系统醒目备注，扫描技师通过备注信息提示，实施个性化扫描		对策实施： Who：放射科技护人员 When：2022 年 6 月至 2022 年 7 月 Where：放射科学习室与 CT 检查室 负责人：护士 B
对策处置： 通过确认该对策为有效对策，继续实施		对策效果： 放射科技术人员与护理人员对于检查流程执行正确率由实施前的93%提升到实施后的99% 100% ┌ 93%　　99% ┐ 50% 0 └ 实施前　实施后 ┘ ● 检查流程执行正确率

表 11-4-7　对策群组三

对策群组三	对策名称	保障科室设施供应
对策内容： 1. 开展多形式健康宣教如增设宣传栏，录制标准化宣教视频并于检查等候区循环播放 2. 每个检查岗位均配备 1 台金属探测器 3. 优化更衣间设施，配备足够的供患者检查更换的病员服 4. 每个院区均引进双源 CT，满足依从性差的患者检查需求		对策实施： Who：放射科技护人员 When：2022 年 6 月至 2022 年 8 月 Where：放射科学习室与 CT 检查室 负责人：护士 D
对策处置： 通过确认该对策为有效对策，继续实施		对策效果： CT 检查前患者着装准备合格率由实施前的93%提升到98%

续表

对策群组三	对策名称	保障科室设施供应

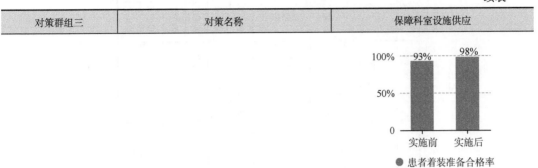

● 患者着装准备合格率

表 11-4-8 对策群组四

对策群组四	对策名称	优化人力资源配置
对策内容:		**对策实施:**
1. 对人力资源重新进行优化组合		Who:放射科护理人员
2. 将原本 2 个 CT 岗位的准备护士抽离 1 位成为导诊护士,专人负责对患者进行 CT 检查前宣教、训练、督导		When:2022 年 6 月 1 日
		Where:放射科 CT 导诊台
		负责人:护士 E
对策处置:		**对策效果:**
通过确认该对策为有效对策,继续实施		患者检查前呼吸训练合格率由对策实施前的 93%提升到 97%

● 呼吸训练合格率

3. 拟定活动计划 团队拟定了明确的工作计划,时长为 2022 年 3 月至 2022 年 12 月共 10 个月时间,内容包括组建团队与制订活动计划、收集资料并进行访谈、查找近端原因、确认根本原因、制订改善计划及落实改善计划(表 11-4-9)。

八、效果评估

$$胸部 CT 扫描一次成功率 = \frac{胸部CT总例次数 - 重复扫描次数}{统计周期内胸部CT总例次数} \times 100\%$$

通过对某医院放射科 2022 年 3 月至 2022 年 12 月患者行胸部 CT 检查的情况进行统计发现,胸部 CT 扫描一次成功率从开始执行改善计划时呈现上升趋势(图 11-4-5)。

表 11-4-9 活动计划表

What	When																												Who	Where	How
步骤	2022年 3月		2022年 4月			2022年 5月			2022年 6月			2022年 7月			2022年 8月			2022年 9月			2022年 10月			2022年 11月			2022年 12月			负责人	开会地点	工具
	中	下	上	中	下	上	中	下	上	中	下	上	中	下	上	中	下	上	中	下	上	中	下	上	中	下	上	中	下			
组建团队 制订活动计划																														护士长	学习室	头脑风暴
收集资料 进行访谈																														护士B	学习室	甘特图
查找近端原因																														护士C	学习室	柏拉图
确认根本原因																														护士A	学习室	直方图
制订改善计划																														护士B	学习室	鱼骨图
对策实施																														全员	学习室	头脑风暴
效果确认																														护士D	学习室	柏拉图
标准化																														护士E	学习室	小组讨论
检讨与改进																														护士A	学习室	小组讨论

计划线 ———— 实际线 ——————

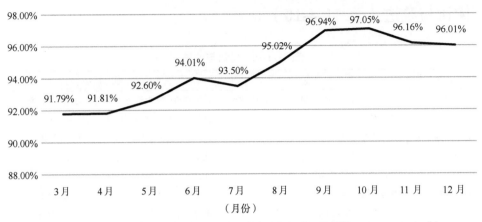

图 11-4-5 胸部 CT 扫描一次成功率趋势表

九、标准化

胸部 CT 检查标准化流程（图 11-4-6）。

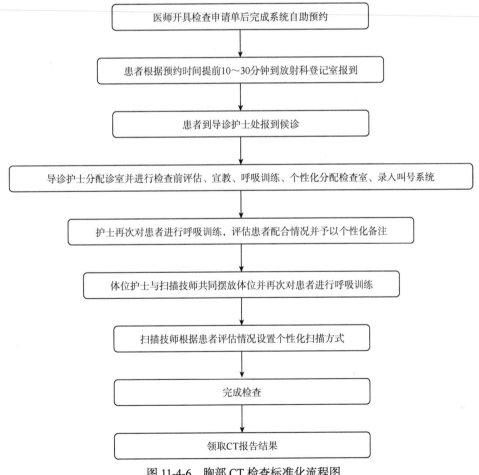

图 11-4-6 胸部 CT 检查标准化流程图

十、检讨与改进（表 11-4-10）

表 11-4-10　检讨与改进

活动步骤	优点	缺点或今后努力方向
事件简述与判定	根据科室具体情况，选取事件具有代表性	选择更迫切需要改善的事项，提高放射科影像质量
组织团队	团队人员组成合理	让科室成员都参与到质量改善行动当中
事件调查与问题定义	事件调查全面	进一步扩大事件调查对象，包括医院接送患者的工人师傅
找出近端原因	全员头脑风暴，分析全面	让事件当事人也参与近端原因分析
确认根本原因	"5WHY" 分析法运用恰当	能更深层次更准确地挖掘根本原因
设计与执行改善措施	改善措施具体，针对性强	确保各项改善措施落实到位，促进问题解决
标准化	简易可行，使之成为常态化工作	部分对策将推行至全院开展以加强改善效果

（刘文燕　陈光英）

第三部分

放射科常用护理质量管理记录模板

第十二章 放射科常用护理质量管理记录模板

第一节 对比剂外渗质量管理记录模板

表 12-1-1 碘/钆对比剂外渗交接表

病区：_____   床号：_____   住院号：_____   患者姓名：_____

外渗时间： 年 月 日 时 分

穿刺部位			外渗量（ml）	肿胀范围（cm×cm）	皮肤情况处理措施	交接时间	护士签名	
左手	右手	其他					放射科	病房

表 12-1-2 碘/钆对比剂外渗登记表

序号	日期	时间	患者姓名	科室与床号	穿刺护士	体位护士	外渗量	外渗部位	处理措施	随访情况	随访护士

表 12-1-3 对比剂外渗随访记录表

科室：		床号：		姓名：		ID 号：			电话号码（门诊）：			
日期	注射部位	流速（ml/s）	总量（ml）	拔针	外渗部位	外渗面积（cm²）	局部表现	疼痛评估	护理干预	注射护士签名	病房护士签名
	□手臂(左,右) □手腕(左,右) □肘部(左,右) □前臂(左,右) □其他：＿＿＿	□<2.5 □2.5~4 □4.1~5 □5.1~6 □>6	□<20 □20~50 □51~80 □>80	□是 □否	□手臂（左，右） □手腕（左，右） □肘部（左，右） □前臂（左，右） □其他：＿＿＿	□<5 □5~10 □>10	□苍白 □红 □肿 □热 □水疱 □其他 ＿＿＿	面部评估法（0~10分）	□是 □否		

注意事项：

（1）轻度：患肢抬高，局部冰敷或冷湿敷并监测受检者情况。

（2）中重度：患肢抬高，局部冰敷或冷湿敷，50%硫酸镁、黏多糖软膏、0.05%地塞米松局部冷湿敷；中成药制剂如意金黄散外敷；密切监测外渗部位的变化并给予对症处理。

（3）患者出现感觉异常、皮肤溃疡或肢体循环障碍等症状时，立即通知医师对症处理。

（4）放射科护士发现对比剂外渗后立即进行干预同时填写护理交接表，随患者带入病房，做好交接及延续护理和随访，直至患者痊愈。

（冯 望 陈光英）

第二节 对比剂不良反应质量管理记录模板

表 12-2-1 碘/钆对比剂不良反应记录表

日期	患者姓名	性别	年龄	科室床号	疾病诊断	检查部位	对比剂名称及用量	临床表现	处理措施	结果及去向	护士签名

表 12-2-2　对比剂不良反应随访记录表

日期

不良反应当日记录

患者基本情况：姓名_____　科室_____　住院号_____影像号_____诊断_____　检查项目_____

既往史、过敏史、特殊检查结果_____

不良反应：轻度□　中度□　重度□　　对比剂商品名/型号/注射剂量：_____

发生时间：_____　生命体征 T：_____　P：_____　R：_____　BP：_____SpO$_2$：_____

是否电话急诊科或临床科室：是□　　否□　　　　　是否对症处理：是□　　否□

护理措施：病情观察□　药物处理□　并发症预防□　健康宣教□　心理指导□

抢救人员：_____

用药记录：_____

抢救记录：_____

其他记录：_____

患者离开检查室时间：_____　生命体征 T：___P：___R：___BP：___SpO$_2$：_____　患者是否送往 ICU/急诊科进一步治疗：是□　否□

是否有家属在场或通知家属：是□　否□　　　是否延续护理：是□　否□　　当班护士：_____

T：___P：___R：___BP：___SpO$_2$：___　病情描述：_____　随访护士：_____

T：___P：___R：___BP：___SpO$_2$：___　病情描述：_____　随访护士：_____

T：___P：___R：___BP：___SpO$_2$：___　病情描述：_____　随访护士：_____

患者此次事件结果：好转□　危重□　死亡□　　　是否产生医疗纠纷：是□　　　否□

（冯　望　陈光英）

第十三章　放射科教学质量管理记录模板

第一节　放射科护理教学查房情况记录模板

放射科护理教学查房情况记录模板见表 13-1-1 和表 13-1-2。

表 13-1-1　放射科护理教学查房记录表（实习护士）

一、组织情况

日期:		教学组长:		主持:		主汇报:	
查房对象	实习护士						
查房主题	CT 小肠低张血管成像的护理						
查房方法	以案例为基础的教学法（CBL）、情景模拟						
查房时长	30 分钟		查房地点		学习室、CT 检查室		

参加人员（本人签字）:

二、学情分析

1. 知识基础　教学对象为已经完成了护理学理论课程学习的四年制全日制护理本科实习生，入我院临床实习已有 8 周，有初步的临床实践基础。已在我科实习 4 周时间，掌握了 CT 常见检查的护理、留置针穿刺技术、MRI 常见检查的护理及安全管理措施，并且参加过 2 次专题讲座和 1 次教学查房，能适应教学进度

2. 认知特点　护生现处于临床实习早期阶段，学习热情较高，求知欲望较强，但对临床疾病的认识相对粗浅，对放射护理认识不足，结合临床特殊案例将相关理论知识应用于实践的能力较弱

3. 学习风格　护生在带教老师的引导下，参与患者的护理，本科实习生心理较为成熟，对本专业和课程有较强认同感，对专科课程有较强的求知欲望，学习态度端正，可以在教师的指导下完成教学内容的学习、复习和巩固

三、教学目标

1. 知识目标　掌握检查前中后的护理要点、适应证及禁忌证等，熟悉所有腹部 CT 检查的护理，了解小肠的常见病变及 CT 小肠低张血管成像的临床优势

2. 能力目标　培养护生对进行该检查的患者的评估能力，掌握评估流程及方法（临床思维能力）；指导患者进行正确的检查前准备、检查中配合工作（临床护理能力）；逐步培养护生通过查阅相关文献、指南、教材等资料，获得整合有价值信息的能力

3. 素质目标　提高护生尊重患者的人文关怀意识，使护生掌握对该类患者的健康宣教内容，从而提升护生与患者及家属的沟通能力

四、教学重点和难点

1. 重点　CT 小肠低张血管成像的检查前、中、后护理

2. 难点　检查患者的全面评估，适应证及禁忌证的把控

五、组织策略

准备阶段：教学组长与主查老师共同选定案例→嘱护生收集病例相关资料，查阅相关文献→讨论查房模式（CBL+情景模拟）→设计查房流程（老师），撰写情景模拟脚本（护生）

续表

实施阶段：

（1）（学习室）责任护生汇报病史、事件经过→提出案例相关护理问题→针对问题提出相应护理措施

（2）（CT 检查室及准备间）展开情景模拟

（3）（学习室）主查老师点评情景模拟实施情况并提出相应问题，针对该案例进行临床思维训练→学生提出疑问→老师答疑
　　解惑→归纳总结

六、查房过程

第一阶段：案例汇报

主持人：今天的护理查房选择了一例 CT 小肠低张血管成像检查失败的案例，在本次查房 3 天前已将该案例交予 2 名护生，
　　并且提出了相应问题嘱其通过资料查阅等方法解答，现在开始今日教学查房

护生 1：患者基本资料：患者，男，36 岁，在 8 月 8 日因中腹部疼痛 3 天到我院消化科门诊就诊，8 月 10 日在我科预约 CT
　　2 室的 26 号，预约时段为早上 9 点至 10 点

患者主诉：中腹部疼痛 3 天

既往史：结肠炎，胃炎

事件经过：

1. 患者于 8 月 10 日早上 8：30 到我科准备室排队检查，准备间护士在予以常规准备后将甘露醇等渗液配制完成交予患者，
　　嘱其自行饮水

2. 随后患者来到准备间告知护士已饮水完毕，要求打针

3. 准备间护士未核实饮水情况，便为患者进行穿刺并将申请单送入检查室

4. 检查室护士未询问准备情况，呼叫患者完成检查

5. 当日下午 3 点，诊断医师联系护士长，告知该患者肠道未充盈，无法出具诊断报告

6. 护士长通知检查室护士，联系患者重新进行检查并询问患者是否按要求饮用甘露醇等渗液

7. 患者回答"喝了一部分后感到恶心，全部吐出来了，剩下的也没喝，全部倒掉了"

8. 最后在征询患者同意后重新进行准备并完成检查

案例相关问题：

问题 1：为什么会出现这种情况，本案例中存在的薄弱点是什么？

护生 2：患者依从性较差；准备间护士对患者服用等渗液的情况没有做好观察和监督；检查室护士在检查中未关注图像质量，
　　未确认肠道准备情况；当日扫描技师也是新聘技师，没有关注图像，同时检查室护士也未与检查技师及时沟通

问题 2：什么是 CT 小肠低张血管成像，该检查的适应证和禁忌证有哪些？

护生 1：小肠低张血管成像是在应用充盈对比剂后对患者进行 CT 增强扫描，将图像进行后处理，使肠腔、肠壁、壁外系膜、
　　腹腔内血管、后腹膜及腹内实质器官多方位显示出来的成像技术。适应证包括克罗恩病（炎性肠病）、小肠肿瘤、不明原
　　因的消化道出血；禁忌证包括不能注射碘对比剂、完全性肠梗阻、消化道大出血、食管气管瘘、支气管瘘、临床性禁食
　　禁饮的患者

问题 3：CT 小肠低张血管成像检查前、中、后的主要护理要点是什么？

护生 2：

（1）肠道清洁准备：临床医生开具导泻药，患者预约检查时由工作人员指导其服用，必要时清洁灌肠

（2）检查当天询问肠道准备情况，询问用药史和禁忌证，包括注射碘对比剂、应用甘露醇等渗液、肌内注射盐酸消旋山莨
　　菪碱（654-2）注射液的相关禁忌证

（3）指导和监督患者服用甘露醇等渗液

（4）指导患者根据检查设备的口令进行呼吸训练

（5）检查中进行体位摆放和注射对比剂前后的病情观察

（6）检查后的病情观察和健康教育

问题 4：为什么会选择甘露醇等渗液作为肠道对比剂？其配置方法和服用方法是什么？

护生 1：甘露醇是一种不被肠道吸收的渗透剂，配制成等渗溶液对胃肠黏膜不产生生物化学刺激，不会引起黏膜充血等炎性
　　细胞表现，可使肠腔充盈均匀、起效快，适合作为肠道内对比剂

配置方法：20% 甘露醇 250ml 加入 1750ml 的水，配置为 2000ml 的 2.5% 的甘露醇低张溶液。交予患者，嘱其服用

服用方法：第一次口服 600ml（以专用的一次性纸杯容量 200ml/为例，需要准备 3 杯）此后每隔 15 分钟口服 300ml，共 4
　　次，最后一次服用 200ml

第二阶段：情景模拟

参加人员：教学组长、主查老师、护生

参加时间：9月11日16：30

所需教具：CT准备间、CT室及观察室内已备齐

在CT准备间完成患者的评估、等渗液的服用、留置针穿刺、654-2的注射、呼吸训练

在CT检查室完成患者的体位摆放、高压注射器管路连接、检查中病情观察、检查后护理

第三阶段：归纳总结

主查老师： 在情景模拟中可以看到，护生操作完成熟练，但从人文关怀角度，将等渗液配置好以后，建议倒入保温壶再给患者服用，尤其是现在天气渐凉，患者在服用冰冷的等渗液后更容易出现一些胃肠道反应，如恶心、呕吐，甚至腹泻

问题1：案例中患者存在哪些相关护理诊断及护理问题，如何实施护理措施？实施后的效果评价如何？

护生1： 护理问题：

P1. 体液不足：与使用导泻药有关

P2. 有坠床的风险：与禁食导致低血糖，以及起身动作过快有关

P3. 潜在并发症：药物不良反应，与注射碘对比剂和654-2注射液有关

P4. 焦虑：与反复检查无法明确病因有关

P5. 恐惧：与对检查过程不了解有关

护理措施：

I1. 检查前向患者解释检查过程，介绍检查室环境，向患者解释此检查的意义及成功案例

I2. 协助患者上下检查床，观察患者活动情况，避免发生意外伤害事件

I3. 严格把控碘对比剂和654-2注射液使用的禁忌证

I4. 选择粗大的血管穿刺留置针并在检查中观察注射情况，避免发生对比剂外渗

I5. 观察患者情绪，鼓励其诉说焦虑恐惧的心理感受

I6. 态度良好，操作熟练以获得患者的信赖

效果评价（可以针对问题逐一评价，也可以整合在一起评价）：

O1. 患者检查全程未发生体液不足的情况

O2. 患者未出现坠床（跌倒）等意外伤害事件

O3. 未发生与使用碘对比剂和654-2注射液相关的并发症

O4. 患者全程配合检查，没有出现焦虑情绪

O5. 患者对该检查的部分注意事项不了解，但没有表现出恐惧的情绪

问题2：腹部CT增强检查中还有哪些常用的胃肠道对比剂？

护生2： 腹部CT增强检查中常用的胃肠道对比剂有阴性对比剂（水、产气剂）和阳性对比剂（碘水和显影比乐等）。普通腹部增强检查要求患者在检查前服用800～1000ml温水即可，产气剂应用于上腹部检查中的胃癌患者，未手术患者服用2包产气剂，胃大部切除术后患者只需要服用1包，服用前后分别口服5ml水以帮助产气，达到胃肠道充盈、对比效果

主持人： 同学们对CT小肠低张血管成像检查知识掌握情况较好，是否还有其他问题？

护生2： 为什么该检查会应用654-2注射液，这不是用于治疗胃肠道、输尿管痉挛引起的绞痛的药物吗？

教师： 口服大量的等渗甘露醇会促进肠道的蠕动而使患者产生不适和便意，如让患者排便会影响肠道的充盈度，肌内注射654-2注射液可抑制肠道的蠕动，减轻患者不适和便意。使用方法是在饮完甘露醇等渗液后肌内注射654-2 10mg，间隔10分钟以后进行检查

主持人： 通过本次教学查房，护生们掌握了CT小肠低张血管成像检查的各项护理内容，相关操作能力得到了提升

七、查房评价

此次护理教学查房，每位护士及实习同学都有所准备，积极查找资料，提前学习相关知识，查房时各自发表意见，提出不同的观点，这使我们对此类患者的护理知识学习得更全面，能够更优质地服务于患者

续表

八、参考文献

[1] 赵培荣，杨世项. 小肠病变的影像学检查及诊断[J]. 中华临床医师杂志（电子版），2013，7（23）：10396-10397.

[2] Sinha R. Recent advances in intestinal imaging[J]. Indian J Radiol Imaging，2011，21（3）：170-175.

[3] Masselli G，Gualdi G. CT and MR enterography in evaluating small bowel diseases：when touse which modality[J]. Abdom Imaging，2013，38（2）：249-259.

表 13-1-2　放射科护理教学查房记录表（新聘护士）

一、组织情况

日期：	教学组长：		主持：	主汇报：
查房对象	新聘护士			
查房主题	急性冠脉综合征患者行 CT 冠状动脉成像检查的护理			
查房方法	基于问题的教学法（PBL）、团队操作实践			
查房时长	40 分钟	查房地点	学习室、CT 检查室	

参加人员（本人签字）：

二、学情分析

1. 知识基础　教学对象为已完成护理学理论课程学习的四年制全日制护理本科毕业生，已经结束临床实习，取得护士执业证书，能够掌握心脏结构、心脏血管的解剖结构、急性冠脉综合征的病理改变，以及生命体征的监测、心电图识别等基础护理技术。已在我科进入新护士培训第 5 周，掌握了 CT 常见检查的前中后护理、留置针穿刺技术，参加过 2 次专题讲座和 2 次教学查房，能适应教学进度

2. 认知特点　新护士现处于放射科临床学习早期阶段，学习热情较高，求知欲望较强，但对放射护理认识不足，对专科常见特殊案例的认识相对粗浅，结合临床特殊案例将相关理论知识应用于实践的能力较弱

3. 学习风格　在带教老师的引导下，参与患者的护理，新护士为尽快提升自我能力，对专科课程有较强的求知欲望，学习态度端正，可以在教师的指导下完成教学任务并举一反三加强知识链接

三、教学目标

1. 知识目标　掌握冠状动脉成像检查前中后的检查流程、护理要点，熟悉急性冠状动脉综合征的临床表现、风险评估及急救措施，了解冠脉 CTA 检查失败原因分析及防范措施，了解急性冠脉综合征的分型

2. 能力目标　培养新护士对进行该类检查的患者的评估能力，掌握评估流程及方法（临床思维能力），指导患者进行正确的检查前准备、检查中配合（临床护理能力）；逐步培养新护士查阅相关文献、指南、教材等资料，以获得整合有价值信息的能力

3. 素质目标　提升新护士对此类患者的健康宣教能力及心理护理能力，从而提升新护士与患者及家属的沟通能力，增强团队合作、提升沟通协调能力

四、教学重点和难点

1. 重点　CT 冠状动脉成像检查的前、中、后护理

2. 难点　急性冠脉综合征患者的全面评估及急救措施

五、组织策略

准备阶段：教学组长与主查老师确定查房模式→共同选定案例→提出查房要求并提出相关问题→嘱新护士收集案例相关资料并查阅相关文献→设计查房流程（老师）→制作 PPT，练习相关操作技术（新护士）

实施阶段：

（1）（学习室）新护士汇报案例主要内容→根据查房要求进行 PPT 展示→解答提出的相关问题

（2）（CT 检查室及准备间）完成团队操作实践

（3）（学习室）主查老师点评操作实践情况并提出相应问题，针对该案例进行知识拓展→学生提出疑问→老师答疑解惑→归纳总结

六、查房过程

第一阶段：展示汇报

主持人：	今日护理查房的主题是急性冠脉综合征患者行 CT 冠状动脉成像检查的护理，在本次查房一周前已将相关案例交予 3 名新护士
病例基本情况	患者，男性，75 岁，因发作性胸骨后闷痛，紧缩压榨感、烧灼感，含硝酸甘油不能完全缓解，急诊入院，心电图提示 ST 段弓背向上抬高。急诊建议检查 CT 冠状动脉成像
检查过程	医师电话联系预约→按急诊绿色通道开启检查→检查前呼吸训练患者配合度差→检查中呼吸配合差，导致图像质量不达标，技师建议放弃，直接做 DSA 冠脉造影→临床医生坚持要求完成该检查→再次训练呼吸并请家属陪同，协助完成检查→检查后图像质量较差→经技师心电编辑后勉强出具诊断报告

要求 3 名新护士合作制作关于急性冠脉综合征患者行 CT 冠状动脉成像检查护理的 PPT 并于今日进行汇报展示，同时提出相应问题嘱其通过资料查阅等方法解答。现在开始今日教学查房，请先开始进行 PPT 汇报

主查新护士 1：

PPT 的制作和资料收集由我和新护士 2、新护士 3 共同完成，现在由我汇报主要内容，我们主要从以下几个方面进行了学习：

（1）冠状动脉的知识回顾

1）冠状动脉是供给心脏血液的血管，起于主动脉根部主动脉窦内、行于心脏表面，分为左冠状动脉（分为前降支、回旋支）、右冠状动脉

2）冠状动脉血液供应：①左冠状动脉，主要供应左、右心室前壁，室间隔，心尖等处；②右冠状动脉，供应右心室前后面血液，后降支则供应邻近左、右心室和室间隔的血液

（2）CT 冠状动脉成像检查定义及意义

1）定义：冠状动脉 CTA 是经静脉注射对比剂后利用螺旋 CT（一般 64 排或以上扫描效果为好）扫描再经过计算机处理重建得出心脏冠状动脉成像的一种检查方法，是用于评估冠状动脉病变及各种介入治疗后复查（如支架术后）的检查方法

2）意义：该检查通过冠状动脉起源、分布，评估冠状动脉血管腔有无狭窄及狭窄程度，寻找狭窄原因及明确斑块性质等。对诊断和排除冠心病，以及评估斑块特征和风险具有较高的临床价值。具有无须住院、可重复、无创等优点

（3）CT 冠状动脉成像检查前的护理：包括检查前充分评估、呼吸训练、心率控制、留置针穿刺、药品准备、心理护理等

（4）CT 冠状动脉成像检查中的护理：包括体位摆放、心电监测、呼吸训练、用药准备、注意保暖、辐射防护、高压注射器管路连接、心理护理、病情监测等

（5）CT 冠状动脉成像检查后护理：包括分离管道、协助患者安全撤离检查床、留观 30 分钟、加强水化等

（6）急性冠脉综合征的定义：是冠心病心肌缺血急性发作的一个类型，根据心肌急性缺氧严重程度、持续时间长短及个体氧供需失衡状态，临床表现可分为不稳定型心绞痛、心电图非 ST 段抬高心肌梗死及 ST 段抬高心肌梗死

（7）急性冠脉综合征的常见病因

1）病因：冠状动脉粥样硬化是急性冠脉综合征的病理基础。急性冠脉综合征的病因是心肌急性缺氧，导致心肌氧供需不平衡

2）诱因：体力活动、劳累、饱餐、寒冷、情绪激动等，常是冠心病、心绞痛、心肌梗死发生的诱因

（8）急性冠脉综合征行 CT 冠状动脉成像检查的特殊护理要点

1）该案例患者的护理诊断及护理问题

疼痛：与胸痛有关（与心肌缺血坏死有关）

气体交换受损：与心功能不全，胸闷、胸痛有关

活动无耐力：与心肌氧的供需失调有关

潜在并发症：心律失常、休克、急性左心衰竭、猝死

恐惧、焦虑：与起病急、病情危重、环境陌生等因素有关

2）检查前评估

a. 评估患者年龄、生命体征、呼吸功能、肢体运动

b. 评估疼痛的性质、强度、类型、发生部位、发作特点、发病时间和持续时间、发病过程

c. 检查心电图，评估有无心肌缺血、心律失常、危险分层，是否存在高风险因素

d. 评估患者的配合度，判断能否完成检查所需的呼吸配合

e. 评估患者用药情况，是否有检查中需要继续输入的特殊治疗药物，所携带的输液泵是否能正常使用

f. 评估患者及家属的心理状态和对疾病和检查过程的认知程度

3）检查前护理

a. 检查预约：临床医生电话联系检查室，护士确认是否建立可用静脉通路，是否进行初步禁忌证筛查，做好相关准备，完成患者信息登记预约

b. 信息核查及禁忌证筛查：快速核对患者信息并评估是否存在相关禁忌证

c. 呼吸训练：指导患者正确呼吸及屏气，告知屏气重要性。根据患者不同情况采取不同训练方式，重点强调呼气幅度保持一致，防止呼吸过深或过浅，可由陪同家属协助捏鼻子完成屏气；有条件者可选择无须屏气配合的高端机型

d. 疼痛护理：观察其疼痛情况，询问耐受能力，疼痛剧烈时遵医嘱给予缓解药物并嘱其休息，待缓解后尽快安排检查

e. 留置针穿刺：选择 18～20G 静脉留置针，评估患者血管，选择粗、直、不易滑动的大静脉，建议选择右肘正中静脉进行穿刺并妥善固定

f. 心理护理：对于焦虑紧张的患者予以心理疏导，避免由于紧张情绪导致的心率加快，对于有疑问的患者及家属耐心讲解检查的必要性、检查方法及检查过程

4）检查中护理

a. 安全搬运：搬运前妥善安置患者身上各种管路及携带设备，协助将患者搬运至检查床，搬运时动作轻柔缓慢，注意观察，避免管路脱出或打折

b. 体位设计：协助患者取仰卧位，双手臂上举（无法自行上举者可由家属辅助），视患者耐受情况可选择垫高头部以保持呼吸通畅

c. 心电监测：保护患者隐私，安放电极片，将电极片、导线及患者双臂置于心脏扫描野外。连接心电门控，观察心电图情况，确认 R 波信号清晰，心率控制理想，心律正常，心电图波形不受呼吸运动和床板移动影响。根据患者用药情况选择是否舌下含服硝酸甘油（服药前询问此前是否已含服硝酸甘油，总量是否超过 1.5mg）

d. 呼吸训练：再次训练患者呼吸及屏气，观察患者耐受情况、屏气时间、屏气后心率和心律变化

e. 心理护理：鼓励患者尽量配合完成屏气，告知其检查过程中的正常情况，如床板移动、注射对比剂时发热等，缓解其紧张心理。必要时请家属陪同，为患者及家属做好辐射防护

f. 密切观察：检查中密切观察患者生命体征，注射对比剂之前与患者沟通，让其有心理准备，防止其因对比剂高压注射时的异样感到紧张慌乱导致屏气不佳。观察患者反应及动态图像监测点，发现异常及时启动应急预案

5）检查后护理

a. 检查完成后及时分离管路，再次评估患者各项生命体征及疼痛状态，给予肯定与表扬，缓解患者焦虑心理

b. 尽快协助其转运至病房或手术室，保留静脉通路用于后续治疗

c. 及时将影像诊疗阳性体征通知临床医生，便于制订治疗或手术方案

主持人：好的，本次汇报内容较为全面，在发布案例前提出的几个相关问题，请分别解答一下

问题 1：检查前为什么一定要进行呼吸训练？

新护士 3：心脏除了有自己规律的搏动，还有肺带动下的上下运动，这是一种没有明显规律可循的运动。屏住呼吸，可以让肺暂时停止运动，从而在心脏门控的帮助下捕捉心脏规律的搏动并根据心脏门控检测的心脏搏动规律调整相应的 CT 采集方式，以获得满意的心脏冠脉 CT 检查数据

问题 2：是否需要控制患者的心率及心律？

新护士 2：在日常工作中并未要求患者控制心率，这是因为我院使用的双源 CT，采用了两套球管/探测器系统，炫速扫描模式对于高心率患者的冠状动脉 CTA 检查有明显优势，无须再用药物控制心率，但心律依然需要控制，心律波动＞3 次/分或心律失常，对 β 受体阻滞药无禁忌证者，应在医师指导下服用 β 受体阻滞药。同时呼吸的有效控制也非常重要

问题 3：检查前 5 分钟含服硝酸甘油的目的是什么，其使用禁忌证有哪些？

新护士 3：含服硝酸甘油可减少心脏搏动伪影，扩充血管，防止血管痉挛造成狭窄假象，增加冠状动脉血流量，可防止对比剂引起的心绞痛或严重并发症

硝酸甘油使用禁忌证：既往对硝酸甘油或有机硝酸酯类药物过敏者，急性循环衰竭，严重低血压，心源性休克，心脏容积减少的心肌疾病患者（如肥厚梗阻型心肌病），心肌梗死早期患者

问题 4：导致该患者检查图像质量差的原因？

新护士 2：患者情况较紧急，准备间护士评估不到位，呼吸训练不到位。患者因为胸痛及耐受力差，导致屏气效果差。患者存在心律不齐且暂未用药控制，导致图像质量不高

主持人：要注意，急性冠脉综合征患者可能在发病时已服用硝酸甘油，因此需要询问这类患者此前用药总量是否超过 1.5mg。好的，现在我们进入第二个阶段——团队操作实践，我请准备间老师预留了一位 CT 冠状动脉成像检查的患者，当然并非急性冠脉综合征患者，而是一位病情较稳定的普通患者，接下来由你们协作完成对该患者检查的全程护理

第二阶段：团队操作实践

第一站　冠脉 CTA 检查前准备（新护士 2）

第二站　静脉留置针操作（新护士 3）

第三站　冠脉 CTA 检查中护理（新护士 1）

第四站　冠脉 CTA 检查后宣教（新护士 2）

第三阶段：归纳总结

主查老师：从刚才的操作实践中我发现几个问题：①新护士 2 在进行呼吸训练前没有向患者解释呼吸训练的意义，而是直接在签署知情同意书后就给患者训练屏气，应充分告知患者需要屏气的原因，才能让患者更好地配合；②新护士 3 在留置针穿刺选择的右肘正中静脉，在穿刺前是否评估其右上肢的情况？穿刺点在右肘正中静脉，如果患者患有肩周炎不能上举，外渗风险是否增加？③新护士 1 的操作较为规范，检查结束后将检查床降低并搀扶患者下床，含服硝酸甘油后可能发生直立性低血压，一定要注意协助患者上下床，避免坠床或跌倒

主持人：接下来进入自由提问和讨论环节

新护士 3：刚才我们护理的是一位普通患者，如果我们遇到急性冠脉综合征患者，还是按照这样的流程来护理吗？患者伴有不同程度的胸痛，能够顺利配合呼吸训练和屏气吗？

主查老师：很好，这类患者通常由开单医师电话联系我科，在接到电话时我们就应该充分评估其进行影像诊疗的可行性和安全性，了解患者基本情况，告知检查的注意事项，要求临床医生陪同并携带相关镇静、镇痛和急救药品。根据患者情况遵医嘱使用镇痛药物并待情况稍稳定后才能进行检查。否则既达不到检查效果又让患者受到不必要的辐射照射。这些内容应该充分与临床医生、患者及家属沟通，取得他们的理解

新护士 2：如果在我们科室发生意外事件，我们应该如何抢救呢？

新护士 1：我觉得首先要接上心电监护，查看心电图情况；保持气道通畅，给予高流量氧气吸入；遵医嘱使用镇静镇痛药；保持静脉通路通畅，准备好急救车及设备，遵医嘱用药

主持人：非常好，主查老师有没有补充？

主查老师：说得很好，常见的心电图波形，我们一定要熟悉掌握；还要注意体位管理，协助患者取平卧位，如有心力衰竭应取半卧位以减轻心脏负担；另外氧气吸入并不一定都是高流量，要根据患者情况，一般患者可用 2~4L/min，伴有急性左心衰竭、休克时氧流量为 4~6L/min 或面罩吸氧。吸氧浓度过低作用有限，而过高又易导致肺损伤、诱发冠状动脉痉挛等，因此要根据患者情况及 SpO$_2$ 选择氧流量。还需要注意除颤仪处于备用状态，以便能够及时处理心室颤动等心律失常问题

主持人：通过本次查房，各位已经掌握了关于 CT 冠状动脉成像检查的常规护理；同时对于相关急症——急性冠脉综合征有了初步的了解。在今后的工作中，我们还需要不断努力，加强业务学习，多阅读文献报道，关注影像护理前沿进展，提高个人的专业能力

七、查房评价

通过此次护理教学查房，每位新护士都有所准备，积极查找资料，提前学习相关知识，查房时各自发表意见，提出不同的观点，使我们对这种患者护理知识学习得更全面，能为患者提供更优质的服务

续表

八、参考文献

[1] 宋方，蔡登华，周厚荣，等. 冠状动脉 CTA 在疑诊急性冠脉综合征中的临床应用进展[J]. 中国医学影像技术，2018，34（9）：1426-1430.

[2] 刘文燕，李智. 基于团队合作模式的护理干预在优化冠状动脉 CT 血管成像检查方案中的应用[J]. 重庆医学，2017，46（14）：1970-1972.

[3] 张新超，于学忠，陈凤英，等. 急性冠脉综合征急诊快速诊治指南（2019）[J]. 中国急救医学，2019，39（4）：301-308.

（程伊莲　胡又丹　杨　清）

第二节　放射科护理疑难病例讨论记录模板

放射科护理疑难病例讨论记录模板见表 13-2-1。

表 13-2-1　放射科护理疑难病例讨论记录模板

基本信息页					
时间			地点		
主持人			记录者		
讨论分类	□多学科疑难病例讨论　□影像专科疑难病例讨论				
病例类型	□门诊病例　□住院病例　□平诊病例　□急诊病例				
主导科室			参与科室		
参加人员	科室	姓名	职称	职务	签名

详情记录页					
患者信息	姓名		ID 号		检查项目
	性别		年龄		检查日期
对比剂信息（增强检查患者填写）	品名		规格		产品批号
	用量		流速		有效日期
主要医疗诊断					
病史摘要与影像学检查的处置过程	（1）简要病史：主诉、主要诊断、现病史、既往史、过敏史、检查史、用药史、家庭社会史、影像学检查目的等 （2）简要的影像学检查处置过程：检查前护理评估结果、高压静脉通路建立情况（增强检查）、检查体位设计、检查参数设置、患者检查全程病情变化、检查完成结局等				
护理疑难问题	2~3 个（难点一定是针对该患者在影像学检查护理中有难度、不容易解决、存在与现有护理措施有冲突的方面） 护理疑难问题 1：…… 护理疑难问题 2：……				

续表

讨论经过	根据提出的护理难点进行讨论发言（参会人员提出自己的意见和建议，有循证依据，提倡讨论及学术氛围） （1）护理疑难问题 1：×××××× 张×：…… 王×：…… （2）护理疑难问题 2：×××××× 李×：…… 赵×：……
解决措施	对应提出的疑难问题，针对性地给予解决措施 （1）护理疑难问题 1：×××××× 措施 1：…… 措施 2：…… （2）护理疑难问题 2：×××××× 措施 1：…… 措施 2：……
讨论小结	由主导科室进行总结

参考文献

（王小琳　程伊莲）

第三节　放射科应急演练培训记录模板

放射科应急演练培训记录模板见表 13-3-1。

表 13-3-1　放射科应急演练培训记录模板

演练时间		演练地点		
演练内容	1 例 CT 增强检查碘对比剂过敏性休克的应急演练			
参加人员	护士 A1（体位护士）、护士 A2（准备护士）、医生 B、技师 C、组长 D、其他观摩人员 E			
演练场景站位	抢救车 A2：保持静脉通路通畅、及时执行抢救用药医嘱，完善各种抢救记录 D：组长（高年资医生或副主任、主任）统筹指挥抢救，与患者家属沟通病情、安抚情绪	检查床或抢救床	A1：分离高压注射管路、管理气道（负压吸引、给氧）、行心电监测，协助心肺复苏与疏散转运 B：根据病情下达口头医嘱，进行心肺复苏 C：停止扫描与高压注射、调低扫描床，通知相关人员支援，协助心肺复苏与疏散转运 E：观摩学习		

续表

演练场景记录		1. 主持人简要介绍本次应急演练的实施背景与案例主题。 2. 现场进行本次应急演练的角色与任务分工。 3. 现场实施应急演练流程。 4. 针对本次演练流程与细节中存在的问题，逐一进行场景回放，由各专业组（医师、技术、护理）现场互动讨论并提出在真实的临床影像学检查实践中，如何给予患者专业、规范、安全、高效的应对处理。 5. 针对本次演练情况进行点评与总结（护士长、技师长、科主任）并提出下一步整改方向。
演练效果评价	人员到位情况	□迅速准确　□基本按时到位 □个别人员不到位　□重点岗位人员不到位
	履职情况	□职责明确，操作熟练　□职责明确，操作不熟练 □职责不明确，操作不熟练
	准备情况	现场物资： □物资充分，全部有效　□物资充分，部分有效 □现场物资准备不充分　□现场物资严重缺乏 个人防护： □全部人员防护到位 □个别人员防护不到位 □大部分人员防护不到位
	协调组织情况	整体组织： □准确、高效 □协调基本顺利，能满足需求 □效率低，有待改进 应急分工： □准确、高效 □协调基本顺利，能满足需求 □效率低，有待改进
	实战效果评价	□达到预期目标 □基本达到目标，部分环节有待改进 □未达到目标
存在问题		
整改意见		

附：本次应急演练培训的场景照片

（何晓静　程伊莲）

第十四章 放射科常用知情同意书
参考模板

一、放射科对比剂使用知情同意书

患者姓名：_____ 性别：_____ 年龄：_____ ID 号：_____

科室及病区：_____ 床号：_____ 联系电话：_____

尊敬的患者、患者家属、授权委托人：

您好！患者现患有疾病：_____

医师已向患者和家属详细说明了患者病情现状，预后转归及可能伴随的危险，患者和家属基于当前病情需要，经慎重考虑，自愿选择：□X 线造影；□CT 增强扫描；□MRI 增强扫描。

1. 关于对比剂 将某些特定物质引入人体以改变机体局部组织的影像对比度，这种特定物质称为对比剂。对比剂已成为医学影像学检查和介入放射学操作中最常用的药物之一，应用对比剂强化可使图像更加清晰，更容易发现并鉴别一些早期微小病变，有助于医师做出更为可靠的诊断。

（1）X 线造影及 CT 增强检查使用碘对比剂，MRI 增强检查使用钆对比剂。

（2）根据《中国药典临床用药须知》2005 年及之后的版本，不推荐进行对比剂过敏试验。

（3）碘对比剂不影响哺乳；钆对比剂则建议暂停哺乳 24 小时。

（4）为防止乳酸性酸中毒，肾小球滤过率$<30ml/（min \cdot 1.73m^2）$的患者，在注射碘对比剂时必须停用二甲双胍 48 小时，使用钆对比剂则无须停用。

2. 使用对比剂禁忌证及需要慎用的情况

（1）禁忌证：

□既往在应用对比剂时出现中重度不良反应。

□甲状腺功能亢进尚未治愈者。

□肾功能不全者[肾小球滤过率$<30ml/（min \cdot 1.73m^2）$]，透析患者除外。

最近测定值为_____$ml/（min \cdot 1.73m^2）$。

□其他不适于进行增强检查的情况_____。

（2）需要慎重使用对比剂的情况：

□既往应用对比剂出现轻度不良反应。

□需要医学治疗的哮喘。

□需要医学治疗的过敏性疾病，尤其是对一种或多种过敏原产生过重大过敏反应。

□肾功能不全者[30ml/（min·1.73m^2）＜肾小球滤过率＜60ml/（min·1.73m^2）]。最近测定值＿＿＿＿＿＿＿＿ml/（min·1.73m^2）。

□严重心血管疾病（心功能不全等）。

□糖尿病史。

□肾病史或既往肾手术史。

□蛋白尿史　□高血压　□痛风

□正服用以下药物：二甲双胍、白细胞介素、非甾体抗炎药、氨基糖苷类、β-受体阻滞剂。

3. 使用对比剂可能出现的不良反应和潜在风险（包括但不限于）

（1）急性不良反应：注射对比剂 1 小时内出现的不良反应：①轻度不良反应：轻度荨麻疹、瘙痒、红斑、恶心/轻度呕吐、全身发热、寒战、可自行缓解的血管迷走神经反应（低血压和心动过缓）等；②中度不良反应：明显荨麻疹、轻度支气管痉挛、面部/喉头水肿、严重呕吐、结膜炎症状、血管迷走神经反应（低血压和心动过缓）等；③重度不良反应：低血压性休克、呼吸停止、心搏骤停、心律失常、抽搐、惊厥等。

（2）迟发性不良反应：注射对比剂 1 小时至 1 周内出现的不良反应，如皮疹、恶心、呕吐、头痛、肌肉疼痛、发热等。

（3）肾功能损害：多为一过性，表现为无尿；极少数患者，特别是肾功能不全者，可能会造成永久性肾功能损害。

（4）药品说明书中所列的其他发生率极低的不良反应：失语、瘫痪、视野缺失（通常为一过性，但也可能永久失明）、弥散性血管内凝血、血栓形成和罕见的血栓性静脉炎等。

（5）由于静脉注射对比剂是通过电脑控制高压注射器，部分患者的血管硬化、脆弱或一些患者血管细、滑，以及对比剂的高渗和化学作用等因素都可能使注射部位出现对比剂外渗，造成皮下组织肿胀、疼痛、麻木感，甚至溃烂、坏死等。

4. 注意事项　因急性不良反应多在注药后 20 分钟内出现，患者应在检查结束于观察区休息 30 分钟后未出现不良反应才可离开医院，若离院后出现迟发性不良反应，应迅速在就近医院诊治。

5. 医方陈述

（1）我已经告知患者将要进行的对比剂注射及可能发生的并发症和风险，并且解答了患者关于检查的相关问题。

（2）我已告知患者疾病的发生、发展和演变过程难以精确预测。医患双方目前共同预定的诊疗行为可能随着疾病变化而发生相应调整。为保障患方知情权，医方在治疗期间将根据诊疗规范履行告知义务。

（3）我已告知患者医学科学的发展局限决定了疾病的诊断、诊疗的有效性，同时由于患者个体差异可能难以达到理想的检查效果，甚至出现难以预见的不良反应。

（4）我已告知患者实际治疗费用可能较预计费用明显增加，因疾病诊治的需要，医保患者可能会使用非医保类药物或材料，由此产生的费用需要患者自付。

我们在诊治过程中将尽力预防医疗风险或意外情况的发生，但就目前的医疗科学水平而言，尚不能完全避免所有医疗风险或意外情况的发生。一旦发生，我们将会采取积极的应对措施并与患者和家属保持良好的沟通，请您理解配合并保障医疗费用的充足。

告知人签名：_____　　　　　　签名日期：　　　年　　月　　日

6. 患方意见

（1）我的医师已经告知我注射对比剂进行影像学检查可能发生的并发症和风险，并且解答了我关于此次检查的相关问题。

（2）我同意医师在治疗期间根据我的病情变化对目前预定的诊疗方案做出调整。

（3）我完全基于自主自愿选择注射对比剂进行影像学检查，我理解任何治疗都存在风险，愿意承担该检查方案可能给我的身体健康及经济状况带来的风险。

（4）我理解我的医师会尽力积极治疗，但未承诺任何诊疗行为百分之百成功。

（5）我明白我签署此知情同意书的目的是我基于医师已履行告知义务后，行使我的知情选择权利，我明白我签署知情同意书并非意味着我放弃我作为患者的合法权益。

因此：我□同意接受本次检查　□不同意接受本次检查

患者本人签名：_____

患者无法签字，家属（监护人）代签名：_____

签字家属与患者关系：　　□配偶　　□子女　　□父母　　□其他

家属（监护人）代签名原因：□患者不识字　　□患者病情严重、意识障碍

　　　　　　　　　　　　　□行动不便　　□患者未成年　　□其他

签名日期：　　　年　　月　　日

二、CT 增强检查碘对比剂使用知情同意书

患者姓名：_____性别：_____年龄：_____ID 号：_____
科室及病区：_____床号：_____联系电话：_____

根据您目前的病情，需要进行 CT 增强检查，该方法是一种帮助提高诊断和治疗的准确性的有效手段。CT 增强检查需要给患者注射含碘对比剂，同时配套使用高压注射器，过程中具有一定风险，特告知如下。

1. CT 增强检查潜在风险

（1）不良反应：碘对比剂一般较安全可靠，但仍有极少数患者可能会发生难以预料的各种类型的不良反应（如皮疹、痒感、心悸、胸闷、呼吸困难、恶心呕吐等），严重者可导致过敏性休克甚至死亡。目前各种现代医疗措施难以事先预防，所以不能保证增强检查的绝对安全。因不良反应多在注药后 20 分钟内出现，患者应在检查结束于观察区休息 30 分钟后未出现不良反应才可离开医院，若离院后出现迟发性不良反应，应迅速在就近医院诊治。

（2）对比剂外渗：增强检查是使用高压注射器短时间内快速大量注射碘对比剂，由于部分患者的血管硬化、脆弱或一些患者血管细、滑，以及对比剂的高渗和化学作用等因素可能导致对比剂外渗于血管外周围组织，从而引起皮下组织肿胀，穿刺部位疼痛、麻木感，甚至造成溃烂、坏死等。

（3）其他：极少数患者可能会发生无法预料或难以防范的不良后果，特别是重症患者、既往有心脑血管疾病的患者。

2. 若存在以下风险因素，发生对比剂不良反应的概率增加，请您提前告知我们。

食物过敏史：□有_____□无　药物过敏史：□有_____□无
碘对比剂过敏史：□有_____□无
其他过敏史：□有_____□无
□甲状腺功能亢进　□哮喘　□糖尿病　□高血压　□冠心病　□心功能不全
□肾功能不全

我已阅读上述内容，对 CT 增强检查使用的耗材及可能发生的过敏反应及其他风险表示完全理解，经慎重考虑，我_____（同意/不同意）注射含碘对比剂并自行承担因此引起的不良后果。若在检查时发生紧急情况，我授权医务人员为保障患者生命安全进行必要的急救措施并保证承担全部费用。

我知道在本次检查之前，可随时签署拒绝增强检查的意见，以取消本知情同意书的决定，因此可能造成的影响病情诊断和延误治疗的后果由我自行负责。

患者本人签名：_____　患者无法签字，家属（监护人）代签名：_____
家属与患者关系：□配偶　　□子女　　□父母　　□其他
家属（监护人）代签名原因：□患者不识字　□患者病情严重、意识障碍
　　　　　　　　　　　　　　□患者行动不便　□患者未成年　　□其他
　　　　　　　　　　　　　　签名日期：　　年　　月　　日

三、MRI 检查预约知情同意书

患者姓名：_____ 性别：_____ 年龄：_____ ID 号：_____
科室及病区：_____ 床号：_____ 联系电话：_____
请您于　　　月　　　日　　　时（星期　　　）于 MRI 室检查。
（请提前 30 分钟到达检查室，预约后不能前来者，请提前电话告知。）

注意事项

（1）体内装有心脏起搏器、刺激器、人工心脏瓣膜、眼睛内金属异物、义眼、人工耳蜗、磁性封口的人工肛门、金属药贴、发热（体温＞38.5℃）等，以及早期妊娠的患者，不能进行 MRI 检查（体内植入式医疗器械，已获得许可"MRI 中特定条件下安全"的，请向检查医师提供相关材料）。

（2）带有 24 小时动态心电监测、24 小时血压监测、胰岛素泵等的患者，请提前取下。

（3）腹部 MRI 检查前，请患者空腹 6 小时，提前 30 分钟到检查室，进行呼吸训练，尤其是胰胆管水成像检查的患者。

（4）前列腺、直肠 MRI 检查患者，请根据检查须知提前在工作人员指导下做好肠道准备。

（5）有下列情况应向医护人员说明：①手术史；②金属或磁性物植入史；③义齿、电子耳、义眼等；④金属碎屑溅入史；⑤金属避孕环；⑥药物过敏史；⑦哮喘病史；⑧肾功能不全、肾衰竭等病史，必要时请提供肾功能检查单。

（6）患者检查前须更换衣服。患者及陪同人员都要取下一切含金属的物品，如女性文胸、项链、耳环、戒指、发夹、手机、手表、皮带、钥匙、磁卡、硬币、义齿、眼镜等，交予家属或寄存在储物柜内，妥善保管。进行头颈部 MRI 的患者，请勿擦头油。

（7）对于不能配合检查者，须有家属陪同。

（8）检查时，请携带外院的病历及 CT、MRI、X 线、超声、化验单等检查资料，以供诊断时参考。

患者或家属签字：_____

放射科磁共振检查室
电话：×××××××

四、MRI 增强检查知情同意书

患者姓名：＿＿＿＿＿＿＿性别：＿＿＿＿＿＿＿年龄：＿＿＿＿＿ID 号：＿＿＿＿＿＿＿＿

科室及病区：＿＿＿＿＿床号：＿＿＿＿＿　联系电话：＿＿＿＿＿＿＿＿＿＿＿＿

MRI 增强检查潜在风险：

目前研究表明 MRI 对比剂具有良好的耐受性，全身毒副作用及局部不良反应较少发生。不同程度的不良反应具体表现：

（1）轻度反应：荨麻疹、头痛头晕、恶心呕吐等。

（2）中度反应：口舌发麻、结膜充血、胸闷气急、发音嘶哑等。

（3）重度反应：呼吸困难、血压骤降、震颤、意识丧失、休克、呼吸心搏骤停等。

MRI 增强扫描使用高压注射器进行灌注成像时，对于肥胖、血管较细小及因放疗、化疗、糖尿病等所致血管硬化的患者，可能出现对比剂外渗入血管周围组织间隙内，引起局部肿胀、疼痛，极少数严重者可导致局部组织坏死等。

除上述情况外，在检查过程中患者有可能发生其他不能预料的意外情况，特别是重症、既往有心脑血管疾病的患者。

若存在以下因素，发生钆剂不良反应的概率会增加，请您提前告知我们：

存在的高危因素：□钆过敏史　□过敏体质　□高血压　□糖尿病　□癫痫　□哮喘

□心功能不全　□肾功能不全　□高龄（＞65 岁）□过度紧张焦虑　□其他

既往史　□ 有＿＿＿＿＿＿＿＿＿药物过敏　　□ 无过敏史　　□ 具体不详

注意事项：

进入 MRI 扫描室的所有人员，均需要取下身上所携带的金属物品：

□手机　□磁卡　□手表　□硬币　□钥匙　□打火机　□金属皮带　□金属项链

□金属耳环　□金属纽扣　□其他

请判断有无以下情况：

□体内有金属植入物　□体内有磁性异物及心脏起搏器等微电脑控制维持生命的器具者

□精神异常者　　□发热（体温＞38.5℃）　　□幽闭恐惧症患者　　　□其他

患者知情内容：

（1）由于疾病的复杂性及影像学检查的局限性，患者行 MRI 增强检查后仍有可能不能明确诊断或者排除有关情况，仍有误诊、漏诊的可能。

（2）合理水化：鼓励患者采用静脉或（和）口服等多种形式水化，排除饮水禁忌证，检查结束后 24 小时每小时饮水 100ml，促进对比剂排泄。

（3）不良反应多在注射药物后 20 分钟内出现，患者应在检查结束留观 30 分钟后未出现不良反应再离开医院；若离院后出现不适，应速在就近医院诊治。

（4）若患者发生了不良反应及意外，医务人员将竭力进行抢救及治疗，请患者及家属理解。

护士已告知将要进行的 MRI 增强检查可能发生的并发症和风险

我 □ 同意接受本次检查 □不同意接受本次检查

患者本人签名：_____

患者无法签字，家属（监护人）代签名：_____

签字家属与患者关系：□配偶 □子女 □父母 □其他

家属（监护人）代签名原因：□患者不识字

□患者病情重、意识障碍

□患者行动不便

□患者未成年

□其他

签名日期： 年 月 日

五、盐酸消旋山莨菪碱（654-2）注射液使用知情同意书

患者姓名：_____性别：_____年龄：_____ID 号：_____

科室及病区：_____床号：_____联系电话：_____

胃肠道相关影像学检查（CT、MRI、消化道造影）前需要遵医嘱肌内注射盐酸消旋山莨菪碱（654-2）注射液抑制胃肠蠕动，以获得清晰、高质量的影像学图像。现详细说明该药物注射的禁忌证及不良反应。

【禁忌证】

（1）颅内压增高、脑出血急性期、青光眼、幽门梗阻及前列腺肥大者禁用。

（2）心动过速、反流性食管炎、重症溃疡性结肠炎慎用。

【不良反应】

（1）常见的有口干、面红、视物模糊等。

（2）少见的有心搏加快、排尿困难等，上述症状多在1～3小时消失。

【注意事项】

注射药物后12小时内不得驾驶机、车、船，不得从事高空作业、机械作业及操作精密仪器。

请您和家属仔细阅读并全面了解上述内容，确认无上述任何药物注射禁忌证，同意注射盐酸消旋山莨菪碱（654-2）注射液并签字确认。

我 □ 同意接受本次检查　　□不同意接受本次检查

患者本人签名：_____

患者无法签字，家属（监护人）代签名：_____

签字家属与患者关系：□配偶　　　□子女　　□父母　　□其他

家属（监护人）代签名原因：□患者不识字

　　　　　　　　　　　　□患者病情重、意识障碍

　　　　　　　　　　　　□患者行动不便

　　　　　　　　　　　　□患者未成年

　　　　　　　　　　　　□其他

签名日期：　　　年　　月　　日

六、对比剂慎用知情同意书

患者姓名：＿＿＿＿＿＿＿性别：＿＿＿＿＿＿＿年龄：＿＿＿＿＿＿ID 号：＿＿＿＿＿＿＿＿

科室及病区：＿＿＿＿＿＿床号：＿＿＿＿＿＿＿联系电话：＿＿＿＿＿＿＿＿＿＿＿＿

为了对您所患疾病进行诊断，必须使用碘对比剂或钆对比剂进行影像学检查，但是如果您既往有下列情况（请在括号内打钩），需要慎重考虑是否使用对比剂，请认真阅读以下内容。

（　　）有对比剂不良反应史，再次引发不良反应的概率较一般患者高 5～8 倍。

（　　）患有需要医学治疗的过敏性疾病，遗传性过敏体质引发不良反应的概率较一般患者高 2～3 倍。

（　　）哮喘病史，尤其是不稳定性哮喘的患者，发生不良反应的可能性增大。

（　　）严重心血管病史，尤其是心功能不全的患者，发生不良反应的可能性增大。

（　　）碘对比剂使用者，有甲状腺功能亢进病史，尤其是重度甲状腺功能亢进患者，发生不良反应的可能性增大。

（　　）严重的肾功能不全患者，发生肾不良反应的可能性增大。

其他危险因素：＿＿＿＿＿＿＿＿＿＿＿＿＿＿＿＿＿＿＿＿＿＿＿＿＿

告知人＿＿＿＿＿＿＿＿＿＿＿＿＿＿＿＿，已告知患者及家属相关风险。

如果不使用对比剂则无法更好地检出病变，有可能给诊断带来困扰。使用对比剂后一旦出现重度不良反应，则可能危及生命。申请医师对此已进行充分评估，患者及家属已详细阅读并充分理解以上内容，对此项检查存在的风险已充分知晓，经慎重考虑，＿＿＿＿＿（填同意/不同意）进行此项检查并承担相应不良后果。

申请医生签名：＿＿＿＿＿＿＿＿

我 □ 同意接受本次检查　　□不同意接受本次检查

患者本人签名：＿＿＿＿＿＿＿＿

患者无法签字，家属（监护人）代签名：＿＿＿＿＿＿＿＿

签字家属与患者关系：□配偶　　　□子女　　□父母　　□其他

家属（监护人）代签名原因：□患者不识字

　　　　　　　　　　　　　□患者病情重、意识障碍

　　　　　　　　　　　　　□患者行动不便

　　　　　　　　　　　　　□患者未成年

　　　　　　　　　　　　　□其他

签名日期：　　　年　　月　　日

七、肾功能不全患者行增强 CT/MRI 风险告知书

患者姓名：＿＿＿＿＿＿＿性别：＿＿＿＿＿＿＿年龄：＿＿＿＿＿ID 号：＿＿＿＿＿＿＿＿

科室及病区：＿＿＿＿＿床号：＿＿＿＿＿＿联系电话：＿＿＿＿＿＿＿＿＿＿

诊断：＿＿＿＿＿＿＿＿＿＿＿＿＿＿＿

需要行＿＿＿＿＿＿＿＿＿＿＿＿＿＿＿检查

患者肾小球滤过率＿＿＿＿＿＿＿＿＿ml/（min · 1.73m^2），肌酐＿＿＿＿＿＿μmol/L，存在肾功能不全，检查时使用对比剂可能导致（或加重）肾功能损害。

目前已充分告知患者及家属对比剂肾损害风险，患者及患者家属同意承担上述风险，签字为证。

告知人：＿＿＿＿＿＿＿＿＿＿＿

患者及家属是否清楚检查风险：□是　　　□否

我 □ 同意接受本次检查　　□不同意接受本次检查

患者本人签名：＿＿＿＿＿＿＿＿＿

患者无法签字，家属（监护人）代签名：＿＿＿＿＿＿＿

签字家属与患者关系：□配偶　　□子女　　□父母　　□其他

家属（监护人）代签名原因：□患者不识字

　　　　　　　　　　　　　□患者病情重、意识障碍

　　　　　　　　　　　　　□患者行动不便

　　　　　　　　　　　　　□患者未成年

　　　　　　　　　　　　　□其他

签名日期：　　　年　　月　　日

八、孕妇 X 线或 CT 检查知情同意书

患者姓名：_____ 性别：_____ 年龄：_____ ID 号：_____
科室及病区：_____ 床号：_____ 联系电话：_____
尊敬的患者、患者家属或授权委托人：

患者目前可能患有：_____ 需要行_____ 检查，特将有关病情及注意事项告知如下：

根据美国放射协会和美国妇产科医师学会的数据，孕妇接受单次胸部 X 线检查，胎儿受到的暴露辐射剂量为 0.0005～0.01mGy，接受胸部 CT 或 CT 肺动脉造影（0.1～10mGy）时，胎儿受到的暴露辐射剂量为 0.01～0.66mGy。暴露辐射剂量＜50mGy 时，目前尚无造成胎儿畸形、生长受限或流产的报道。此项检查利大于弊，告知患者本项检查具有一定的 X 线辐射。如受检者同意接受本次检查，应承担此项检查可能带来的不良后果，我们将采取相应的防护措施，以尽量减少辐射。

告知人签名：_____

患方意见：

医师已向我（们）患方充分说明了_____检查的必要性、风险性、可能发生的并发症等情况。对于 X 线检查各种疑惑，我（们）已向医师进行了详细的询问并得到了充分的说明，我（们）愿意选择_____检查。

我 □ 同意接受本次检查 □不同意接受本次检查。

患者本人签名：_____

患者无法签字，家属（监护人）代签名：_____

签字家属与患者关系：□ 配偶　　□子女　　□父母　　□其他

家属（监护人）代签名原因：□患者不识字

□患者病情重、意识障碍

□患者行动不便

□患者未成年

□其他

签名日期：　　年　　月　　日

九、胎儿 MRI 检查知情同意书

患者姓名:＿＿＿＿＿＿＿性别:＿＿＿＿＿＿＿年龄:＿＿＿＿＿ID 号:＿＿＿＿＿＿＿

科室及病区:＿＿＿＿＿＿床号:＿＿＿＿＿＿联系电话:＿＿＿＿＿＿＿＿＿＿

为了诊断胎儿可能存在的先天性异常或畸形,在优生优育的前提下,部分孕妇需要行胎儿 MRI 检查以协助诊断。MRI 是一种无电离辐射的高科技影像成像技术,具有空间分辨率高,软组织对比度好,成像参数多,形态学和功能成像相结合的优点。为保证检查顺利进行,请您仔细阅读以下告知内容。

1. 胎儿 MRI 检查的安全性　MRI 检查原理是通过磁场进行组织结构成像,无射线或电离辐射损害。目前对于人类胎儿的研究随访发现,没有明确的科学证据证明 MRI 对于发育中的胎儿有直接损伤。由于妊娠早期胎儿细胞容易受到各种物理因素的损伤,因此我们将仅对妊娠中、晚期的胎儿行 MRI 检查。

行 MRI 检查时,少数孕妇可能有不适感,我们的工作人员会提供所有可能的办法帮助您减轻不适。在妊娠晚期,长时间仰卧孕妇可能出现背部不适,如有需要可以使用坐垫,或者调整为左侧卧位。检查期间如果孕妇感到不舒服,任何时候均可提出终止检查。

2. 技术上的优越性　MRI 检查对于胎儿脑、胸部、泌尿系统、腹腔各器官及软组织等尤其是双胎、羊水少、妊娠合并子宫肌瘤均有良好的成像效果,该项技术弥补了超声检查对此类组织显示清晰度不足的缺陷。

3. 诊断的客观性　MRI 检查可以多方位多平面成像,图像清晰,能够为一些超声检查怀疑胎儿异常的病例,提供更多的诊断信息,有助于临床诊断和胎儿异常病因的确定。MRI 能证实超声所见,或者否认超声所见,或者提示一些额外的异常,可能这种异常是之前未预料到的,但 MRI 诊断意见并不等于病理学诊断,仅供临床参考,具体情况需要咨询产科专家和（或）遗传顾问。

4. 其他　胎儿畸形的形成是一个动态发展过程,未发展到一定程度时,有可能不为 MRI 所显示,随着孕周的增加,胎儿长大,胎儿畸形可能随之明显,也可能无明显变化甚至消失,需要随访比较来判断。

已了解上述情况,经过慎重考虑,自愿要求对胎儿行 MRI 检查。

我　□ 同意接受本次检查　　□不同意接受本次检查

患者本人签名:＿＿＿＿＿＿＿＿

患者无法签字,家属（监护人）代签名:＿＿＿＿＿＿

签字家属与患者关系:□配偶　　□子女　　□父母　　□其他

家属（监护人）代签名原因:□患者不识字

　　　　　　　　　　　　　□患者病情重、意识障碍

　　　　　　　　　　　　　□患者行动不便

　　　　　　　　　　　　　□患者未成年

　　　　　　　　　　　　　□其他

签名日期:　　　年　　月　　日

（程　琳　王小琳）

参 考 文 献

白琳, 彭勇, 赵振刚, 等, 2022. 2022 版《经导管主动脉瓣植入术后抗血栓治疗中国专家共识》解读[J]. 华西医学, 37(4): 485-490.

北京市医学影像质量控制与改进中心专家组, 2016. 北京市"对比剂使用知情同意书"推荐模板[J]. 中国医学影像技术, 32(7): 1143-1145.

北京医师协会呼吸内科专科医师分会咯血诊治专家共识编写组, 2020. 咯血诊治专家共识[J]. 中国呼吸与危重监护杂志, 19(1): 1-11.

蔡新红, 2020. 危急重症患者影像学检查全周期护理管理及人文关怀[J]. 影像研究与医学应用, 4(12): 251-252.

陈海燕, 张强, 2015. 昏迷患者携带呼吸机行 3.0T 高场强磁共振检查的护理安全模式[J]. 武警后勤学院学报(医学版), 24(9): 736-737.

陈明月, 周佳伟, 崔永征, 等, 2019. 含钆对比剂在脑部沉积研究[J]. 放射学实践. 34(10): 1142-1147.

陈郁明, 侯铁英, 杨景侠, 等, 2023. 三级综合医院辐射防护管理经验介绍[J]. 中国辐射卫生, 32(2): 182-187.

稈琳, 梁红琴, 王霞, 等, 2012. 健康教育在磁共振冠状动脉成像患者中的应用[J]. 齐鲁护理杂志, 18(16): 118-119.

程伊莲, 石明国, 程琳, 等, 2019. 实施专案改善优化 CT 流程对检查质量提升的效果评价[J]. 中国医疗设备, 34(6): 31-34.

邓虹, 杨泽宏, 苏赟, 等, 2020. 新型耐高压 PICC 作为 CT 增强检查对比剂注射通路的临床应用研究[J]. 中华介入放射学电子杂志, 8(3): 256-259.

丁海艳, 计晓晴, 赵丹, 等, 2018. 面向临床医学研究的磁共振实验平台管理[J]. 实验技术与管理, 35(6): 238-241.

董乘闻, 汤国平, 周庆利, 2023. 精益管理模式下医院护理单元低值耗材的管理效率研究[J]. 中国医疗器械杂志, 47(3): 341-345.

凡欣欣, 沈小玲, 黄赣英, 等, 2022. 四肢创伤骨折患者急性疼痛管理的最佳证据总结[J]. 中华急危重症护理杂志, 3(4): 365-371.

甘森, 刘畅, 赵丽, 等, 2020. CT 对比剂急性不良反应的相关因素分析[J]. 中国医科大学学报, 49(5): 458-462.

高琳, 王世荣, 刘静, 2006. 护理风险管理在患者集体转运中的运用[J]. 中华护理杂志, (5): 441-442.

关凤华, 2018. 低张与点滴式保留灌肠后螺旋 CT 增强检查结肠癌的临床观察与护理[J]. 实用临床护理学电子杂志, 3(9): 110, 116.

郭瑞英, 2014. 护理质量督导方式对于提高护理质量管理效果的作用分析[J]. 当代医学, 20(28): 129-130.

国家抗癫痫协会药物治疗专业委员会, 2022. 终止癫痫持续状态发作的专家共识[J]. 解放军医学杂志, 47(7): 639-646.

国家药典委员会, 2017. 中华人民共和国药典临床用药须知: 中药卷、化学药和生物制品卷(2005年版)[M]. 北京: 中国医药科技出版社.

国家药典委员会, 2023. 中华人民共和国药典(2020年版)[M]. 北京: 中国医药科技出版社.

国晶晶, 李东, 2019. 解读"国际心血管CT协会TAVI/TAVR相关CT成像的专家共识"[J]. 国际医学放射学杂志, 42(3): 334-340.

何伟, 李松阳, 肖洪, 等, 2018. 核磁共振成像设备临床应用中的风险管理研究[J]. 中国医学装备, 15(2): 121-125.

何雅坤, 许国辉, 任静, 等, 2011. 磁共振动态增强乳腺VIEWS扫描及时间信号曲线结合在早期乳腺癌诊断中的应用价值[J]. 肿瘤预防与治疗, 24(4): 160-163.

贺姝瑶, 王玉婷, 陈春云, 等, 2020. 联合改良呼吸训练与对比剂稀释方案减少磁共振Gd-EOB-DTPA上腹部增强动脉期一过性伪影[J]. 重庆医科大学学报, 45(10): 1469-1473.

洪张翔, 曾海珍, 黄笑笑, 2021. 综合护理对婴幼儿磁共振成像检查依从性及图像质量的影响[J]. 中西医结合护理(中英文), 7(11): 94-96.

胡守玮, 2019. 探讨心理干预联合健康教育在乳腺磁共振动态增强扫描中的作用及意义[J]. 影像研究与医学应用, 3(4): 174-175.

黄江华, 雍大德, 2021. 多层螺旋CT检查与DR检查在诊断腹部闭合性创伤中的效果比较研究[J]. 影像研究与医学应用, 5(18): 134-135.

黄瑞娟, 2016. 护理干预对老年患者腹部CT增强扫描诊断效果的影响[J]. 当代护士(中旬刊), (6): 74-76.

黄勋, 邓子德, 倪语星, 等, 2015. 多重耐药菌医院感染预防与控制中国专家共识[J]. 中国感染控制杂志, 14(1): 1-9.

黄仲奎, 龙莉玲, 2012. 慢性肝病与肝癌MSCT及MRI诊断[M]. 北京: 人民卫生出版社.

黄仲奎, 龙莉玲, 李文美, 2009. 医学影像检查操作技术[M]. 北京: 人民军医出版社

季莹莹, 薛彬, 黄悦, 等, 2020. 小儿磁共振成像检查中咪达唑仑口服复合右美托咪定滴鼻镇静的安全性和有效性[J]. 上海交通大学学报(医学版), 40(8): 1098-1102.

贾宏岩, 2014. 多样化护理干预在64排CT冠脉造影扫描检查中的应用探究[J]. 中国医学装备, 11(S1): 441-442.

贾紫珺, 胡信心, 原斌, 等, 2022. 关于降低CT对比剂与MRI对比剂相互干扰的探讨[J]. 影像研究与医学应用, 6(10): 96-98.

蒋艳萍, 赵海波, 谢超贤, 2018. 护理干预对急性肺动脉栓塞CTA检查的影响[J]. 影像研究与医学应用, 2(8): 205-206.

焦慧, 张丽娟, 元恒涛, 等, 2020. CT下肢静脉造影在Klippel-Trenaunay Syndrome诊断中的应用价值[J]. 医学影像学杂志, 30(9): 1690-1694.

金发光, 2019. 大咯血诊疗规范[J]. 中华肺部疾病杂志(电子版), 12(1): 1-8.

金璐宁, 温晓雪, 江子芳, 等, 2020. 不同类型输液港应用于乳腺癌患者治疗及增强CT的成本分析[J]. 中国现代医生, 58(30): 160-163.

李葆华, 赵志新, 2022. 传染病护理学[M]. 北京: 人民卫生出版社.

李炳奇, 卢亚梅, 崔颖阁, 2020. 应用心理护理对磁共振成像仪确诊的乳腺癌患者负面情绪和免疫功能的影响观察[J]. 现代仪器与医疗, 26(5): 79-81.

李存莉, 马志蕊, 2022. 危急重症患者影像学检查全周期护理管理及人文关怀的意义[J]. 当代医学, 28(14): 177-180.

李大琼, 2010. 腹部CT检查前患者的心理分析及护理干预[J]. 华西医学, 25(8): 1568-1569.

李海燕, 景在平, 毛燕君, 等, 2015. 血管外科实用护理手册[M]. 上海: 第二军医大学出版社.

李劲梅, 2022. 癫痫伴抑郁诊断治疗的中国专家共识(2022 修订版)[J]. 癫痫杂志, 8(6): 488-493.

李兰娟, 任红, 2018. 传染病学[M]. 第 9 版. 北京: 人民卫生出版社.

李乐之, 路潜, 2017. 外科护理学[M]. 第 6 版. 北京: 人民卫生出版社.

李林御, 贺良国, 李红, 等, 2023. 2021 年四川省非医疗放射用人单位辐射防护现状调查[J]. 职业卫生与病伤, 38(3): 185-189.

李素兰, 黄峥, 白井双, 等, 2022. 多学科协作群组管理护理模式在冠状动脉 CT 血管造影中的应用效果[J]. 河南医学研究, 31(13): 2460-2463.

李雪, 刘恒, 吴燕燕, 等, 2024. CT 增强检查前的饮食准备管理规范中国专家共识[J]. 放射学实践, 39(5): 563-568.

李雪, 郑淑梅, 屈梅香, 2018. 影像科碘对比剂输注安全专家共识[J]. 介入放射学杂志, 27(8): 707-712.

李真林, 于兹喜, 2022. 医学影像检查技术学[M]. 第 5 版. 北京: 人民卫生出版社.

梁俊丽, 黄红芳, 陈秀珍, 等, 2022. 影像护理实用手册[M]. 南宁: 广西科学技术出版社.

刘洪涛, 陈曦, 沈素云, 等, 2021. 含钆对比剂的环境污染现状、毒性及分析方法[J]. 分析测试学报, 40(6): 876-884.

刘俊伶, 赵丽, 蔡莉, 等, 2021. 急危重症患者 CT 检查分检评估方案的构建与初步应用[J]. 重庆医学, 50(8): 1318-1322, 1327.

刘莉, 张敏, 王娜娜, 等, 2022. 以岗位胜任力为导向的护理人员分层级培训模式的探索与实践[J]. 齐鲁护理杂志, 28(13): 165-167.

刘平, 汪倩等, 2019. 实用影像护理手册[M]. 北京: 科学技术文献出版社.

刘文燕, 王小琳, 邝晓, 等, 2020. 医技护一体化质控管理模式在放射科的应用[J]. 检验医学与临床, 17(22): 3317-3320.

鲁志卉, 王颖, 王萧萧, 等, 2022. 成人气管插管非计划性拔管危险因素的证据总结[J]. 循证护理, 8(4): 448-454.

骆丽玲, 张立军, 黄静梅, 等, 2020. 多层螺旋 CT 小肠造影(CTE)检查的护理及配合[J]. 临床医药文献电子杂志, 7(22): 110-111.

马素文, 孙峥, 吴杰, 等, 2020. 老人儿童及孕产妇磁共振检查护理配合流程的改进[J]. 护理学报, 27(2): 24-27.

马欣, 赵海, 陶百东, 等, 2014. 钆喷酸葡胺在颅脑核磁共振增强扫描中剂量的选择[J]. 黑龙江医学, 38(3): 267-268.

毛燕君, 李玉梅, 曾小红, 2020. 碘对比剂静脉注射护理实践手册[M]. 上海: 上海科学技术出版社.

毛燕君, 张素, 张红梅, 2021. 含碘对比剂静脉外渗护理管理实践指南[J]. 中华护理杂志, 56(7): 1008.

梅莉, 高小玲, 赵云云, 2019. 耐高压注射型 PICC 导管在 CT 增强扫描中的应用价值[J]. 放射学实践, 34(1): 88-91.

缪玉秀, 高焕新, 许蜜, 2017. 精益管理在多重耐药菌医院感染预防与控制中的应用研究[J]. 实用临床医药杂志, 21(19): 207-209.

欧阳裕锋, 胡秋根, 岑玉坚, 等, 2019. 双能量 CT 直接增强法在双下肢静脉成像中的优势[J]. 分子影像学杂志, 42(1): 5-9.

彭明洋, 智婷婷, 张卫东, 等, 2018. 磁共振小肠造影弥散加权成像对炎症性肠病的诊断价值[J]. 中国医疗设备, 33(11): 70-72, 82.

彭银俊丞, 唐文, 2020. 儿童核磁共振成像检查的镇静现状[J]. 临床医学研究与实践, 5(2): 196-198.

钱帮玲, 蒋学美, 何建, 等, 2012. 磁共振肝脏三期动态扫描中高压注射器的应用及护理体会[J]. 中国中西医结合影像学杂志, 10(3): 285-286.

秦月兰, 郑淑梅, 刘雪莲, 2020. 影像护理学[M]. 北京: 人民卫生出版社.

尚随君, 焦容珉, 刘玉清, 2016. 健康教育路径在腹部增强 CT 检查中的应用效果观察[J]. 齐鲁护理杂志, 22(12): 48-49.

尚小玉, 靳艳, 罗小平, 等, 2022. 外科引流管非计划性拔管预防工具应用的研究现状[J]. 医药高职教育与现代护理, 5(5): 457-460, 464.

沈浩芬, 2019. 急诊科抢救药品的规范化管理方案构建与效果[J]. 中医药管理杂志, 27(16): 118-119.

宋玻, 2016. 不同部位静脉留置对 256 排螺旋 CT 冠状动脉造影的影响[J]. 继续医学教育, 30(12): 125-126.

宋方, 蔡登华, 周厚荣, 等, 2018. 冠状动脉 CTA 在疑诊急性冠脉综合征中的临床应用进展[J]. 中国医学影像技术, 34(9): 1426-1430.

宋津玲, 乌兰娜, 2014. 多层螺旋 CT 胃肠道水对比造影成像检查的护理[J]. 内蒙古医学杂志, 46(2): 237-238.

宋丽萍, 程燕, 马静, 2014. PDCA 循环理论在护理信息系统建设中的应用[J]. 护理管理杂志, 14(1): 66-67, 73.

唐亮, 谢丹, 何丽芬, 2021. 婴幼儿行 CT、MRI 检查中应用水合氯醛灌肠镇静催眠的效果分析[J]. 中国实用医药, 16(16): 152-154.

陶舒敏, 张龙江, 吴献华, 2019. 《欧洲泌尿生殖放射学会对比剂安全委员会 2018 年指南》对比剂使用后急性肾损伤部分的解读[J]. 国际医学放射学杂志, 42(5): 593-597.

田梓蓉, 李越, 赵美燕, 等, 2015. 护理质量台账督导在护理质量管理中的应用[J]. 护理研究, 29(2): 251-253.

汪爱丹, 南丽杰, 郭道德, 等, 2020. 缺血性脑卒中患者"一站式多模态"CT 检查流程优化的研究[J]. 中国护理管理, 20(5): 787-791.

王军, 2020. 神经外科护理学与操作技术[M]. 北京: 人民卫生出版社.

王蔚, 2022. 心理干预联合健康教育在乳腺磁共振动态增强扫描中的作用[J]. 安徽医专学报, 21(2): 134-136.

王艳杰, 龙冬珍, 刘殿龙, 等, 2021. 碘对比剂过敏反应预防及护理的研究进展[J]. 护士进修杂志, 36(10): 903-905.

王莹, 夏欣华, 王欣然, 等, 2019. 预防成人经口气管插管非计划性拔管护理专家共识[J]. 中华护理杂志, 54(6): 822-828.

王玉, 陈阳美, 洪震, 等, 2019. 癫痫共患偏头痛诊断治疗的中国专家共识[J]. 癫痫杂志, 5(5): 327-337.

吴红勇, 吴杰, 邓乾, 等, 2020 多层螺旋 CT 小肠低张造影在胃肠道病变诊断中的价值分析[J]. 影像研究与医学应用, 4(20): 177-179.

吴伟勤, 陈利芬, 周雪梅, 等, 2017. 护士对中心静脉导管非计划性拔管知信行的调查研究[J]. 中华护理杂志, 52(4): 454-457.

吴欣娟, 李庆印, 2020. 临床护理常规(2019 年版)[M]. 北京: 中国医药科技出版社.

肖琰, 覃利, 刘晶, 等, 2023. 钆对比剂全程化药学服务共识[J]. 中国药房, 34(17): 2049-2056.

肖逸, 吴家会, 郁仁强, 2022. MRI 检查安全教育的探讨[J]. 继续医学教育, 36(6): 109-112.

熊永乐, 方茜, 陈捷, 等, 2021. 基于难度评价指标体系的手术室护士分层级管理效果研究[J]. 贵州中医药大学学报, 43(3): 57-61.

徐云霞, 陶福媛, 陈江明, 2023. 全程护理联合心理干预在复发性肝内胆管结石病人磁共振检查过程中的应用效果[J]. 护理研究, 37(7): 1314-1316.

闫一敏, 陈子涵, 刘永刚, 等, 2022. MRI 内耳水成像对内耳畸形的诊断及人工耳蜗植入的术前指导价值分析[J]. 中国 CT 和 MRI 杂志, 20(7): 31-33.

严福华, 2019. 重视钆对比剂的安全性应用, 不断提高影像诊断水平[J]. 中华放射学杂志, 2019, 53(7): 537-538.

杨如平, 2014. CT 小肠造影病人的精细护理[J]. 护理研究, 28(12): 1490-1491.

杨正汉, 冯逢, 王霄英, 2010. 磁共振成像技术指南: 检查规范、临床策略及新技术应用[M]. 北京: 人民军医出版社.

余建明, 曾通明, 2016. 医学影像检查技术学[M]. 北京: 人民卫生出版社.

张波, 桂莉, 2017. 急危重症护理学[M]. 第 4 版. 北京: 人民卫生出版社.

张国权, 彭明洋, 马跃虎, 等, 2020. 多序列联合磁共振小肠造影对炎症性肠病的诊断价值[J]. 医学影像学杂志, 30(12): 2348-2350.

张立夫, 张炜煜, 王艳秋, 等, 2023. 不同浓度含氯消毒剂对炭疽芽胞杆菌杀灭效果的探讨[J]. 中国卫生检验杂志, 33(4): 385-387, 392.

张利利, 冯硕, 赵佳维, 等, 2023. 水合氯醛与咪达唑仑对磁共振检查首次镇静失败幼儿的补救效果比较[J]. 中国医刊, 58(3): 309-312.

张龙江, 卢光明, 祁吉, 2007. 关注含钆 MR 对比剂与肾源性系统性纤维化的关系[J]. 中华放射学杂志, 41(10): 1142-1143.

张曼琳, 2017. 影像科人文关怀和护士心理压力调适[J]. 实用临床护理学电子杂志, 2(19): 197-198.

张燕丽, 姜笑晨, 本莉红, 等, 2023. CICARE 沟通模式联合呼吸训练在 CT 检查患者中的应用效果[J]. 护理实践与研究, 20(4): 617-621.

张英魁, 黎丽, 李金锋, 2021. 实用磁共振成像原理与技术解读[M]. 北京: 北京大学医学出版社.

张振红, 2018. 强化性心理干预在螺旋 CT 泌尿系造影患者中的应用[J]. 齐鲁护理杂志 24(13): 116-117.

张峥, 毛燕君, 2022. 《含碘对比剂静脉外渗护理管理实践指南》解读[J]. 上海护理, 22(8): 1-5.

赵丽, 刘俊伶, 蔡莉, 等, 2018. CT 碘对比剂临床风险分层评估及干预模型的建立与应用[J]. 解放军护理杂志, 35(17): 54-57.

赵青修, 2021. 幽闭恐惧症患者磁共振检查护理干预对检查完成度的影响评价[J]. 中外医疗, 40(20): 131-133, 137.

赵庆华, 贾欣岗, 郝江华, 2016. 四肢开放性骨折患者的院前急救及围术期护理体会[J]. 基层医学论坛, 20(17): 2441-2442.

赵新雁, 唐姗姗, 陈秀玲, 等, 2020. 口服甘露醇多重螺旋 CT 小肠造影中精细护理的应用[J]. 影像研究与医学应用, 4(6): 242-243.

郑淑梅, 李雪, 2019. 影像科护理[M]. 北京: 人民卫生出版社.

郑亦君, 孙峥, 赵丽, 等, 2022. 植入磁共振兼容心脏起搏器患者心 CMR 检查中的实践应用[J]. 中国医疗设备, 37(8): 17-20.

中国法制出版社, 2021. 医疗器械监督管理条例[M]. 北京: 中国法制出版社.

中华人民共和国传染病防治法, 2004. 中华人民共和国传染病防治法[J]. 中国卫生法制, (5): 38-44, 26.

中华医学会放射学分会, 2017. 放射科管理规范与质控标准(2017 年版)[M]. 北京: 人民卫生出版社.

中华医学会放射学分会, 下肢动脉 CTA 扫描技术专家共识协作组, 2019. 下肢动脉 CT 血管成像扫描技术专家共识[J]. 中华放射学杂志, (2): 88-92.

中华医学会放射学分会磁共振学组, 中华医学会放射学分会质量控制与安全工作委员会, 2019. 钆对比剂临床安全性应用中国专家建议[J]. 中华放射学杂志, 53(7): 539-544.

中华医学会放射学分会对比剂安全使用工作组, 2013. 碘对比剂使用指南(第 2 版)[J]. 中华放射学杂志, 47(10): 869-872.

中华医学会放射学分会质量控制与安全管理专业委员会, 2021. 肾病患者静脉注射碘对比剂应用专家共识[J]. 中华放射学杂志, 55(6): 580-590.

中华医学会临床药学分会, 中国药学会医院药学专业委员会, 中华医学会肾脏病学分会, 2022. 碘对剂诱导的急性肾损伤防治的专家共识[J]. 中华肾脏病杂志, 38(3): 265-288.

中华医学会影像技术分会, 中国医师协会医学技师专业委员会, 2023. MRI 临床应用安全专家共识[J]. 中华放射学杂志, 57(9): 955-961.

中华医学会影像技术分会医学影像护理专委会, 2021. 影像增强检查静脉输注工具规范应用专家共识[J]. 中国医疗设备, 36(3): 1-5.

周宝华, 刘悦, 王越, 等, 2023. 我国非计划性拔管研究热点共词聚类及突现的可视化分析[J]. 护理研究, 37(4): 722-726.

周伟清, 吕访贤, 2012. 磁共振检查心理障碍 84 例心理护理[J]. 齐鲁护理杂志, 18(19): 95-96.

American College of Radiology, 2018. ACR manual on contrast media (Version 10.3) [M]. Berlin: SpringerVerlag: 22.

Aran S, Shaqdan KW, Abujudeh HH, 2015. Adverse allergic reactions to linear ionic gadolinium-based contrast agents: experience with 194, 400 injections. Clin Radiol, 70(5): 466-475.

Bi N, Yu QW, Ren YP, et al, 2019. Meta-analysis of the incidence of upper extremity deevein thrombosis in patients with upper extremity traumatie fracture in China[J]. Chin J Mod Nurs. (23): 2961-2965.

Cancilla D, 2020. A strategy for implementing change in radiology processes to impact successful scheduling and preparation of patients[J]. J Radiol Nurs, 39(2): 139-145.

European Society of Urogenital Radiology. ESUR guidelines on contrast agents(v10.0)[EB/OL]. (2018-03-28) [2019-07-13]. https: //www. esur. org/wp-content/uploads/2022/03/ESUR-Guide-lines-10_0-Final-Version. pdf.

Evans D, Hodgkinson B, Lambert L, et al, 1998. Falls in acute hospitals: a systematicreview[J]. Joanna Briggs Institute, 1: 1-59 (Level I).

Gillespie LD, Gillespie WJ, Cumming R, et al , 2000. Interventions for preventing falls in the elderly. Cochrane Database Syst Rev; (2): CD000340.

Hashemi RH, Lisanti CJ, BradleyJr WG, 2019. MRI 基础[M]. 第 4 版. 何波, 冯仕庭译, 北京: 人民卫生出版社.

Kakkos SK, Efthymiou FO, Metaxas VI, et al, 2021. Factors affecting radiation exposure in endovascular repair of abdominal aortic aneurysms: a pilot study[J]. Int Angiol, 40(2): 125-130.

Kalisz K, Buethe J, Saboo SS, et al, 2016. Artifacts at Cardiac CT: Physies an Solutions. Radiographics, 36(7): 2064-2083.

Kojima 'T, Akishita M, Nakamura 'T, et al, 2011. Association of polypharmacy with fall risk among geriatric outpatients[J]. Geriatr Gerontol Int, 11 (4): 438-444.

Kumar A, Avishay DM, Jones CR, et al, 2021. Sudden cardiac death: epidemiology, pathogenesis and management[J]. Rev Cardiovasc Med, 22(1): 147-158.

Kusumoto FM, Schoenfeld MH, Barrett, et al, 2019. 2018ACC/AHA/HRs guideline on the. evaluation and management of patients with bradycardia and cardiac conduction delay: a reporof the american college of cardiology/american heart association task fore on clinical pracigguidelines and the heart rhythm society[J]. Heat Rhythm, 16 (9): 128-226.

Shaqdan K, Aran S, Thrall J, et al, 2014. Incidence of contrast medium extravasation for CT and MRI in a large academic medical centre: a report on 502, 391 injections[J]. Clin Radiol, 69(12): 1264-1272.

Suh YJ, Yoon SH, Hong H, et al, 2019. Acute adverse reactions to nonionic iodinated contrast media[J]. Invest Radiol, 54(9): 589-599.

Tozaki M, 2004. Interpretation of breast MRI: correlation of kinetic and morphological parameters with pathological fingdings[J]. Magn Reson Medi Sci, 3(4): 189-197.

Wang Q, Luan JY, Li X, 2018. Progress in the diagnosis and treatment of upper extremitdeep venous thrombosisl[J]. Chin J Minim lnvasive Surg, 18(10): 931-935.

Xu L, Herrington J, Cahill K, et al, 2022. Strategies to optimize a pediatric magnetic resonance imaging service[J]. Pediatr Radiol, 52(2): 152-157.

Yamashita T, Jeon H, Bailer AJ, et al, 2011. Fall risk factors in community-dwelling elderly who receive Medicaid-supported home-and community-based care services[J]. AgingHealth, 23(4): 682-703.

Zhu Y, Li Z, Ma J, et al, 2018. Imaging the Infant Chest without Sedation: Feasibilily of Using Single Axial Rotation with 16-cm Wide-Detector CT[J]. Radiology, 286 (1): 279-285.

相关政策及法律法规

国家卫生健康委, 国家中医药局. 关于印发进一步改善护理服务行动计划(2023—2025年)的通知[EB/OL]. (2023-06-15)[2024. 2. 19]. https://www. gov. cn/zhengce/zhengceku/202306/content_6887303. htm?dzb=true.

国家卫生健康委, 国家中医药局, 国家医保局, 等, 2022, 关于印发医疗机构检查检验结果互认管理办法的通知(2022-2-14)

卫生健康委, 国家卫生健康委关于印发《全国护理事业发展规划(2021—2025年)》的通知 [EB/OL]. (2022-04-29)[2024. 2. 19]. https://www. gov. cn/zhengce/zhengceku/2022-05/09/content_5689354. htm?eqid=ff31a49c0000399000000000056457b860.

中华人民共和国国务院令〔2019〕449号, 放射性同位素与射线装置安全和防护条例

中华人民共和国国务院令〔2021〕276号, 医疗器械监督管理条例

中华人民共和国国务院令〔2011〕380号, 医疗废物管理条例

中华人民共和国主席令〔2001〕45号, 中华人民共和国药品管理法

中华人民共和国主席令〔2003〕6号, 中华人民共和国放射性污染防治法

中华人民共和国主席令〔2018〕60号, 中华人民共和国职业病防治法

中华人民共和国卫生部令〔2016〕46号, 放射诊疗管理规定

中华人民共和国卫生部令〔2007〕55号, 放射工作人员职业健康管理办法

中华人民共和国卫生部令〔2006〕48号, 医院感染管理办法

中华人民共和国卫生部令〔2017〕27号, 消毒管理办法

中华人民共和国卫生部令〔2003〕36号, 医疗卫生机构医疗废物管理办法

中华人民共和国卫生部令〔2001〕17号, 放射工作卫生防护管理办法

中华人民共和国卫医政〔2012〕30号, 关于实施医院护士岗位管理的指导意见

中华人民共和国卫医政〔2010〕108号, 医院实施优质护理服务工作标准〔试行〕

中华人民共和国国卫医政〔2022〕31号, 三级医院评审标准〔2022年版〕及其实施细则

中华人民共和国国家标准, GB 15982-2012, 医院消毒卫生标准

中华人民共和国国家标准, GB 19193-2015, 疫源地消毒总则

中华人民共和国国家标准, GB 18871-2002, 电离辐射防护与辐射源安全基本标准

中华人民共和国国家标准, GB 16348-2010, 医用X射线诊断受检者放射卫生防护标准

中华人民共和国国家标准, GB/T 16137-2021, X射线诊断中受检者器官剂量的估算方法

中华人民共和国国家标准, GBZ/T 149-2015, 医学放射工作人员的放射防护培训规范

中华人民共和国国家标准, GBZ 98-2020, 放射工作人员健康要求及监护规范

中华人民共和国卫医政〔2009〕49号, 综合医院分级护理指导原则〔试行〕

中华人民共和国国卫办医函〔2019〕518号, 医疗质量安全核心制度要点〔试行〕

中华人民共和国卫医管〔2010〕14号, 医疗器械临床使用安全管理规范〔试行〕

中华人民共和国国药监械〔2017〕104号, 医疗器械分类目录

中华人民共和国国药监综〔2021〕64号，"十四五"国家药品安全及促进高质量发展规划

中华人民共和国国卫办监督函〔2020〕147号，消毒剂使用指南

中华人民共和国卫生行业标准，WS/T 328-2011，放射事故医学应急预案编制规范

中华人民共和国卫生行业标准，WS/T 431-2023，护理分级标准

中华人民共和国卫生行业标准，WS/T 433-2023，静脉治疗护理技术操作标准

中华人民共和国卫生行业标准，WS/T 313-2019，医务人员手卫生规范

中华人民共和国卫生行业标准，WS/T 592-2018，医院感染预防与控制评价规范

中华人民共和国卫生行业标准，WS/T 525-2016，医院感染管理专业人员培训指南

中华人民共和国卫生行业标准，WS/T 591-2018，医疗机构门急诊医院感染管理规范

中华人民共和国卫生行业标准，WS/T 592-2018，医院感染预防与控制评价规范

中华人民共和国卫生行业标准，WS/T 367-2012，医疗机构消毒技术规范

中华人民共和国卫生行业标准，WS/T 368-2012，医院空气净化管理规范

中华人民共和国卫生行业标准，WS/T 311-2023，医院隔离技术标准

中华人民共和国卫生行业标准，WS/T 312-2023，医院感染监测标准

中华人民共和国卫生行业标准，WS/T 512-2016，医疗机构环境表面清洁与消毒管理规范

中华人民共和国国家职业卫生标准，GBZ 130-2020，放射诊断放射防护要求

中华人民共和国国家职业卫生标准，GBZ 169-2020，职业性放射性疾病诊断程序和要求

中华人民共和国国家生态环境标准，HJ 1198-2021，放射治疗辐射安全与防护要求